DR. MED. MICHAEL NEHLS

HERDEN-GESUNDHEIT

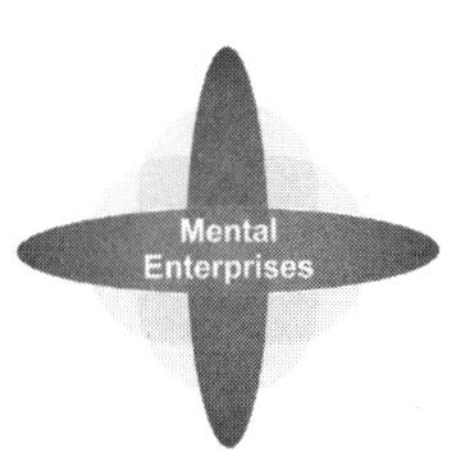

DR. MED. MICHAEL NEHLS

HERDEN-GESUNDHEIT

Der Weg aus der Corona-Krise und die natürliche Alternative zum globalen Impfprogramm

Mental Enterprises

Sollte diese Publikation Links auf Webseiten Dritter enthalten, so übernehmen wir für deren Inhalte keine Haftung, da wir sie uns nicht zu eigen machen, sondern lediglich auf deren Stand zum Zeitpunkt der Erstveröffentlichung verweisen.

Der Verlag bzw. der Autor gehen davon aus, dass die Angaben und Informationen in diesem Werk vollständig und korrekt sind. Weder der Verlag noch der Autor übernehmen, ausdrücklich und implizit, Gewähr für den Inhalt des Werkes oder etwaige Fehler.

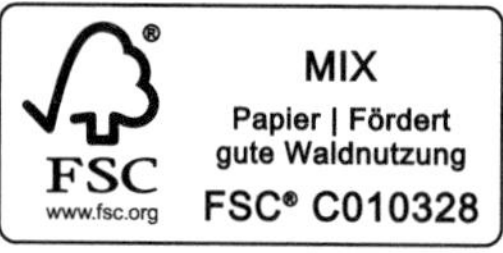

Mental Enterprises
Originalausgabe 2022
2. Auflage November 2024

Umschlaggestaltung unter Verwendung eines Fotos
von © mikyso / Getty Images
Buchsatz: Michael Kossowski (mkossowski@web.de)
Druck und Bindung: Alföldi Druckerei, Debrecen
Printed in Hungary
ISBN: 978-3981404876

www.michael-nehls.de

Für die Opfer weltpolitischer

Machtphantasien,

von Angst- und

Panikmache

Inhalt

Angst ist eine schlimme Krankheit, die außerdem die Tür zu anderen Krankheiten öffnet.

Unbekannt

Es ist kein Maß für die Gesundheit, sich gut an eine zutiefst kranke Gesellschaft anzupassen.

Jiddu Krishnamurti
(1895–1986)

Je weiter sich eine Gesellschaft von der Wahrheit entfernt, desto mehr wird sie jene hassen, die sie aussprechen.

George Orwell
(1903–1950)

Vorwort

Dies ist das erste Vorwort, um welches ich für ein Buch gebeten wurde, das tatsächlich ein Nachruf ist. Und dies sogar in mehrfacher Hinsicht.

Doch fangen wir von vorne an. Wenn man mich fragt, was mir von Corona im Gedächtnis hängenbleibt, so ist einer meiner ersten Eindrücke der von Ex-Bundeskanzlerin Merkel, die ja von Hause aus eigentlich Naturwissenschaftlerin ist. Sie sagte ganz zu Beginn der Corona-Pandemie, dass sie sich freue, dass Deutschland herausragende Wissenschaftler in den Bereichen Virologie und Epidemiologie habe, „auf deren Stimme wir hören können und auf deren Stimme auch viele andere außerhalb Deutschlands hören."[1] Eine Bemerkung, die ich mit einem süffisanten Lächeln quittiert habe. Leider sollte ich mit meinen Bedenken recht behalten. Die Politik hat – so habe ich es zumindest subjektiv empfunden – nie auf „die Wissenschaft" gehört, sondern auf einige wenige Wissenschaftler, die sehr einseitig einem bestimmten Paradigma gefolgt sind.

Die Wissenschaft, die sich völlig einig ist, hat es niemals gegeben, es kann sie auch gar nicht geben in einer sehr komplexen Krise, und wenn es die eine Wissenschaft geben sollte, dann wäre es auch gar keine Wissenschaft mehr. Wissenschaft, so wie ich sie in meiner Schul- und Studienzeit kennengelernt habe, lebt immer vom Diskurs, vom kritischen, differenzierten und (leider auch nicht immer) fairen und respektvollen Austausch unterschiedlicher Argumente. In einem solchen Widerstreit divergierender Meinungen setzt sich – in manchen wissenschaftlichen Fragestellungen mitunter erst nach Jahren – eine Meinung als die „richtige" durch, die zum Paradigma wird. Dieses hat dann solange Gültigkeit, bis es von einem noch „richtigeren" Paradigma abgelöst wird, für welches es mehr und bessere Argumente gibt. Das mag manchen Laien erstaunen und vielleicht auch frustrieren. Aber so funktioniert Wissenschaft – und sie hat von Menschen erbaute Maschinen an den Rand des Sonnensystems gebracht, Antibiotika gegen tödliche Erreger wie die Pest ersonnen und mit dem Internet ein bis vor wenigen Jahren noch völlig undenkbares Kommunikationsnetz für die gesamte Weltbevölkerung erschaffen. Wissenschaft hingegen, die die absolute Wahrheit für sich beansprucht, ist keine Wissenschaft, sondern Religion.

Und so ist dieses Vorwort ein Nachruf auf die Wissenschaft, die spätestens mit der Aussage vom Chef des Robert-Koch-Institutes Prof. Wieler zu Grabe getragen wurde – es war im Herbst 2021, als unter dem vollmundigen Namen „Wellenbrecher“[2] der nächste Lockdown ebenso begründet wurde wie im Jahr zuvor die AHA-Maßnahmen mit folgender Aussage: „Die [Regeln] dürfen nie hinterfragt werden.“[3] So schwach dieser Lockdown argumentativ auf der Brust war (meines Wissens gibt es bis jetzt keine wirklich überzeugende Evidenz für den Nutzen der Schließung von Schuhgeschäften oder Schulen sowie den Nutzen vom Tragen von Masken im Freien oder von nächtlichen Ausgangssperren), so „erfolgreich“ war dann auch der Wellenbrecher-Lockdown. Statt des versprochenen, unbeschwerten Weihnachtsfestes bei Einhalten der Maßnahmen gab es soziale Isolation und für viele Menschen ganz bestimmt nicht gesundheitsfördernde Einsamkeit. Paradoxerweise tummelten sich zu gleicher Zeit auf den Schweizer Pisten die Skifahrer (der Autor dieses Vorwortes eingeschlossen), die unbeschwert die sonnenbeschienenen Abfahrten hinunter wedelten, was sicher besser für das Immunsystem war als computerspielend, Chips essend und Alkohol trinkend das Wochenende eingesperrt zuhause zu verbringen. Ein Explodieren der Inzidenzen durch ein solch „verantwortungsloses Verhalten“ der freiheitsliebenden und sportbegeisterten Nachfahren von Wilhelm Tell ist nicht bekanntgeworden. Sonst hätten wir von Prof. Lauterbach in einer seiner gefühlt tausend Talkshows sicher davon erfahren.

Und damit beginnt mein Nachruf auf eine freie und unabhängige Presse. Noch nie wurde zwei Jahre lang über ein Thema so viel in den Medien, von der Presse über das Fernsehen bis hin zum Internet, debattiert. Ich hatte aber den Eindruck, dass es stets nur um Marginalien ging. Im Grunde hatten in den Talkshows alle die gleiche Meinung. Wirklich abweichende Meinungen wurden – zumindest von mir – nicht wahrgenommen. Wurde etwa ernsthaft das „schwedische Modell" diskutiert? Nein, es wurde nur diffamiert. Schaut man sich heute die Zahlen an, so muss man sagen, dass die Schweden unter Einbeziehung der Belastung des Gesundheitssystems, der Hospitalisierten, der Toten und vor allem der psycho-sozialen Kollateralschäden mit ihren wenig restriktiven Maßnahmen von allen vergleichbaren, europäischen Staaten wohl mit am besten durch die Krise gekommen sind.

Der Erfolg des schwedischen Modells wurde uns ebenso vorenthalten wie die Erfolge von Nährstoffen zur Stärkung des Immunsystems und damit zur Vermeidung von Infektionen, Hospitalisierungen und Todesfällen. Aus prä-Corona-Studien wussten wird schon viel über die Effizienz von Nährstoffen wie Vitamin A, C, D, Selen, Zink und Omega-3-Fettsäuren zur Prävention von Atemwegsinfektionen. Obwohl mit diesen Substanzen keine hohen Profite zu erzielen sind, gab es in den letzten zwei Jahren eine unüberschaubare Menge von belastbaren Studien zur Nährstofftherapie vor und sogar noch nach Beginn der COVID-19-Erkrankung. Herausragend ist hier sicher das Vitamin D. Unter *www.vdmeta.com* findet man mehr als 150 Studien zum Nutzen von Vitamin D vor und bei COVID-19.[4]

Doch haben Journalisten uns darüber informiert? Ich persönlich habe nur zwei Sendungen im Schweizer Fernsehen zu Vitamin D gesehen – und da wurde der Nutzen von Vitamin D wider besseres Studienwissen schlichtweg geleugnet. Ich wage es nicht daran zu denken, wie viele Leben gerettet und wie viel Leid und vielleicht sogar Lockdowns hätten vermieden werden können, hätte man nicht alles auf die eine Strategie mit Isolation und Impfung gesetzt, sondern auch ganzheitliche Ansätze mit Vermeidung von übermäßiger Angst, sachlichen, aber nicht panikerzeugenden Informationen, adäquater Bewegung, gesunder Ernährung und den richtigen Nährstoffen – wenigstens aber Vitamin D – integriert.

Und zum Schluss begleite ich die Corona-Krise selbst zur letzten Ruhe. Ok, ich spekuliere jetzt, wir schreiben den 16. Januar 2022, und die „Neuinfektionen" sprengen gerade mit über 90.000 am Tag allein in Deutschland alle Rekorde. Aber ich behaupte, die „Wand" Omikron wird so groß, dass sie unter ihrem eigenen Gewicht zusammenbrechen wird. Omikron ist so infektiös, dass sie – Impfung hin oder her und allen Lockdown-Maßnahmen zum Trotz – zu einer so starken Durchseuchung führt, dass dem Feuer der Pandemie irgendwann der Brennstoff aus noch nicht immunen Menschen ausgehen wird. Zum Glück ist Omikron kein Killervirus. Und selbst viele Virologen stellen in Aussicht, dass aus der Pandemie eine Endemie wird, in der wir mit einem relativ harmlosen Virus wie mit der Influenza zusammenleben können.

Und ich bleibe optimistisch: Ich sehe zwar jetzt noch keine Anzeichen dafür, aber ich wünsche mir, dass kritische Wissenschaftler endlich mutig genug sind, den Finger in die Wunde der Krisenbewältigung zu legen und aufzuzeigen, was alles falsch gemacht wurde. Ich hoffe, dass Journalisten wieder die Pflicht einer unterschiedliche Meinungen berücksichtigenden Berichterstattung aufnehmen und selbstkritisch ihre eigene willfährige und einseitige Tätigkeit unter die Lupe nehmen. Und ich glaube fest daran, dass dieses mutige, fortschrittliche und provokative Buch von Michael Nehls weite Verbreitung findet, damit wir nicht nur schneller aus der Krise herauskommen, sondern auch bei den nächsten Epidemien, die unvermeidlich kommen werden, nicht nur monokausal, sondern auch ganzheitlich zum Wohle der Menschen reagieren können!

Baar, den 16. Januar 2022 | Dr. Volker Schmiedel

Einleitung

Die Wahrheit wird euch frei machen.
Die Freiburger Universitätsdevise –
ein Glaubenswort als Provokation der Wissenschaft [1]

„Wir reden hier nicht über Wahrheiten. Wir verkünden auch keine Wahrheiten." Mit diesen Worten erläuterte Jens Spahn, Deutschlands damaliger Bundesgesundheitsminister, am 19. August 2021 im Herrenberger Volksbankstadion die Informationspolitik in der Corona-Pandemie und ergänzte, damit es auch jeder verstehe, dass es sich hier um ein Prinzip handelt: „In der Politik geht's nicht um Wahrheiten."[2] Dieser Ausbruch von Ehrlichkeit war kein Ausrutscher. „Wir verkünden ja keine Wahrheiten," teilte er dem deutschen Fernsehpublikum etwa zwei Wochen später erneut mit, als er am 30. August 2021 in der Fernsehsendung *hartaberfair* begründete, weshalb man als Politiker in der Corona-Krise nicht ehrlich sein kann. Es gehe vielmehr, „um das Abwägen zwischen unterschiedlichen Interessengruppen und Aspekten".[3] Unehrlichkeit aufgrund wirtschafts- und machtpolitischer Interessen sind bezeichnend für das Handeln praktisch aller Regierungen weltweit. In Bezug auf das Corona-Virus und insbesondere auf das Impfprogramm hat dies die Welt in eine scheinbar unlösbare, dauerhafte Krise manövriert.

Entgegen politischer Behauptungen und Versprechungen zeigen immer mehr Studien, dass das globale Impfprogramm das Infektionsgeschehen nicht eindämmt. Die Wahrscheinlichkeit, dass Geimpfte sich infizieren und erkranken ist genauso hoch wie bei Ungeimpften, möglicherweise sogar noch höher, so das Ergebnis einer Studie der US-amerikanischen Seuchenbehörde (dem *Center of Disease Control*, kurz CDC).[4] Sie berichtete unter anderem von einem viralen Massenausbruch in Provincetown (Massachusetts) im April 2021. Die Wissenschaftler der CDC zählten knapp 500 Fälle von COVID-19. Das Überraschende: Etwa 74 Prozent der Erkrankten waren vollständig geimpft. Hätte dieser Prozentsatz der damaligen Impfrate entsprochen, wäre zu schlussfolgern gewesen, dass kein Impfschutz bestand. Doch tatsächlich lag die Impfrate in der Gesamtbevölkerung nur bei 34,5 Prozent und damit weit unter der Infektionsrate der Geimpften.[5] Daher war die Wahrscheinlichkeit, sich mit dem Corona-Virus zu infizieren und an COVID-19 zu erkranken, bei Geimpften mehr als doppelt so hoch wie bei Ungeimpften. Vier der fünf Betroffenen, die intensiv behandelt werden mussten, waren ebenfalls vollständig geimpft. Entsprechende Nachrichten erhielten wir aus anderen Teilen der USA wie Texas und Kalifornien, und auch aus England, wo – anders als in Deutschland – Geimpfte und Ungeimpfte gleichermaßen getestet wurden. Hier waren die Infektionsraten unter den Geimpften in nahezu allen Altersklassen höher als unter den Ungeimpften – teilweise um ein Mehrfaches.[6] Alle, die sich mit dem Thema ernsthaft beschäftigen, sollten daher längst erkannt haben, dass Spahns Aussage „Wir impfen Deutschland zurück in die Freiheit"[7] eben auch nicht der Wahrheit entsprach. Zumindest war es ein grober Trugschluss, was andere Regierungen, allen voran die Impfweltmeister Israel und Island, schon lange vor Spahns Aussage auch für sich feststellen mussten.

Doch kein in der Verantwortung stehender Politiker zog aus diesen Erkenntnissen rationale Konsequenzen: Man setzt weiter auf Herdenimmunität mittels Impfung. So gingen auch in Deutschland die Infektionszahlen im November 2021 durch die Decke – trotz einer damaligen Impfquote von über 80 Prozent bei den Erwachsenen, mit der man der deutschen Bevölkerung das

Erreichen der Herdenimmunität versprochen hatte (ursprünglich hätten laut der ehemaligen Kanzlerin Merkel sogar 60 Prozent genügen sollen)[8]. Vollständig Geimpfte im Alter von über 60 Jahren, also Personen der Hauptrisikogruppe für schwere Krankheitsverläufe, stellten laut den Corona-Wochenberichten des Robert-Koch-Instituts (RKI) im November 2021 sogar über 70 Prozent aller symptomatischen COVID-19-Fälle in Deutschland. Als sogenannte „Impfdurchbrüche" belegten sie zu dieser Zeit, ebenfalls laut den Daten des RKI, etwa 45 Prozent der Intensivbetten und stellten über 50 Prozent aller Todesfälle in Verbindung mit Corona.[9] Aber nicht nur die Rate an Impfdurchbrüchen stieg mit der Umsetzung des Impfprogramms rasant an, auch die weltweiten Datenbanken für schwere bis tödliche Impfnebenwirkungen vermeldeten angsteinflößende Zahlen: Nie zuvor in der Medizingeschichte gab es eine lebensbedrohlichere Impfung. Es scheint, als gebe es für die Menschheit keinen Ausweg, man lebt in ständiger Angst vor dem Einschleusen genetischen Virenmaterials: entweder durch eine einmalige Corona-Infektion oder durch ein nie endendes Dauerimpfen.

Trotz des offensichtlichen Scheiterns der Impfstoffe aufgrund mangelhafter Wirksamkeit propagierten Politiker, deren Experten und letztendlich die Medien, das Impfen von Kindern und Jugendlichen, ja sogar Säuglingen – geplant ab 2022.[10] Doch mit dieser Erweiterung des Impfprogramms, das zumindest für den Impfstoff von Pfizer/BioNTech – wie mittlerweile bekannt wurde – auf gefälschten Daten beruht, wuchs das Kartenhaus aus Unwahrheiten auf überragende Weise.[11] Dies auch mit dem Wissen, dass das Corona-Virus nicht nur für Kinder und Jugendliche, sondern für alle Altersgruppen weitgehend harmlos wäre, würde man mit einfachen Mitteln für etwas sorgen, was ich im Weiteren *immunologische Herdengesundheit* nennen werde. Doch um diese zu erreichen, müssen wir uns lösen von der perfekt inszenierten Angst und sie ersetzen mit gesunder Rationalität und einem ebenso tiefen Vertrauen in die eigene Natur. Gesundheit, und das wissen leider die wenigsten, ist uns von Natur aus gegeben. Sie zu erhalten erfordert nur eine artgerechte Lebensweise, zu der eine ausreichende Versorgung mit essentiellen Mikronährstoffen gehört. So benötigt eine gesunde Infektionsabwehr gegen an sich harmlose Viren wie Corona keine Immunisierung, sondern in erster Linie ein gesundes Immunsystem bzw. das Beheben von krankheitsverursachenden Mängeln an Mikronährstoffen. Hierzu einige Fakten: Das ursprüngliche Corona-Virus stellte nur für etwa 0,15 Prozent der Menschheit eine lebensbedrohliche Gefahr dar.[12] Varianten wie Omikron sind aber selbst unter diesem Mangel noch wesentlich harmloser.[13] Ursache für die relativ seltenen schweren Infektionsverläufe kann daher nicht das Virus sein, sondern ein fehlerhaft agierendes Immunsystem. Deshalb hätte man durch eine rechtzeitige Fehlerkorrektur bzw. durch das Prinzip der immunologischen Herdengesundheit diesen Prozentsatz von Anfang an auf nahezu null reduzieren können. Wäre es den politisch Verantwortlichen tatsächlich um unsere Gesundheit gegangen, hätte man entsprechend Aufklärung betrieben. Wer immer Interesse daran hatte, dass dies nicht geschah, hätte deutlich weniger am Prinzip der immunologischen Herdengesundheit verdient.

Unwahrheiten, gespeist aus wirtschaftspolitischem Kalkül, haben uns in eine rein menschengemachte Krise getrieben. Wir kämpfen eigentlich gar nicht gegen ein Virus, sondern gegen Interessen, die nicht die unseren sind, sondern die einiger weniger Profiteure dieser Krise. Deshalb wird uns nicht das Impfen befreien, sondern nur die Wahrheit. Um diese so effizient wie möglich zu vermitteln, habe ich das Buch in sechs Kapitel eingeteilt.

Im ersten Kapitel kläre ich einige zentrale Begriffe um das Thema Corona, um eine gemeinsame Sprache zu schaffen, mit der wir uns konstruktiv austauschen können.

Im zweiten Kapitel liefere ich zehn Gründe, weshalb durch Impfung eine Herdenimmunität gegen ein so hoch mutagenes (genetisch wandelbares) Virus wie Corona niemals erreichbar sein wird.

Im dritten Kapitel spreche ich die Auswirkungen der Impf-Maßnahmen an, die strategisch schon weit vor der Notfallzulassung der Impfstoffe begann. Die Impf-Strategie sorgte somit für wirtschaftliche und gesellschaftliche Kollateralschäden und gefährdete vor allem die Gesundheit, sie bewirkte also genau das Gegenteil dessen, was man vordergründig beabsichtigte: eine immunologisch gesunde Herde.

Das vierte Kapitel beschäftigt sich mit den direkten Impfwirkungen. Meine Analysen beruhen dabei nur auf Daten aus offiziellen Quellen. Doch diese erzählen eine ganz andere, erschreckende Geschichte als das Narrativ der Regierenden und der öffentlich-rechtlichen Medien. So stieg beispielsweise im Jahr 2021 parallel zum Impfprogramm die Übersterblichkeit in Deutschland auf ein dramatisches Hoch. In der 48. Kalenderwoche (vom 29. November bis 5. Dezember 2021) lag sie 28 Prozent über dem mittleren Wert der vier Vorjahre (2017–2020).[14] In den USA meldeten Lebensversicherer sogar eine unerhörte 40-prozentige Steigerung, und dies nicht etwa bei den sehr alten Menschen, sondern bei den 18- bis 64-Jährigen, also Menschen, für die COVID-19 noch wesentlich seltener eine Gefahr darstellte.[15] Doch in diesem Zeitraum gab es nicht mehr, sondern sogar weniger Corona-Opfer als im Vorjahr, sie dienen daher nicht als Erklärung dafür. Wie ich zeigen werde, steht diese Übersterblichkeit sehr wahrscheinlich in einem bedrohlichen Zusammenhang mit dem Impfprogramm.

Im fünften Kapitel zeige ich auf, was die eigentlichen Ursachen für die schweren COVID-19-Verläufe sind und weshalb das Corona-Virus für eine immunologisch gesunde Herde überhaupt keine Gefahr darstellt. Die Studienlage ist eindeutig:

Allein durch Beheben eines Vitamin-D-Mangels wäre eine Corona-Infektion nicht mehr als ein harmloser Schnupfen. Dies belegen Studien für Ungeimpfte, und ich hoffe, dies gilt auch für schon Geimpfte, denn die Angst vor Impfdurchbrüchen ist groß und leider gerechtfertigt. Deshalb fordere ich, wie immer mehr Ärzte und Wissenschaftler auch, anstatt auf Herdenimmunität mittels Impfung zu setzen, was auch bei halbjährlichen Impfungen scheitern muss, immunologische Herdengesundheit anzustreben, die jederzeit erreichbar wäre – ohne Lockdowns, ohne schwere oder tödliche COVID-19-Verläufe und ohne Spaltung der Gesellschaft in Geimpfte, Genesene und Ungeimpfte. Es gäbe nur noch eine Kategorie: Ungefährdete.

Sie werden sich natürlich fragen – und das tat ich auch –, warum, wenn es tatsächlich eine so fabelhafte Alternative gibt, die Corona-Krise sofort zu beenden, die Regierungen der Welt diese nicht fördern, sondern, wie ich leider zeigen werde, ihr sogar Steine in den Weg legen und ihre Umsetzung in der täglichen Praxis hemmen. Meine Antworten darauf, die mir aufgrund öffentlich gemachter Dokumente plausibel erschienen, habe ich in Kapitel 6 zusammengefasst.

Noch eine kurze Information vorab: Schon in meinem Buch „Das Corona-Syndrom“ habe ich das Konzept der immunologischen Herdengesundheit ausführlich vorgestellt.[16] In diesem neuen Buch zeige ich nun, aus welchen Gründen es dem Konzept der Herdenimmunität mittels Impfung in allen Belangen weit überlegen ist. Dies nicht nur deshalb, weil Herdenimmunität über den Weg der Massenimpfung nicht zu erreichen ist, sondern auch, weil dieses Vorgehen auf vielen Ebenen – gesundheitlich, gesellschaftlich und wirtschaftlich –, mehr schadet als nützt. Das soll aber nicht heißen, dass ich ein grundsätzlicher Impfgegner bin – schließlich weiß ich, dass Impfungen gegen schädliche Keime oder deren Toxine, gegen die selbst ein gesundes Immunsystem weitgehend machtlos ist, Leben retten können. Dies gilt beispielsweise für den Impfstoff gegen das Tetanustoxin, wenn kein Impfschutz besteht und eine verschmutzte Wunde nicht schnell ausreichend gesäubert werden konnte. Dies gilt auch für eine passive Impfung bspw. nach einem Biss durch ein tollwütiges Tier. Doch bei jeder Impfung gilt der Grundsatz, dass sie deutlich gefahrloser sein muss als die Krankheit, die sie verhindern soll, schließlich impft man in der Regel Menschen, die einerseits gesund sind und andererseits sich vielleicht niemals tatsächlich infizieren oder erkranken werden. Wenn jedoch bei einem auf natürliche Weise gestärkten Immunsystem nur ein harmloser Infektionsverlauf zu erwarten ist, sollte der Stärkung und der Aufrechterhaltung des Immunsystems stets Vorrang gegeben werden. Außerdem ist jede Impfung ein medizinischer Eingriff, auch wenn er als Piks verharmlost wird, der mit enormen gesundheitlichen Risiken verbunden ist und daher einer so ausführlichen Aufklärung bedarf, dass jeder in voller Kenntnis des tatsächlichen Nutzens und der tatsächlichen Risiken frei entscheiden kann, ob er sie bei sich oder seinen Kindern durchführen lassen will.

In diesem Buch geht es um alle Menschen, egal ob weiblich, männlich oder divers. Der Einfachheit halber, aber vor allem, um den Lesefluss zu erleichtern, habe ich versucht, wenn immer möglich, eine neutrale Form zu benutzen und nur in Ausnahmefällen die bisher übliche männliche. Ich entschuldige mich daher schon jetzt bei allen, die sich dadurch gestört fühlen könnten.

KAPITEL 1:

Begriffsver(w)irrungen

Wörter sind auch Schwerter.
Deutsches Sprichwort

Nur eine Frage der Definition

Seit das Corona-Virus die Welt im Griff hat, müssen sich viele Menschen mit völlig neuen Begriffen aus der Seuchenbekämpfung, Virologie oder Molekularbiologie herumschlagen, was ohne fachliche Vorbildung sehr schwierig sein kann. Und immer wieder kommen weitere Begriffe hinzu. Was das Ganze noch schwieriger macht ist, dass sich manchmal ihre Bedeutung verändert beziehungsweise ihre Definition den politischen Plänen angepasst wird. So herrscht ein regelrechtes Begriffschaos, dessen man sich bewusst wird, sobald man die Aussagen von Experten oder die Handlungen von Politikern wirklich verstehen will. Nicht selten endet dieses Begriffschaos in einem Gefühlschaos – so nach Gesprächen über Corona in der Familie oder mit Freunden, weil kaum jemandem klar ist, wovon eigentlich wirklich die Rede ist. Die Verwirrungen um die Bedeutung dieser Begriffe sind virulenter und haben katastrophalere Auswirkungen als das Virus, dessen Infektionsgeschehen, Eigenschaften und Auswirkungen sie beschreiben sollen. *Virulenz* ist laut dem Deutschen Zentrum für Infektionsforschung „die Fähigkeit eines Krankheitserregers, eine Erkrankung hervorzurufen“.[1] Da Wörter ebenfalls von Mensch zu Mensch „übertragen werden“

und durchaus „viral gehen", können sie ebenfalls „virulent" sein und wie das Corona-Syndrom uns zeigt, eine Pandemie der Angst auslösen, die, auch weil sie sich noch viel schneller ausbreitet, sehr viel mehr Menschen krank macht als das Virus es je könnte. Es ist daher äußerst wichtig, dass wir uns mit diesen „viralen" Begriffen vertraut machen, denn bekanntlich hat man meist nur Angst vor dem Unbekannten, und sobald etwas verstanden wurde und dadurch vertrauter ist, verliert so mancher Begriff sein Angst auslösendes und Angst verbreitendes Potential.

Ein Beispiel dafür ist der Begriff *Pandemie.* Man denkt sofort an Pest und Cholera, Ebola oder die Spanische Grippe, die in den Jahren 1918 bis 1920 etwa fünf bis sechs Prozent der Weltbevölkerung auslöschte. Wenn wir also von einer Pandemie sprechen, erzeugt dieser Begriff zurecht Angst vor Leid und Tod, weshalb man ihn nicht leichtfertig in den Mund nehmen sollte. Er verliert jedoch seine Virulenz, wenn man sich die derzeitige Definition dieses Begriffes der Weltgesundheitsorganisation (WHO) einmal genauer ansieht. Dies gilt auch für viele weitere Begriffe, die derzeit für Angst und Schrecken sorgen, aber eben auch für viel Verwirrung und fehlgeleitete Diskussionen. Ich werde allerdings nicht spekulieren, warum von den entscheidungstragenden Behörden und Institutionen bestimmte Definitionen gewählt oder geändert wurden. Allerdings geben sie manchmal selbst darüber Auskunft. Dann werde ich dies erwähnen. Weniger verfänglich, aber umso wichtiger, sind die praktischen Auswirkungen der jeweiligen Begriffsdefinitionen auf unser tägliches Leben, die ich kurz anreißen werde. Viele weitere Beispiele werden in späteren Kapiteln folgen und uns hoffentlich dabei helfen, dass wir alle, sowohl Laien als auch Experten, über das Thema Corona sachlich und unaufgeregt diskutieren können, sozusagen von einer gemeinsamen, festen und – da bin ich mir ganz sicher – von einer weitaus weniger bedrohlichen Basis aus.

Eine Pandemie ist eine Pandemie ist eine ...

Die Weltgesundheitsorganisation (WHO) definierte lange Zeit den Begriff „Pandemie“ am Beispiel einer durch das Influenza-Virus ausgelösten Grippewelle folgendermaßen: „Eine Influenza-Pandemie tritt auf, wenn ein neues Influenza-Virus auftritt, gegen das die menschliche Bevölkerung keine Immunität besitzt, was weltweit zu mehreren gleichzeitigen Epidemien mit einer enormen Zahl von Todesfällen und Erkrankungen führt.“[2] Diese Definition war sehr sinnvoll, denn die Gefahr für die Weltbevölkerung ist in einem solchen Fall sehr groß. Doch am 4. Mai 2009 wurde der Zusatz „enorme Zahl von Todesfällen und Erkrankungen“ entfernt. Die überarbeitete und vereinfachte Definition, die bis heute gilt, lautet daher: „Eine Grippepandemie kann auftreten, wenn ein neues Grippevirus auftritt, gegen das die menschliche Bevölkerung keine Immunität besitzt.“[3] Eine Pandemie verliert so deutlich an Schrecken, denn der Krankheitserreger muss nur neu sein, aber weder eine schwere Erkrankung auslösen, geschweige denn viele Todesfälle verursachen. Die damalige Pressesprecherin der WHO, Natalie Boudou, erklärte gegenüber dem US-amerikanischen Nachrichtenmagazin CNN die Änderung damit, dass die ursprüngliche Definition falsch gewesen sei: „Es war ein Fehler, und wir entschuldigen uns für die Verwirrung“, sagte sie, und weiter: „[Die frühere Definition] wurde vor einiger Zeit veröffentlicht und zeichnet ein ziemlich düsteres Bild und könnte sehr beängstigend sein.“[4]

Ob man den Begriff tatsächlich nur entschärfte, um der Menschheit die Angst vor einer Pandemie zu nehmen, sei dahingestellt. Die Neuformulierung erlaubte jedoch, von diesem Zeitpunkt an eine Pandemie ausrufen zu können, ohne dass die WHO nachweisen muss, dass ihr viele Menschen zum Opfer fallen könnten. Streng genommen müsste nach der neuen Definition überhaupt niemand mehr erkranken, damit die Welt in eine pandemische Notlage gerät. Es könnte daher durchaus passieren, dass durch das Aktivieren kostspieliger Notfallprogramme, das nach Ausrufen einer Pandemie automatisch erfolgt, mehr Probleme verursacht werden als durch einen neu entdeckten Mikroorganismus.

SARS-CoV-2 und symptomlose COVID-19-Fälle

SARS-CoV-2 ist die Abkürzung für die wissenschaftliche Bezeichnung desjenigen Corona-Virus, das COVID-19 verursachen kann. SARS steht für Schweres Akutes Respiratorisches Syndrom und CoV-2 für Corona-Virus 2, weil es mit SARS-CoV-1 einen viralen Vorläufer gab, an dem von November 2002 bis Juli 2003 weltweit etwa achttausend Menschen erkrankten und einige hundert starben.[5] Wenn ich im Weiteren von Corona bzw. von dem Corona-Virus spreche, beziehe ich mich jedoch nur auf SARS-CoV-2.

COVID-19 bedeutet *Corona Virus Disease*, die erstmals 2019 auftrat. *Disease* ist das englische Wort für *Krankheit*. SARS steht für *Severe Acute Respiratory Syndrome*, zu Deutsch: *Schweres Akutes Respiratorisches Syndrom*, also eine schwere Erkrankung der Atemwege. Doch als am Corona-Virus erkrankt und damit als COVID-19-Fall gilt man laut WHO-Richtlinie vom August 2020 schon, wenn man „eine Person mit laborbestätigter COVID-19-Infektion – ungeachtet klinischer Anzeichen und Symptome" ist.[6] Man kann also völlig gesund sein, ein positiver Labortest beziehungsweise eine positive RT-PCR (Erklärung folgt weiter unten) genügen völlig, um als an COVID-19 erkrankt und infektiös zu gelten. Als krank zu gelten ohne krank zu sein hat viele

Konsequenzen, persönliche wie gesellschaftliche, die man so von keiner anderen „Krankheit" kennt. Ein positiver Test, der noch nicht einmal etwas darüber aussagt, ob man tatsächlich infektiös ist und überhaupt eine Gefahr für andere darstellt, führt schon dazu, dass man beispielsweise in Quarantäne muss. Zudem wird mit dem Begriff „COVID-19-Fall" sehr viel Geld verdient: Wird man beispielsweise bei Krankenhausaufnahme wegen eines Verkehrsunfalls, eines Herzinfarkts oder einer Blinddarm-Operation eingeliefert und zugleich positiv auf Corona getestet, erlaubt dies, COVID-19 als Nebendiagnose zusätzlich abzurechnen, auch ohne das Vorliegen infektionstypischer Atemwegssymptome.

Diese Nebendiagnose, die keine Krankheit sondern nur ein positives Testergebnis erfordert, führt dazu, dass beim Robert-Koch-Institut (RKI), der deutschen Seuchenbehörde, ein weiterer COVID-19-Krankenhausfall verzeichnet werden kann, mit Auswirkungen auf das gesamte öffentliche Leben, wenn die Zahl der Nebendiagnosen steigt. Doch trotz dieser großzügigen Definition des Krankheitsbegriffs ergaben „Analysen zum Leistungsgeschehen der Krankenhäuser und zur Ausgleichspauschale in der Corona-Krise – Ergebnisse für den Zeitraum Januar bis Dezember 2020", die im Auftrag des Bundesgesundheitsministeriums vom RWI (Leibniz-Institut für Wirtschaftsforschung der Technischen Universität Berlin) durchgeführt wurden, wenig Grund zur Besorgnis: „Gemessen an der vorhandenen Bettenkapazität", so eines der Resultate der Studie, „ergibt sich eine durchschnittliche Belegungsquote von 1,3 % durch COVID-19."[7] Wohlgemerkt, dies sind zunächst nur belegte Betten mit Patienten, die einen positiven Test hatten. Es ist gut möglich, dass nur ein Bruchteil dieser Patienten tatsächlich an COVID-19 erkrankt und aus ganz anderen Gründen im Krankenhaus waren. Das ist auch sehr wahrscheinlich, schließlich lag der symptomfreie Teil der Testpositiven je nach untersuchter Population bei über 80 Prozent.[8] Tatsächlich haben die Herausgeber des Online-Magazins Multipolar durch eine Analyse der Abrechnungsdaten der Krankenhäuser für die Jahre 2019, 2020 und die ersten fünf Monate des Jahres 2021 herausgefunden, dass „nur rund die Hälfte aller hospitalisierten COVID-19-Fälle des vergangenen Winters [...] mit akuten Atemwegserkrankungen ins Krankenhaus aufgenommen [wurden] – alle anderen ‚Corona-Patienten' hingegen wegen ganz anderer Krankheitsbilder", darunter Herzinfarkte, Harnwegsinfekte oder Knochenbrüche.[9] Dies könnte erklären, weshalb nach den Daten der oben genannten RWI-Studie im Jahr 2020 trotz COVID-19 keine höheren Zahlen an Atemwegserkrankungen in deutschen Krankenhäusern im Vergleich zu 2019 verzeichnet wurden, was man doch bei einer epidemischen (Not-)Lage durch ein Virus, das vorwiegend die Atemwege infiziert und schädigt, erwarten würde. Es gab sogar deutlich weniger Atemwegserkrankungen. Insgesamt waren es (mit und ohne positiven Test für Corona) fast vierundachtzigtausend Fälle weniger, was einem Minus von etwa 12,6 Prozent entspricht.[10]

Epidemische Lage von „nationaler Tragweite"

Dieser Begriff wurde anlässlich der COVID-19-Pandemie in Deutschland mit Wirkung zum 28. März 2020 in das deutsche Infektionsschutzgesetz (IfSG) eingeführt. Er erlaubt, Lockdowns und andere drastische gesellschaftspolitische Maßnahmen wie Abstandsregeln, Maskenpflicht, Schulschließungen, Ausgangssperren etc. zu erzwingen, um der Epidemie Herr zu werden und die Notlage in den Griff zu bekommen. Treiber der epidemischen Lage war zunächst die Zunahme an Corona-Tests – deren Anzahl und Aussagekraft nahezu völlig willkürlich ist (siehe unten „Goldstandard RT-PCR und der CT-Wert") –, später dann auch die vermeintliche

Überlastung des Gesundheitssystems durch COVID-19. Dass aufgrund des deutlichen Minus an Atemwegserkrankungen niemals eine solche „epidemische Lage“ bestanden hat, bestätigte indirekt Andreas Deffner als Sprecher für das Gesundheitsministerium auf einer Bundespressekonferenz am 24. September 2021: „Wir sind in Deutschland insgesamt bislang sehr, sehr gut durch diese Pandemie gekommen. Das hat gerade dazu beigetragen, dass die Krankenhäuser im Großen und Ganzen nicht überlastet wurden.“[11] Auch die Auslastung der Intensivbetten war im Jahr 2020, als man vermeintlich an die Belastungsgrenze bei der Intensivpflege stieß, im Vergleich zum Jahr 2019, als das Corona-Virus noch nicht in Deutschland grassierte, im Durchschnitt nicht höher, sondern sogar um einige Prozentpunkte geringer.[12]

Die vergleichsweise geringe Belastung des deutschen Gesundheitswesens durch Atemwegsinfekte zeigt auch der Wochenbericht über akute respiratorische Erkrankungen (ARE) des Robert Koch-Instituts (RKI). Danach gingen die COVID-Fälle nur in seltensten Fällen tatsächlich mit Erkrankungen der Atemwege einher, zumindest gab es weitaus weniger ARE, als man bei einer viralen Lungenkrankheit pandemischen Ausmaßes erwarten würde, wie die folgende Grafik aus dem Bericht der 50. Kalenderwoche 2021 illustriert.[13]

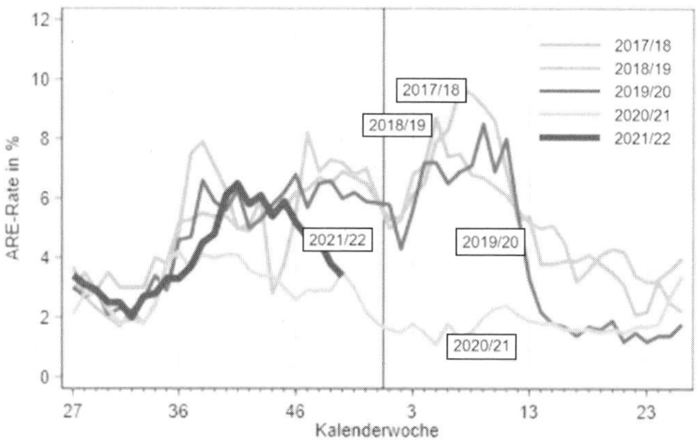

Wie zu sehen, gab es im Winter/Frühjahr 2020/2021 weitaus weniger akute Atemwegsinfekte als in den Vorjahren. Bei einer epidemischen Lage von nationaler Tragweite, die durch einen Virus verursacht sein soll, der schwere Atemwegsinfekte auslöst, würde man, ich möchte das hier nochmals ausdrücklich betonen, eine völlig andere Grafik erwarten. Selbst in der Kalenderwoche 50 des Jahres 2021, als man über die Einführung einer allgemeinen Impfpflicht gegen das Corona-Virus diskutierte, gab es nur unterdurchschnittlich viele akute Atemwegsinfekte, und laut RKI-Bericht wurde nur bei vier Prozent SARS-CoV-2 nachgewiesen. In allen anderen Fällen, also in immerhin 24-mal so vielen, waren es andere Erreger (in 18 Prozent verwandte Corona-Viren), was jedoch zu diesem Zeitpunkt so gut wie niemanden interessierte.

Fallbezogene Sterberate

Als im Dezember 2019 in der chinesischen Stadt Wuhan die ersten COVID-19-Fälle auftraten, ging man vom Schlimmsten aus. Als reine Vorsichtsmaßnahme nahm man an, dass es keine symptomfreien Infektionen gäbe, dass also jeder Infektionsfall zugleich ein Krankheitsfall wäre. Da man zu diesem frühen Zeitpunkt noch keine Tests zum Nachweis des neuen Virus hatte, war das Gegenteil auch noch nicht zu beweisen. Man konnte schlichtweg nicht untersuchen, ob es symptomfreie Infizierte gab und wenn ja, wie hoch deren Anteil am Infektionsgeschehen war. Zum Abschätzen der Gefährlichkeit des neuen Virus konnte man aufgrund dieser Unkenntnis nur die sogenannte „fallbezogene Sterblichkeitsrate“, englisch *Case Fatality Rate* (CFR) errechnen. Danach starb, wer tatsächlich mit SARS-ähnlichen Lungensymptomen erkrankte, mit einer Wahrscheinlichkeit von 4,5 Prozent.[14] Diese hohe CFR versetzte die Welt in Panik, beruhte jedoch, wie sich bald herausstellte, auf einer falschen Annahme. Tatsächlich gab es viel mehr symptomlose als symptomatische Infektionen, wie man mittels der „infektionsbezogenen Sterblichkeitsrate" herausfand.

Infektionsbezogene Sterberate

Um aufzuklären, wie tödlich das Corona-Virus tatsächlich ist, untersuchte man stichprobenhaft einen repräsentativen Teil einer Gesellschaft auf eine Infektion und überprüfte, wie viele der Infizierten tatsächlich an COVID-19 erkrankten und starben. Als man in Deutschland die infektionsbezogene Sterblichkeitsrate, englisch *Infection Fatality Rate* (IFR) berechnete, kam man auf einen Wert von 0,35 Prozent.[15] Damit war klar, dass weit über 90 Prozent der Infektionen still und leise ablaufen und tödliche Verläufe etwa um Faktor 13 seltener sind, als ursprünglich in Wuhan angenommen. Eine Metastudie, in der man 60 weltweit durchgeführte, vergleichbare nationale Studien zusammenfasste, ergab für die IFR sogar nur 0,23 Prozent.[16] Der Autor der Metastudie, Epidemiologe John Ioannidis von der US-amerikanischen Stanford Universität, weist in seinem Bericht zudem darauf hin, dass selbst diese sehr niedrige Sterberate immer noch eine Überschätzung darstellen könnte. Tatsächlich korrigierte er in einer weiteren Studie auf 0,15 Prozent.[17] Damit wäre die IFR um Faktor 30 geringer als die CFR, die man in Wuhan ermittelte. Mit anderen Worten: Das Corona-Virus aus Wuhan war nicht gefährlicher als ein gewöhnliches Grippe-Virus.

Einer möglichen Überschätzung der IFR lag der Umstand zugrunde, dass in den meisten Staaten nicht ausreichend obduziert wurde. Starb man beispielsweise in Deutschland mit positivem Corona-Test, der auch gerne ein paar Wochen alt sein durfte, konnte es passieren, dass der oder die Verstorbene als COVID-19-Opfer in die Statistik einging, auch wenn eine völlig andere Todesursache vorlag. An dieser Praxis hat sich auch bis heute, Stand Dezember 2021, kaum etwas geändert, noch immer heißt es *an oder mit* oder *in Verbindung mit Corona verstorben*. Wüsste man es genau, würde *an Corona verstorben* völlig genügen. Laut Analysen des Instituts für Gesundheits- und Sozialforschung in Berlin (IGES) lag bei gut 80 Prozent der offiziellen COVID-19-Toten, die seit Anfang Juli 2020 in Deutschland gemeldet wurden, die zugrundeliegende Infektion schon länger als fünf Wochen zurück. Deshalb nimmt IGES-Leiter und Mediziner Bertram Häussler an, „dass Corona nicht die wirkliche Todesursache war".[18] Auch die hohe Letalität einer Corona-Infektion in Italien lässt sich laut Professor Walter Ricciardi, dem damaligen wissenschaftlichen Berater von Italiens Gesundheitsminister, so erklären: „Die Art und Weise, wie wir Todesfälle in unserem Land codieren, ist sehr großzügig in dem Sinne, dass alle Menschen, die in Krankenhäusern mit dem Corona-Virus starben, als an dem Corona-Virus verstorben gelten."[19] Doch „nach einer Neubewertung durch die nationale Gesundheitsbehörde", so Ricciardi, „war nur bei 12 Prozent der Sterbeurkunden das Coronavirus die direkte Ursache." Ähnlich wie in Deutschland führte dies zu einer massiven Überschätzung der Gefährlichkeit des Corona-Virus bzw. der IFR.

Das trifft mittlerweile ganz besonders auf die neuen Varianten zu, allen voran auf die sogenannte Delta-Variante, die im Jahr 2021 weltweit dominierte. Hierzu sollte man wissen, dass nach evolutionsbiologischer Logik alle zufälligen Änderungen in einem Erbgut, die dazu beitragen, dass sich ein Organismus effizienter vermehren kann, von Natur aus selektiert werden beziehungsweise sich schneller verbreiten als der sogenannte Wildtyp, also der noch unveränderte Organismus. Das gilt auch für neue virale Mutationen, wobei gilt: Ein Virus, das seinen Wirt sehr krank werden lässt und eventuell sogar tötet, ist weitaus weniger effektiv in seiner Ausbreitung, als ein Virus, das nur leichte oder sogar gar keine Symptome verursacht. Schließlich kann ein Infizierter, der durch die Infektion in seinem Sozialleben nicht eingeschränkt ist, für eine uneingeschränkte Verbreitung der neuen Virus-Variante sorgen. Entsprechend lag die Zahl der Todesfälle nach symptomatischer Erkrankung (die CFR) durch die Delta-Variante, laut Analysen von *Public Health England*, einer exekutiven Abteilung des britischen Gesundheitsministeriums, nur noch bei 0,1 Prozent.[20] Das war eine um Faktor 45 geringere Virulenz als die des ursprünglichen Corona-Virus, das in Wuhan die Pandemie auslöste. Laut der US-amerikanischen Seuchenbehörde, dem *Center of Disease Control* (CDC), war diese CFR der Delta-Variante identisch mit der des Grippe-Virus der Saison 2018/2019.[21] Das machte Delta zu einem vergleichsweise harmlosen Virus, weshalb die dänische Regierung beschloss, ab 10. September 2021 Corona nur noch wie eine Grippe zu betrachten und alle besonderen Maßnahmen aufzuheben.[22] Auch der Leiter des deutschen RKI verkündete auf der Bundespressekonferenz am 6. Oktober 2021, dass man Corona mit der Grippe vergleichen könne.[23]

Impfstoff und Impfung

Allgemein geht man davon aus, dass eine Impfung – und damit ein Impfstoff – Menschen vor Infektion und Krankheit schützen soll. Dies entsprach auch der Impfstoff-Definition des CDC, zumindest bis zum 26. August 2021. Demnach war ein Impfstoff „ein Produkt, das das Immunsystem einer Person dazu anregt, eine Immunität gegen eine bestimmte Krankheit zu erzeugen und die Person so vor dieser Krankheit zu schützen".[24] Doch am 1. September 2021 änderte die CDC die Definition. Ein Impfstoff war von diesem Datum an nur noch „ein Präparat, das verwendet wird, um die körpereigene Immunantwort gegen Krankheiten zu stimulieren".[25] Es geht also plötzlich nicht mehr um den Schutz, sondern nur noch um die Stimulation. Diese Änderung erfolgte nicht ohne Grund, sondern sehr wahrscheinlich deshalb, weil der „Impfweltmeister" Israel festgestellt hatte, dass der Schutz, den die neuen Corona-Impfstoffe ursprünglich versprochen hatten, sehr rapide abnahm. So berichtete die *Financial Times* (FT), dass nach Angaben des israelischen Gesundheitsministeriums, Studien im August 2021, also etwa eine Woche vor der Definitionsänderung des CDC zeigten, „dass die Wirksamkeit des Pfizer-Impfstoffs gegen die Infektion auf 39 Prozent gesunken war und bei Personen, die im Januar zum zweiten Mal geimpft wurden, sogar nur noch 16 Prozent betrug."[26] Laut dem Ministerium, so die FT, sei besonders besorgniserregend, „dass die Wirksamkeit des Impfstoffs zur Vorbeugung schwerer Erkrankungen in der am stärksten gefährdeten Bevölkerungsgruppe – Israelis über 65 Jahre, von denen die meisten im Januar zweimal geimpft worden waren – auf 55 Prozent gesunken war". Eine publik gewordene interne Email des CDC, die zwei Tage nach dem FT-Bericht verschickt wurde, wies auf den Zusammenhang hin: „Die von uns gepostete Definition des Impfstoffs ist problematisch, und einige Leute benutzen sie, um zu behaupten, dass der COVID-19-Impfstoff nach unserer eigenen Definition kein Impfstoff ist."[27]

Im Zuge dessen änderte die CDC auch die Definition von Impfung. Diese war bis Ende August 2021 noch definiert als „ein Vorgang, bei dem ein Impfstoff in den Körper eingebracht wird, um eine Immunität gegen eine bestimmte Krankheit zu erzeugen." Danach wurde das Wort „Immunität" gegen das Wort

„Schutz" ausgetauscht. Immunität ist ein absoluter Begriff, man hat sie oder man hat sie nicht. Schutz hingegen ist ein relativer Begriff: Selbst bei nur geringem Schutz gilt die neue Definition.

Impfdurchbruch

Unter Impfdurchbruch versteht man keinen Durchbruch beim Bekämpfen einer viralen Bedrohung mittels Impfung, sondern genau das Gegenteil: Trotz Impfung kommt es nachfolgend zur Infektion mit Krankheitsfolge. Es ist daher für Impfstoffentwickler (die Pharma-Industrie) und Impfstoffvertreiber (im Fall von Corona-Impfstoffen ist das die Regierung, dazu ausführlich in Kapitel 5) von großem Interesse, dass so gut wie keine Impfdurchbrüche beziehungsweise Durchbruchsinfektionen stattfinden, oder zumindest, dass sie nicht als solche deklariert werden. So gilt ein Ungeimpfter, der positiv auf Corona getestet wird, als COVID-19-Fall, egal ob er klinische Anzeichen und Symptome zeigt oder nicht. Ein Geimpfter, der positiv getestet wird, ist zwar ebenso ein COVID-19-Fall, wird aber zunächst trotzdem nicht als Impfdurchbruch registriert, noch nicht einmal als ein wahrscheinlicher. So steht im wöchentlichen Lagebericht des RKI zu COVID-19 vom 2. September 2021: „Ein wahrscheinlicher Impfdurchbruch ist definiert als SARS-CoV-2-Infektion (mit klinischer Symptomatik), die bei einer vollständig geimpften Person mittels PCR oder Erregerisolierung diagnostiziert wurde."[28] Man muss das genau lesen. Ein Ungeimpfter mit einem positiven Test ist nicht etwa ein wahrscheinlicher COVID-Fall, er gilt als *definitiv* infiziert. Ein Geimpfter mit einem positiven Test hingegen ist zwar ebenso ein Infizierter (COVID-Fall), wird aber nur als *wahrscheinlicher* Impfdurchbruch registriert, wenn eine symptomatische Erkrankung der Atemwege vorliegt. Erst dann gilt man als „wahrscheinlicher Impfdurchbruch“ und wird statistisch als solcher erfasst. Eine Erklärung hierfür findet sich im Bericht der österreichischen Agentur für Gesundheit und Ernährungssicherheit GmbH (AGES) zum Thema „Impfdurchbrüche“ vom 15. September 2021.[29] Dort steht auf Seite 2: „Eine Infektion mit SARS-CoV-2 nach einer COVID-19-Impfung, ohne klinische Symptomatik, wird derzeit nicht als Impfdurchbruch klassifiziert, da die aktuell zugelassenen COVID-19-Impfstoffe zur Verhinderung der Erkrankung an der SARS-CoV-2-Infektion entwickelt wurden.“ Kurzum: Es kann nicht sein, was nicht sein darf. Weiterhin einschränkend wird eine Infektion eines Geimpften erst dann als Impfdurchbruch gewertet, wenn die symptomatische Infektion 15 Tage nach der zweiten Impfung auftritt. Man kann sich aufgrund dieser sehr einschränkenden Definition des Impfdurchbruchs gut vorstellen, dass es zu einer Unterrepräsentation von infizierten Geimpften in den Statistiken kommen kann.

Tatsächlich sind die Auswirkungen erheblich und unter anderem auf Intensivstationen zu sehen. Wenn Sie zum Beispiel nach einem schweren Autounfall auf eine Intensivstation müssen, stellt sich zunächst schon einmal die Frage, ob Sie auf Corona getestet werden oder nicht. Als Ungeimpfter sicher, als Geimpfter nicht unbedingt, wenn es nach dem Willen des ehemaligen Gesundheitsministers geht. So sagte er am 30. August 2021 in der Fernsehsendung *hartaberfair*: „Das Impfen macht einen Unterschied, und wenn wir sozusagen geschützte Menschen [Geimpfte] auch genauso testen wie ungeschützte, dann hört diese Pandemie nie auf.“[30] Trotz dieser Einschränkung gab es laut dem COVID-19-Lagebericht des RKI vom 2. September 2021 in den vier Kalenderwochen 31 bis 34 über alle Altersklassen hinweg insgesamt 57 wahrscheinliche Impfdurchbrüche.[31] Dies entsprach einem Anteil von etwa 8,9 Prozent der insgesamt 644 CO-

VID-19-Fälle auf Intensivstationen, die in diesem Zeitraum vom RKI erfasst wurden. Wenn also knapp 10 Prozent Impfdurchbrüche waren, also Geimpfte, dann entstand der Eindruck, dass die restlichen 90 Prozent Ungeimpfte sein mussten. Dies könnte Jens Spahn dazu bewegt haben, zwei Tage nach der Veröffentlichung dieses RKI-Reports, gegenüber der *Hannoverschen Allgemeinen Zeitung* zu behaupten, dass 90 Prozent der COVID-19-Patienten auf den Intensivstationen ungeimpft seien.[32] Aber stimmte das? Wenn die Zahlen des RKI tatsächlich Grundlage für Spahns Aussage waren, dann sicherlich nicht. Es ist zunächst ein Trugschluss zu glauben, dass nur weil 8,9 Prozent der Patienten auf Intensivstationen definitiv geimpft waren, die restlichen 91,1 Prozent der COVID-19-Fälle, also 587 Personen, nicht geimpft waren. Denn das einzige, was man von dieser größeren Gruppe sicher wusste, war, dass sie positiv auf Corona getestet wurden. Rein theoretisch könnten zwar alles Ungeimpfte gewesen sein – vielleicht mit Symptomen, vielleicht aber auch ohne. Es könnte sich aber ebenso nur um Geimpfte gehandelt haben – dann stets ohne Symptome, da die 8,9 Prozent Symptomatischen als wahrscheinliche Impfdurchbrüche als einzige herausgerechnet wurden. Da jedoch eine Infektion sowohl Geimpfte wie auch Ungeimpfte mit gleicher Wahrscheinlichkeit ereilen kann – das Virus weiß ja schließlich nicht, wen es zu meiden hat und wen nicht – könnten sich aufgrund der damaligen Impfquote von deutlich über 50 Prozent unter den 91,1 Prozent der restlichen COVID-19-Fälle sogar mehr Geimpfte als Ungeimpfte befunden haben. Zudem war aufgrund der Art und Weise, wie die Zahlen aufbereitet waren, völlig unklar, wie viele Ungeimpfte tatsächlich wegen Atemwegssymptomen aufgrund einer Corona-Infektion auf einer Intensivstation lagen. Dies ging aus dem RKI-Report nicht hervor, was für mich völlig unverständlich ist, denn bei COVID-19 geht es doch genau darum.

Doch dann überraschte das RKI vier Wochen später in einem weiteren Wochenbericht mit einer drastischen Fehlerkorrektur: „Da für einen Teil der COVID-19-Fälle die Angaben zum Impfstatus unvollständig sind, ist von einer Untererfassung der geimpften COVID-Fälle auszugehen. In Folge dessen kann in den bisherigen Berechnungen die Impfeffektivität in einigen Fällen überschätzt worden sein."[33] Aufgrund der Korrektur reduzierte sich die kumulierte Zahl der symptomatischen COVID-19-Fälle bei den über 60-Jährigen von 185.224 (Wochenbericht vom 23.9.2021)[34] auf 140.954 eine Woche später. Da damals pro Woche durchschnittlich etwa sechstausend neue Fälle auftraten, verminderte sich die Zahl der COVID-19-Fälle mit Symptomen, die man bisher fälschlicherweise als Ungeimpfte ausgewiesen hatte, um etwa fünfzigtausend, also um etwa ein Viertel. Eine Erklärung dafür bzw. einen Hinweis darauf, dass die bisherige Vorgehensweise – Testpositive mit unklarem Impfstatus als Ungeimpfte zu deklarieren, was eine vermeintlich hohe Impfeffektivität suggerierte – kein Versehen war, sondern Methode hatte, lieferte Andreas Deffner, Pressereferent beim Bundesministerium für Gesundheit auf der Bundespressekonferenz vom 4. Oktober 2021, als er versuchte, die neuen Zahlen zu erklären: „Das RKI hat eine methodische [!] Umstellung vorgenommen. Bis zum 22. September wurden Patienten mit einer Corona-Infektion, die ins Krankenhaus aufgenommen wurden, von denen man den Impfstatus nicht genau kannte [...] als ungeimpft registriert. [...] Jetzt werden nur noch die Fälle ausgewiesen, von denen man den Impfstatus tatsächlich einwandfrei kennt."[35] Deffner musste sich aber auch über die Folgen dieser bisherigen Methode im Klaren gewesen sein, denn er sagte weiter: „Dadurch steigt natürlich der relative Anteil der hospitalisierten Fälle, die trotz Impfung ins Krankenhaus mussten." Tatsächlich lag nach dieser „Korrektur" der Anteil an wahrscheinlichen Impfdurchbrüchen bei den über

60-Jährigen bei etwa der Hälfte aller symptomatischen COVID-19-Fälle. Das bedeutet, dass genau für die Altersklasse, die man eigentlich mit der Impfung schützen wollte, so gut wie kein Impfschutz bestand. Da mit einer vermeintlich hohen Impfeffektivität sämtliche gesellschaftspolitischen Maßnahmen begründet wurden, wie die G-Regelungen und die damit verbundene Nötigung, sich impfen zu lassen, ist dieses korrigierte Ergebnis unfassbar. Es ist auch höchst beunruhigend für alle, die sich aufgrund der geschürten Angst vor Corona und im Vertrauen auf die staatlichen Angaben oder auch aufgrund von beruflichem oder gesellschaftlichem Zwang impfen ließen und noch weiter lassen. Dabei steigt der Prozentsatz an Impfdurchbrüchen bei den über 60-Jährigen kontinuierlich von Woche zu Woche, wie die folgende Grafik für die Risikogruppe der über 60-Jährigen illustriert.[36]

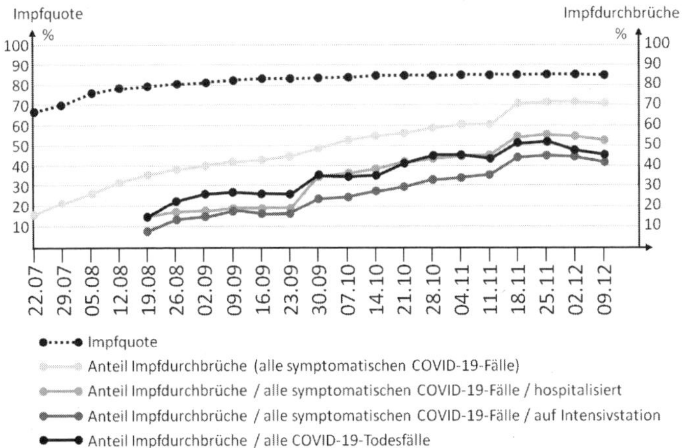

Zu sehen ist die Impfquote dieser Risikogruppe auf Basis der wöchentlichen RKI-Lageberichte des Jahres 2021. Impfdurchbrüche machen einen immer größer werdenden Anteil aller symptomatischen COVID-Fälle in Deutschland aus. Ab Mitte November 2021 betrug ihr Anteil an allen symptomatischen Infektionen in Deutschland über 70 Prozent in dieser Altersgruppe und deutlich über die Hälfte aller an COVID-19 erkrankten Patienten in deutschen Kliniken. Dasselbe Bild zeigte sich auf den Intensivstationen, wo der Anteil der vollständig Geimpften über 60-Jährigen unter den symptomatischen COVID-19-Fällen eine Quote von etwa 45 Prozent erreichte. Diese Geimpften blieben offensichtlich nicht von schweren Verläufen verschont. Unter den im November 2021 deutschlandweit an COVID-19 Verstorbenen war in dieser Altersgruppe der Anteil der Geimpften mit durchschnittlich etwa 50 Prozent sogar noch etwas höher als der der Ungeimpften. Man kann zwar argumentieren, dass es auch mehr Geimpfte als Ungeimpfte in dieser Altersgruppe gab, dennoch sind Impfdurchbrüche aufgrund der einseitigen Praxis, Ungeimpfte verstärkt auf Corona zu testen, deutlich unterrepräsentiert. Dafür sprechen auch die Zahlen aus Großbritannien. Dort wurden seit Oktober 2021 in allen Altersklassen ab 30 Jahren mehr Neuinfektionen bei Geimpften als bei Ungeimpften registriert, und das nicht etwa, weil es in diesen Altersklassen mittlerweile mehr Geimpfte gab, sondern auf dieselbe Anzahl Geimpfter beziehungsweise ungeimpfter Personen bezogen, was bedeutet: Die Impfung schützt nicht und macht möglicherweise sogar anfälliger bzw. sorgt dafür, dass man nach Infektion länger positiv auf Corona getestet wird.[37]

Goldstandard RT-PCR und der CT-Wert

PCR ist die Abkürzung für *Polymerase Chain Reaction* und ist ein molekularbiologisches Verfahren, mit dem Erbgutmaterial in Form von DNA in zyklischen Reaktionsschritten vervielfältigt werden kann – einer exponentiellen Kettenreaktion gleich: Bei jedem Reaktionszyklus werden das Ursprungsmaterial sowie alle in vorherigen Zyklen hergestellten Kopien dupliziert. Nach zehn Zyklen hat man etwa tausend Kopien (2^{10}), nach zwanzig etwa eine Million (2^{20}), nach dreißig eine Milliarde (2^{30}) und damit ein Vielfaches der ursprünglichen Menge. Infolgedessen kann das zuvor unsichtbare Genmaterial mit entsprechenden Methoden im Labor sichtbar gemacht und nachgewiesen werden. Wenn das Ausgangsmaterial nicht, wie unser Erbgut, aus DNA, sondern wie bei Corona-Viren aus RNA besteht, muss es noch vor der PCR in DNA umgeschrieben werden. Da das Umschreiben von DNA in RNA aus historischen Gründen als Transkription bezeichnet wurde, nennt man den umgekehrten Schritt, also die Umschreibung von RNA in DNA, *Reverse Transkription* (RT).

Damit man nur das gewünschte Stück eines Erbguts mittels PCR vervielfältigt, nutzt man die bekannte genetische Sequenz. Das Problem dabei ist, dass diese einzigartig sein muss. Ist sie das nicht, kann es schon in den ersten PCR-Zyklen zu einer Kreuzreaktion mit anderen, verwandten Erbgutsequenzen kommen. In solchen Fällen erhält man ein falsch-positives Resultat. Beim PCR-Nachweis von SARS-CoV-2 sind vier eng verwandte Familienmitglieder, völlig unspektakulär bezeichnet mit den Kürzeln NL63, OC43, 229E und HKU1, von Bedeutung. Sie sind weltweit für etwa 30 Prozent aller Atemwegsinfekte bzw. grippaler Infekte verantwortlich, was bedeutet, dass sie im Einzelfall symptomatisch von Influenza nicht zu unterscheiden sind.[38] Laut dem oben zitierten RKI-Bericht sorgten sie in der Kalenderwoche 50 im Jahr 2021 für 18 Prozent aller akuten Atemwegsinfekte (SARS-CoV2 für nur 4 Prozent). Da die genannten vier Corona-"Grippe"-Viren dem Corona-Virus SARS-CoV-2 genetisch sehr ähnlich sind, werden Kreuzreaktionen sehr wahrscheinlich, vor allem dann, wenn zwei Dinge gegeben sind: Erstens, wenn man sehr viele PCR-Zyklen fährt, denn es gilt, je höher die Zyklenzahl, desto sensitiver, aber auch umso fehleranfälliger der Test. Zweitens, wenn infolge eines grippalen Infekts das Ausgangsmaterial für die RT-PCR eine hohe virale Last an NL63, OC43, 229E oder HKU1 enthält. Es kann daher gut sein, dass das bisher unerklärte weitgehende Verschwinden grippaler Infekte im Winter 2020/2021[39] dem falsch-positiven PCR-Nachweis von SARS-CoV-2 geschuldet ist. Was man vor Einführung der Corona-PCR noch als gewöhnliche „Grippe" bezeichnete, war in jenem Winter in vielen Fällen vermeintlich COVID-19. Dies könnte auch die CDC so gesehen haben, als sie am 21. Juli 2021 einen wichtigen Labor-Hinweis verbreitete mit dem Titel: „Änderungen der RT-PCR für SARS-CoV-2-Tests."[40] Laut CDC sollte ab 1. Januar 2022 die RT-PCR-Testung nicht mehr stattfinden und stattdessen genauere „Multiplex"-Tests verwendet werden, die zwischen den vielen verschiedenen Erregern unterscheiden, die allesamt eine grippeähnliche Lungenentzündung verursachen. Dies könnte das Ende der Corona-Pandemie bedeuten, und ich bin jetzt schon gespannt darauf, ob das eventuelle „Verschwinden" von COVID-19 dann dem Verschwinden der PCR-Testung oder der dann vielleicht durchgesetzten allgemeinen Impfpflicht zugeschrieben wird.

Dass mit jedem PCR-Zyklus die Gefahr steigt, ein falsch-positives Testergebnis zu erhalten, war zuvor schon einer der Gründe dafür, weshalb Hersteller von PCR-Tests, wie zum Beispiel Altona Diagnostics oder Creative Diagnostics, in Bezug auf Corona stets darauf hinwiesen, dass diese nur für Forschungszwecke, nicht aber zur Diagnostik geeignet sind.[41] Dennoch wurden sie weltweit zur Diagnostik eingesetzt, zumindest in Deutschland – den Vorschlag der CDC ignorierend – auch noch weiter ins Jahr 2022 hinein.

Je weniger Zyklen notwendig sind, um Virusmaterial nachzuweisen, umso wahrscheinlicher ist es, dass es auch tatsächlich in der Probe vorhanden war. Die Mindestzahl von PCR-Zyklen, die nötig ist, um Virusmaterial zu entdecken, nennt man den CT-Wert. CT ist die Abkürzung für *Cycle Threshhold*, zu Deutsch *Zyklusschwelle*. Der CT-Wert erlaubt eine quantitative Aussage über die Höhe der möglichen Viruslast: Je geringer der CT-Wert, umso mehr virales Ausgangsmaterial war in einer Probe vorhanden. Je höher allerdings der CT-Wert, das heißt, je mehr Zyklen nötig sind, um virales Material aufzuspüren, umso größer ist die Gefahr, falsch positive Ergebnisse aufgrund von Kreuzreaktionen zu bekommen. Doch auch minimalste Unsauberkeiten bei der Probenentnahme oder bei der Laborarbeit (zum Beispiel von Gerätschaften oder von sogenannten Positiv-Kontrollen) gewinnen dann zunehmend an Bedeutung. Im Einzelfall kann man daher nie wissen, ob ein positives Testresultat tatsächlich den gewünschten Virus-Nachweis erbracht hat. Um die Höhe der Fehlerrate zu ermitteln, wurden bei Filmproduktionen in den Walt Disney Studios Filmcrews und Darsteller regelmäßig untersucht. Immer wenn ein positives PCR-Ergebnis bei einer asymptomatischen Person auftrat, wurde sie mindestens noch zwei weitere Male getestet. Wenn beide Wiederholungstests negativ ausfielen, wurde das erste Ergebnis als falsch positiv eingestuft. Dies war in 22,6 Prozent der Fall.[42] Es ist also höchst problematisch, wenn man mittels eines so fehleranfälligen Testsystems wie dem PCR-Screening das tatsächliche Infektionsgeschehen abbilden möchte, zumal die negativen Konsequenzen eines falsch positiven Tests sowohl auf gesellschaftlicher als auch auf individueller Ebene ein gewaltiges Problem darstellen: Gesellschaftlich erhöhen sie die Wahrscheinlichkeit vorübergehender Schließungen von Unternehmen oder von Lockdown-Maßnahmen, weil eine Überdiagnose die Zahl der asymptomatischen Infektionen in den öffentlichen Gesundheitsstatistiken in die Höhe treibt. Beim Individuum können sie völlig unnötige Angst erzeugen, erkrankt zu sein, auch der Falsch-Positive muss sich in Quarantäne begeben und fühlt sich womöglich auch noch schuldig, wenn er vielleicht glaubt, andere schon infiziert zu haben.

Aber selbst dann, wenn man mit PCR-Tests wiederholt ein positives Resultat erzielt, stellt sich die Frage, ob die nachgewiesenen Fragmente des Virus ausreichend belegen, dass die ursprüngliche Probe tatsächlich „lebende" Viren enthielt, was letztendlich für die Definition einer Infektion erforderlich wäre. Studien haben gezeigt, dass ein signifikanter und inverser Zusammenhang besteht zwischen dem CT-Wert, der notwendig ist, virales Material nachzuweisen, und der Wahrscheinlichkeit, dass in derselben Probe infektiöses Virusmaterial vorhanden ist. Nur bei CT-Werten von 13 bis 17 enthielten alle Proben eine positive Kultur, sprich vermehrungsfähiges Virus.[43] Laut den Ergebnissen einer kanadischen Studie war schon bei einem CT-Wert über 24 kein infektiöses Virus mehr nachweisbar.[44] Dass die PCR-Testung auf Corona mit 35 bis 45 Zyklen viel zu empfindlich und deshalb viel zu störanfällig ist, um zuverlässig den Beweis zu erbringen, dass ein positives Testresultat gleichbedeutend ist mit einer Corona-Infektion (geschweige denn COVID-19), sollte deren Erfinder, den deutschen Virologen Christian Drosten, kaum überrascht haben. Schon im Mai 2014 erklärte er gegenüber der *WirtschaftsWoche* zum Thema MERS (*Middle Eastern Respiratory Syndrome*, eine 2012 im Mittleren Osten durch ein früheres Corona-Virus ausgelöste Atemwegserkrankung), dass die PCR-Methode so empfindlich ist, „dass sie ein einzelnes Erbmolekül dieses Virus nachweisen kann."[45] Drosten weiter: „Wenn ein solcher Erreger zum Beispiel bei einer Krankenschwester mal eben einen Tag lang über die Nasenschleimhaut huscht, ohne dass sie erkrankt oder sonst irgendetwas davon bemerkt, dann ist sie plötzlich ein MERS-Fall. Wo zuvor Todkranke gemeldet wurden, sind nun plötzlich milde Fälle und Menschen, die eigentlich kerngesund sind, in der Meldestatistik enthalten. Auch so ließe sich die Explosion der Fallzahlen in Saudi-Arabien erklären. Dazu kommt, dass die Medien vor Ort die Sache unglaublich hoch gekocht haben.“ Kommt Ihnen das bekannt vor?

Doch beim standardmäßigen PCR-Test werden nicht maximal 25 Zyklen gefahren, was sinnvoll wäre, um die Rate der Falsch-Positiven zu senken, sondern auf Basis des Diagnostik-Handbuchs der US-amerikanischen Seuchenbehörde CDC „zum qualitativen Nachweis von Nukleinsäure aus SARS-CoV-2 in Proben der oberen und unteren Atemwege [...], die von Personen mit Verdacht auf COVID-19 von ihrem Gesundheitsdienstleister entnommen wurden“, sogar 45 Zyklen. Das ist eine millionenfach höhere Sensitivität, als für den Nachweis von infektiösen Viren benötigt würde.[46] Auch Ian M. Mackay, Virologe und außerordentlicher Professor an der Universität von Queensland in Australien, erklärte dazu: „Wenn wir eine PCR durchführen, um eine ansonsten nicht nachweisbare winzige Menge an DNA nachzuweisen, führen wir 40 bis 50 PCR-Zyklen durch.“[47] Damit wurde einer „Test- bzw. Labor-Pandemie“ Tür und Tor geöffnet.

Auf der Webseite von *Bioscientia*, einem der größten Laborunternehmen Deutschlands, ist zu lesen: „Je stärker sich die Infektion in der Bevölkerung verbreitet, desto geringer wird der Anteil der Falsch-Positiven an der Menge aller positiven Ergebnisse.“[48] Was im Umkehrschluss bedeutet, dass dieses Verfahren bei geringer Durchseuchung völlig ungeeignet ist, verlässliche Informationen über die pandemische Lage zu liefern. Aus diesem Grund hatte Jens Spahn noch am 14. Juni 2020 in der ARD-Sendung *Bericht aus Berlin* Massentestung via RT-PCR abgelehnt: „Wir müssen jetzt aufpassen, dass wir nicht nachher durch zu umfangreiches Testen – klingt jetzt total ... da muss man erstmal um zwei Ecken denken – durch zu umfangreiches Testen zu viele Falsch-Positive haben. Weil die Tests ja nicht 100 Prozent genau sind, sondern auch eine kleine, aber eben auch eine Fehlerquote haben. Und wenn sozusagen insgesamt das Infektionsgeschehen immer weiter runtergeht, und Sie gleichzeitig das Testen auf Millionen ausweiten, dann haben Sie auf einmal viel mehr Falsch-Positive. Das sind so die Dinge, mit denen man sozusagen erst konfrontiert wird in der weiteren Folge, und die Erkenntnisse. Und deswegen macht es schon auch noch Sinn: Wir machen das Angebot, mehr zu testen, das geht jetzt auch. Aber nicht einfach nur wild jeden Tag zu testen, sondern wenn, dann schon auch mit einem gewissen Ziel."[49] Was Spahn zu bedenken gab, ihn allerdings nicht daran hinderte, das Testen kurz darauf massiv auszuweiten, ist leicht nachzuvollziehen. Selbst wenn die Rate an falsch positiven Testergebnissen nicht, wie in den Walt Disney Studios, bei nahezu 23 Prozent läge, sondern vielleicht nur bei 0,1 Prozent, wäre dies ein gewaltiges Problem. Trotz einer somit 230-fach geringeren Rate an falsch positiven Testergebnissen wären in einer Gesellschaft, selbst dann, wenn diese völlig frei von Corona wäre, immer noch 100 von hunderttausend RT-PCR-Tests positiv. Die 7-Tage-"Inzidenz" läge dann bei 700 und wäre ausreichend, um weitere Lockdowns und ähnliche Maßnahmen durchsetzen zu können. Wenn Spahn uns 15 Monate später bei *hartaberfair* mittteilt, dass wenn wir auch Geimpfte testen würden, die Pandemie nie aufhören würde[50], dann hat er damit vollkommen recht: Erst wenn wir das Testen beenden, kann die Pandemie enden. Warum sich Spahn allerdings nur auf Geimpfte bezieht, ist aufgrund der wissenschaftlichen Datenlage aus zwei Gründen nicht nachzuvollziehen: Erstens sind falsch positive Testergebnisse völlig unabhängig vom Impfstatus. Zweitens sind infizierte Geimpfte genauso infektiös wie infizierte Ungeimpfte, das Impfen macht also keinen Unterschied, wie eine Studie zu Impfstoffdurchbrüchen aus Texas bewies: Alle infizierten Geimpften hatten einen niedrigen mittleren CT-Wert, stellvertretend für eine hohe Viruslast, der sich nicht von dem mittleren CT-Wert ungeimpfter Patienten unterschied.[51] Allerdings wurden erst die publizierten Untersuchungen des in der Einleitung erwähnten Massenausbruchs in Massachusetts in der Öffentlichkeit wahrgenommen. Auch in diesem Fall lag der CT-Wert bei symptomatischen Geimpften mit durchschnittlich 23 gleich hoch wie bei symptomatischen Ungeimpften. Er war zugleich *niedrig* genug, dass für beide Gruppen nicht nur dieselbe, sondern auch eine sehr *hohe* Infektiosität angenommen werden konnte.[52] Infolge dieser Erkenntnisse änderte das CDC seinen Kurs und empfahl nun auch wieder vollständig geimpften Amerikanern das Tragen von Gesichtsmasken in Innenräumen, falls sie in Gebieten mit hohen COVID-19-Infektionsraten lebten.[53] Man gab damit zu, dass durch die Impfung kein ausreichender Impfschutz gegenüber der mittlerweile vorherrschenden Delta-Variante bestand. Schließlich waren, wie ebenfalls zuvor ausgeführt, 74 Prozent der in Massachusetts an COVID-19 erkrankten Personen geimpft, trotz einer weniger als halb so hohen Impfquote zu jener Zeit. Aber auch schwere Krankheitsverläufe wurden durch die Impfung nicht verhindert: Vier von fünf an COVID-19 Erkrankten, die auf Intensivstationen behandelt werden mussten, waren vollständig geimpft.

Interessanterweise empfahl die CDC nahezu zeitgleich, beim PCR-Nachweis von möglichen Infektionen bei Geimpften die Zyklenzahl auf 28 zu beschränken.[54] Man wusste natürlich, dass man bei höherer Zyklenzahl zu viele Falsch-Positive erhält, und die galt es bei Geimpften möglichst zu vermeiden: „Sequenzierung ist nicht möglich bei höheren CT-Werten," liest man als Erklärung für diese Sonderbehandlung der Geimpften. Das stimmt zwar nicht, denn eine Sequenzanalyse von PCR-Produkten ist in der Regel problemlos möglich (sie ist unabhängig vom CT-Wert), aber sie wäre offenbarend, weil man vorwiegend falsch positive Ergebnisse bestätigen würde. Aber vor allem verhindert man mit einer rund hundertdreißigtausend Mal geringeren Empfindlichkeit (Sensitivität) bei maximal 28 Zyklen bei Geimpften gegenüber in der Regel 45 Zyklen bei Ungeimpften, genauso häufig Geimpfte als vermeintliche Virusträger deklarieren zu müssen wie Ungeimpfte. Das widerspräche schließlich der Grundidee, dass Impfen vor Infektion schütze bzw. Ungeimpfte besonders gefährdet seien.

Inzidenz

In der Epidemiologie und medizinischen Statistik entspricht die Inzidenz der Zahl an Neuerkrankungen, die in einem bestimmten Zeitraum bei einer definierten Gruppe auftreten. Wenn eine Pandemie jedoch keiner schweren oder tödlichen Krankheit mehr bedarf, wenn also wie im Fall von COVID-19, „schwere akute Lungenerkrankungen“ bzw. SARS meist doch nur symptomlose „Fälle“ sind, dann verliert der Inzidenz-Begriff seine ursprüngliche medizinische Bedeutung. Denn obwohl die RT-PCR-Testung auf das Corona-Virus als „Goldstandard“[55] gilt, sagt ein positives Testergebnis, wie wir nun wissen, nichts darüber aus, ob jemand erkrankt ist, schließlich ist ein hoher Prozentsatz der Positiven symptomfrei. Es sagt auch nichts darüber aus, ob jemand tatsächlich für andere infektiös ist, schließlich tragen, wie man mit entsprechenden Untersuchungen herausfand, die Hälfte aller Positiven nur totes Virusmaterial.[56] Letztendlich sagt es aber auch nichts darüber aus, ob jemand überhaupt infiziert ist. Ein Grund dafür ist unter anderem die relativ hohe Rate an falsch positiven Ergebnissen bei geringer Durchseuchung. Demnach handelt es sich beim COVID-19-Infektionsgeschehen nicht um Inzidenz, sondern schlichtweg nur um die Melderate eines Laborwertes. Diese Unterscheidung zu treffen wäre sehr wichtig, weil Begriffe und Definitionen – wie nun einmal offensichtlich geworden ist –, enorme Auswirkungen auf unser gesamtes Leben haben.

Doch so wurde der Inzidenz-Begriff zum wesentlichen Treiber des Pandemie-Geschehens und Grundlage für eine epidemische (Not-)Lage, die es nie gab, wie die zuvor besprochenen offiziellen Dokumente des Bundesgesundheitsministeriums und des RKI belegen, weder auf Normal- noch auf Intensivstationen. So basierten politische Entscheidungen zum größten Teil auf durch RT-PCR ermittelten Laborbefunden und damit auf einem Nachweis von Kreuzreaktionen, Kontaminationen oder toten Viren. Solange wir ein Verfahren einsetzen, wodurch laut seinem Erfinder, Christian Drosten, „nun plötzlich milde Fälle und Menschen, die eigentlich kerngesund sind, in der Meldestatistik enthalten" sind, kann diese Pandemie niemals enden. Wir haben somit im Wesentlichen eine Labor-Pandemie, die einer Impf-Pandemie den Weg bereitete, mit dem unerreichbaren Ziel einer „coronaren" Herdenimmunität durch Impfung.

KAPITEL 2:

Geplatzte Hoffnung: „Coronare" Herdenimmunität

Je öfter eine Dummheit wiederholt wird, desto mehr bekommt sie den Anschein der Klugheit.
Voltaire, französischer Philosoph (1694–1778)

Herdenimpfung führt nicht zu Herdenimmunität

„Wenn keine neue Virusvariante auftaucht, gegen die eine Impfung nicht schützt, was sehr unwahrscheinlich ist, dann haben wir die Pandemie im Frühjahr überwunden und können zur Normalität zurückkehren", so Jens Spahn am 22. September 2021 gegenüber der *Augsburger Allgemeinen*[1], und er ergänzte: „Herdenimmunität wird immer erreicht. Die Frage ist ja nur, wie: ob durch Impfung oder Ansteckung. Die Impfung ist definitiv der sicherere Weg dorthin." Ob Spahn diese Aussage nur machte, weil vier Tage später im Rahmen der Bundestagswahl auch über seine berufliche Zukunft abgestimmt wurde, ist eine Frage, die zu spekulativ ist, als dass ich sie hier stellen möchte. Sicher ist jedoch, dass sie voller Fehler steckt. Herdenimmunität durch Impfung ist nicht erreichbar, weil kein Impfstoff die Evolution außer Kraft setzen kann – im Gegenteil, Massenimpfung beschleunigt sogar die Entwicklung neuer Varianten des Corona-Virus, wie internationale Studien schon längst belegt hatten, als Spahn diese Aussage machte. Impfung ist daher nicht der sicherere Weg dahin und ironischerweise darüber hinaus mit ein wesentlicher Grund dafür, wie ich gleich zeigen werde, dass Herdenimmunität *mittels Impfung* niemals erreicht werden kann.

Das Konzept der Herdenimmunität basiert auf der Idee, dass ein Krankheitserreger sich nicht mehr effizient ausbreiten kann, sobald genügend Tiere einer Herde gegen ihn immun sind. Doch es gibt hierbei einen feinen, aber wichtigen Unterschied, nämlich den zwischen der Verhütung von Krankheiten und der Verhütung von Infektionen. Kein Impfstoff, der bei Infektion „nur" Symptome reduziert, kann verhindern, dass das Virus sich dennoch vermehrt und auf andere übertragen wird. Nur ein Impfstoff, der eine sogenannte sterilisierende Immunität verleiht, stoppt die Verbreitung eines Virus. Man spricht von „steriler Immunität", weil der immune Organismus, selbst wenn er infiziert würde, für einen anderen nicht infektiös ist.[2] Die Immunität könnte auf einer überstandenen Infektion beruhen (zum Beispiel erkrankt man in der Regel nur einmal an Windpocken) oder auf einer breit angelegten Impfkampagne (das Pocken-Virus wurde dadurch ausgerottet)[3]. Idealerweise wäre die gesamte „Herde" immun und zugleich steril gegen den krankmachenden Keim. Doch schon ein Anteil von nur etwa 60 bis 80 Prozent an Geimpften beziehungsweise an Genesenen, so war die allgemeine Hoffnung, sollte das Verbreiten des Corona-Virus erheblich eindämmen. Die Verfechter des Konzepts der „coronaren" Herdenimmunität gingen allerdings naiverweise davon aus, dass das Corona-Virus nicht durch genetische Anpassung einen aufgebauten Immunschutz umgehen kann. Dies obwohl wir jährlich mit jeder neuen Grippewelle genau eine solche virale Anpassungsfähigkeit vor Augen geführt bekommen.[4] Es wird offensichtlich ignoriert, dass sich das Corona-Virus eben nicht wie das Windpocken- oder Pocken-Virus verhält, sondern so wie das Influenza-Virus: Es lernt sehr schnell, indem es durch genetische Veränderungen neue Varianten bildet, um sich an resistente Immunsysteme anzupassen.[5] Grund dafür ist ihre besondere genetische Bauweise. Das Erbgut von Windpocken- und Pocken-Viren besteht aus DNA, das von Influenza- und Corona-Viren hingegen aus RNA. Das Enzym bzw. der Katalysator, der das Erbgut dupliziert, um mehr Viren zu produzieren, ist bei RNA-Viren, da sie nur aus einem Strang bestehen, im Vergleich zu DNA-Viren, deren Erbgut aus zwei komplementären Strängen besteht und daher immer eine Korrekturkopie besitzt, enorm fehleranfällig. Das ist für RNA-Viren jedoch kein Nachteil, weil sie sich dadurch schneller als DNA-Viren an ein verändertes Milieu anpassen können, und dazu gehört eben auch das Umgehen eines Impfschutzes.[6] So war es für Virologen sicherlich nicht überraschend, dass schon innerhalb eines halben Jahres nach Ausbruch von COVID-19 über zehntausend neue SARS-CoV-2-Mutanten identifiziert wurden – mit steigender Tendenz und Fähigkeit, auch Geimpfte und Genesene zu infizieren.[7] Aufgrund dessen stellte im August 2021 Sir Andrew Pollard, Professor für pädiatrische Infektionen und Immunität an der *University of Oxford* fest: „Es ist unwahrscheinlich, dass jemals eine Herdenimmunität erreicht wird."[8]

Zehn unüberwindbare Hürden auf dem Weg zur Herdenimmunität

Gerade als die Impfkampagnen so richtig ins Laufen kamen, zeichnete die Wissenschaftsjournalistin Christie Aschwanden in *Nature*, einem der renommiertesten Wissenschaftsmagazine, ein Stimmungsbild weltweit führender Immunologen und Epidemiologen (Seuchenspezialisten). Danach sei selbst dann, so das Fazit, wenn die Impfbemühungen in vollem Umfang durchgeführt würden, die theoretische Schwelle für die Überwindung von

COVID-19 mittels Herdenimmunität unerreichbar. In ihrem Artikel lieferte sie insgesamt „fünf Gründe, warum eine COVID-Herdenimmunität wahrscheinlich unmöglich ist".[9] Doch schon kurze Zeit danach hatte sich deren Zahl auf zehn Gründe verdoppelt:

1. Genesene können erneut erkranken

Etwa 20 Prozent aller COVID-19-Genesenen entwickeln keine neutralisierenden Antikörper, die einen erneuten Angriff mit demselben Virus verhindern würden.[10] Ursache dafür könnte ein Mikronährstoffmangel sein, der die immunologische Anpassungsreaktion hemmt.[11] Da das Bekämpfen einer Infektion Mikronährstoffe verbraucht und so einen eventuell schon bestehenden Mangel weiter verstärkt, können Reinfektionen auch erheblich schwerer verlaufen.[12] Solange ein Großteil der Weltbevölkerung unter zum Teil eklatanten Mängeln an essentiellen Mikronährstoffen leidet, wird sich bei vielen Genesenen keine schützende Resistenz entwickeln können (dazu mehr in Kapitel 5).

2. Neue Varianten verursachen keine Re-, sondern Neuinfektionen

Bei einer Infektion mit einer neuen Variante des Virus, die den Schutz durch eine kurz zuvor überstandene Corona-Infektion umgeht, handelt es sich strenggenommen um keine Reinfektion, sondern um eine Neuinfektion. Beispielsweise hatte man aufgrund der hohen Durchseuchung in Brasilien geglaubt, nachdem die Infektionszahlen ab Mai 2020 kontinuierlich zurückgegangen waren, im Oktober 2020 eine Herdenimmunität gegen das Corona-Virus erreicht zu haben.[13] Doch es dauerte nicht lange, bis die Variante P.1, mittlerweile als Gamma-Variante bezeichnet, den durch eine vorherige Corona-Infektion erreichten immunologischen Schutz mittels genetischer Anpassung umgehen konnte. So gingen alle neuen COVID-19-Fälle in Brasilien ab Anfang 2021 auf die Gamma-Variante zurück.[14]

3. Neue Varianten umgehen „veralteten" Impfstoff

Das Problem einer Infektion mit neuen Viren existiert natürlich auch bei der Impfung, die derzeit (Stand Januar 2022) weiterhin nur gegen das ursprüngliche Wuhan-Virus durchgeführt wird und nicht an neue Varianten angepasst wurde. „Experimentelle Daten deuten auch für diese Variante [Gamma] auf eine reduzierte Wirksamkeit neutralisierender Antikörper bei Genesenen bzw. Geimpften hin," wie das RKI einräumte.[15] Laut CDC waren wir schon im Juli 2021 „nur ein paar Mutationen entfernt" von neuen Corona-Viren, die den Impfschutz völlig umgehen würden.[16] Entsprechend befürchtete auch Infektionsexperte Sir Pollard: „Die nächste Variante des neuartigen Coronavirus wird vielleicht sogar noch effektiver hinsichtlich einer Übertragung in geimpften Populationen [sein]."[17] Als eine solche „Escape-Mutante" ist neben Gamma (und vermutlich auch neben Alpha und Beta)[18] auch die Delta-Variante zu betrachten, wie das Beispiel Gibraltar zeigte. Obwohl dort *alle* Bewohner geimpft waren, verzeichnete das Land im Juli 2021 mit Abstand die höchste Neuinfektionsrate Europas.[19] Sir Pollards Befürchtung hatte sich ebenfalls in Israel bewahrheitet: Die Impfung gegen das ursprüngliche Wuhan-Virus war bei der damals weltweit vorherrschenden Delta-Variante deutlich weniger effektiv.[20]Auch in Island hatte der leitende Epidemiologe Thorolfur Gudnason lange Zeit auf Herdenimmunität gehofft. So waren Ende Juni 2021 immerhin 87 Prozent aller Isländer über 16 Jahre mindestens einmal und 60 Prozent von ihnen vollständig geimpft, wie das medizinische Informationsportal *Medscape* berichtete.[21] Dennoch schnellten die Fallzahlen für die Delta-Variante kurz darauf in die Höhe. Ein Grund: Geimpfte haben dasselbe Potenzial, sich zu infizieren und das Corona-Virus auf andere zu übertragen wie Ungeimpfte. Dies zeigten Daten aus Massachusetts und Texas.[22] Damit ist das Herdenimmunitätskonzept mit dem Ziel einer sterilen Immunität gescheitert, zumal es bei den zunehmend zu beobachtenden Impfdurchbrüchen nicht nur um Personen aus Risikogruppen ging, die möglicherweise keinen guten Impfschutz aufgebaut hatten, wie man an der US-amerikanischen *Harvard Business School* (HBS) herausfand. Einen Monat nach Beginn des Herbstsemesters 2021 musste man wieder auf Online-Unterricht umstellen. „In den letzten Tagen haben wir einen stetigen Anstieg von Durchbruchsinfektionen unter unseren Studenten festgestellt, trotz hoher Impfraten [über 95 Prozent!] und häufiger Tests", so HBS-Sprecher Mark Cautela in einer Erklärung.[23]

4. Globale Herdenimmunität scheitert bereits an lokaler Herdenimmunität

Die gesamte Bevölkerung der Erde bildet mit mittlerweile nahezu acht Milliarden Menschen aufgrund des globalen Reiseverkehrs eine einzige gewaltige Herde. Doch es kann nicht in allen Teilen der Welt mit gleicher Effizienz geimpft werden. Dafür gibt es drei Gründe: Erstens kann kaum so schnell produziert werden, zweitens kann es sich nicht jede Nation leisten, und drittens verursachen die neuartigen Impfstoffe ein logistisches Problem, denn sie sind nicht sonderlich stabil, was ihre Lagerung und ihren Transport sehr aufwendig macht. So werden laut einer Berichterstattung in *Nature* trotz jüngster Zusagen der reichen Länder des Globalen Nordens Menschen in den armen Ländern des Globalen Südens erst bis 2023 gegen das ursprüngliche Virus geimpft werden können.[24] „Angesichts des COVID-19-Anstiegs in Afrika reichen die Impfstoffversprechen der reicheren Länder nicht aus", so die Meinung vieler Experten, die *Nature* befragte, „um der Pandemie ein frühzeitiges Ende zu bereiten". Schon vor der Entwicklung von Impfstoffen, im April 2020, sagte der Vizepräsident des RKI, Lars Schaade, dass selbst, wenn es in Deutschland keine neuen Fälle gebe, das Virus von außen wieder ins Land kommen könnte.[25] Damit hatte er völlig recht, denn das Konzept der Herdenimmunität scheitert auch an der Unmöglichkeit, alle Menschen gleichzeitig schützen zu können. Isolation ist jedoch auch keine Lösung.

5. Virales Reservoir ist grenzenlos

Aber selbst wenn das Unmögliche gelingen würde, alle Menschen mehr oder weniger zeitgleich zu impfen, wäre das Herdenproblem nicht gelöst. Denn inzwischen ist bekannt, dass neben Fledermäusen und Dromedaren auch viele domestizierte Tierarten das Corona-Virus beherbergen können. Dazu gehören Katzen und Hunde sowie Hamster, Frettchen und Nerze. Solche Infektionen sind relativ häufig, wie man im US-Staat Arizona feststellte, als man systematisch Haustiere von COVID-19-Patienten testete. In einem Viertel der Fälle hatten deren Hunde und Katzen ebenfalls einen positiven Corona-Test. In einem Fall fand die Übertragung nachgewiesenermaßen vom Besitzer auf entweder dessen Hund oder dessen Katze statt, möglicherweise aber auch auf beide Tiere, da beide mit demselben Virus (identisches Erbgut) infiziert waren. Beide Tiere waren asymptomatisch, hatten aber engen Kontakt mit dem symptomatischen Besitzer.[26] Publiziert wurde die Studie passenderweise in einem Journal mit dem Titel *One Health* (englisch für *Eine Gesundheit*).

Dass Fledermäuse mit Corona-Viren infiziert sein können, war schon lange bekannt, schließlich galten sie bisher gemeinhin als die ursprüngliche Quelle der COVID-19-Pandemie. Aber neben Fledermäusen bilden, wie man mittlerweile weiß, auch viele weitere wild lebende Tiere, wie beispielsweise Tiger und Löwen, ein ständiges Corona-Reservoir, das keine Staatsgrenzen respektiert.[27] Immer wieder neue Übertragungen von alten, aber auch von neuen Corona-Varianten vom Tier auf den Menschen (Zoonosen), aber auch vom Menschen auf das Tier, wie in der oben genannten Studie beschrieben, sind daher nicht zu verhindern. Um Herdenimmunität über Impfung zu erreichen, müssten daher also sehr viele domestizierte und wilde Tierarten in das globale Impfprogramm mit einbezogen werden, was die Impfstoffhersteller sicherlich freuen würde.

6. Impfschutz nicht vollständig

Schon gegen das Wuhan-Virus, gegen das man die ersten und bisher einzigen (Stand Januar 2022) Impfstoffe entwickelte, war kein 100-prozentiger Impfschutz erreichbar. Zumindest nicht bei den Risikogruppen, die man eigentlich mit dem Impfprogramm schützen wollte. Eine Ursache dafür könnte deren dysfunktionales Immunsystem sein. Dies wurde schon bei Impfungen gegen Influenza festgestellt. Beispielsweise haben Menschen mit Adipositas gegenüber Normalgewichtigen ein etwa doppelt so hohes Risiko, trotz Impfung schwer an Grippe zu erkranken.[28] So war schon vor Anlaufen der weltweiten Impfkampagne zurecht vermutet worden, dass dies auch nach einer flächendeckenden Corona-Impfung der Fall sein könnte.[29] Tatsächlich entwickelten beispielsweise nahezu ein Drittel aller Personen im Alter von über 60 Jahren, der eigentlich primären Zielgruppe der Corona-Impfkampagne, trotz vollständiger Impfung keine Antikörper, die das Virus neutralisieren.[30] Ein großer Teil der Geimpften müsste deshalb – bis zum individuellen Beweis des Gegenteils – weiterhin als ungeimpft eingestuft werden. Doch dies wird nicht untersucht, was zur Folge hat, dass diese Geimpften, die meist zu den Risikogruppen gehören, durch den Besitz eines Impfpasses glauben geschützt zu sein, obwohl sie es nicht sind.

Ein Teil der mangelhaften Wirksamkeit in der breiten Bevölkerung könnte allerdings noch einen völlig anderen Grund haben als ein möglicherweise dysfunktionales Immunsystem. Wie im vorherigen Kapitel ausgeführt, weist die Corona-PCR nicht immer SARS-CoV-2 nach, sondern aufgrund einer Kreuzreaktion auch möglicherweise andere Viren aus der Corona-Familie, wenn diese eine akute Atemwegsinfektion bzw. einen grippalen Infekt verursachen. Selbst wenn durch eine vorherige Impfung Antikörper gegen das Spike-Protein von SARS-CoV-2 gebildet wurden, sind diese nutzlos gegen solche Atemwegsinfektionen, die aufgrund falsch-positiver Testergebnisse als COVID-19 deklariert werden.

7. Massenimpfung beschleunigt Evolution infektiöserer Varianten

Sogenannte „Escape"-Mutationen (*escape* bedeutet *Flucht* oder *Entkommen*), die das Immunsystem völlig umgehen, werden aufgrund evolutionsbiologischer Logik rein rechnerisch immer wahrscheinlicher, je mehr Menschen geimpft sind. Das ist vergleichbar mit multiresistenten Bakterien, die durch den massiven Einsatz von Antibiotika in der Massentierhaltung gezielt selektiert und dann auch für uns Menschen zur Gefahr werden können. Dieses Phänomen beschreiben auch zwei Wissenschaftler des Zentrums für die Dynamik von Infektionskrankheiten der US-amerikanischen Pennsylvania State University: „Resistenz-Mutationen sind in kleinen Populationen weniger wahrscheinlich."[31] Da es sich bei Massenimpfung wie bei der Massentierhaltung jeweils um große

Populationen handelt, gilt somit das Umgekehrte: Die Entstehung von Resistenz-Mutationen ist sehr wahrscheinlich. Es selektieren sich infolge der Massenimpfung genau diejenigen zufälligen genetischen Veränderungen (Mutationen) bzw. diejenigen neuen viralen Varianten, die sich bei Geimpften trotz Impfschutz wesentlich effektiver vermehren können und dann weltweit verbreiten. Erwartungsgemäß zeigten Sequenzanalysen, dass vollständig geimpfte weitaus häufiger als ungeimpfte Personen mit Varianten infiziert waren, die den Immunschutz effizient umgehen können und dass sie eine höhere Infektiosität aufwiesen.[32]

Zu verstehen, wie SARS-CoV-2 evolviert und warum es dabei so effizient ist, kann nicht hoch genug eingeschätzt werden, schreiben drei Wissenschaftler der Michigan State University. Deshalb untersuchten sie, wie es zu immer mehr impfstoffresistenten Corona-Varianten kommt. In ihrer wissenschaftlichen Publikation beschreiben sie das folgendermaßen: „Durch Verfolgung der Evolutionswege von impfstoffresistenten Mutationen in mehr als 2,2 Millionen SARS-CoV-2-Genomen zeigen wir, dass das Auftreten und die Häufigkeit von impfstoffresistenten Mutationen stark mit den Impfraten in Europa und Amerika korrelieren. Wir gehen davon aus, dass Impfstoff-Durchbruch- oder Antikörper-resistente Mutationen, wie die in Omikron, [...] zu einem dominierenden Mechanismus der SARS-CoV-2-Evolution werden, wenn der Großteil der Weltbevölkerung entweder geimpft oder infiziert ist."[33] Spätestens hier beißt sich die Katze in den Schwanz, und zwar auf sehr schmerzhafte Weise: Das massenhafte Impfen verhindert den Erfolg einer Herdenimmunitätsstrategie, die auf massenhaftem Impfen beruht. Während weiterhin «veralteter» Impfstoff injiziert wird, der immer weniger Wirkung zeigt, schreiten Mutation und Selektion neuer Varianten, die den Impfschutz immer effektiver umgehen, weiter voran. Infolgedessen war Omikron laut Dr. Eric Topol, einem der meist zitierten US-Wissenschaftler und Chefredakteur von *Medscape USA,* von Anfang an mit erschreckender Geschwindigkeit unterwegs.[34] „Wir sind tatsächlich in großer Sorge", sagte dazu RKI-Präsident Dr. Lothar Wieler: „Es handelt sich um eine Variante, die sehr viele Mutationen trägt – und zwar vor allem im Spike-Protein." Laut demselben *Medscape*-Bericht seien einige dieser Mutationen bereits früher beobachtet und zugeordnet worden. Sie beträfen unter anderem Stellen, an denen neutralisierende Antikörper binden, was dazu führen könnte, dass Omikron den Immunschutz Geimpfter völlig umgehen kann. Prompt erklärten BioNTech und Pfizer, dass ihrer neuesten Laborstudie zufolge eine Auffrischungsimpfung (Booster) die Omikron-Variante neutralisiere, wohingegen die Variante den Impfschutz nach nur zweifacher Impfung durchbrechen könne. Doch in der Realität scheint selbst das Boostern mit dem Impfstoff, der eigentlich gegen das längst nicht mehr existierende Wuhan-Virus entwickelt wurde, nicht sonderlich wirksam gegen Omikron zu sein. So infizierte sich eine Gruppe von sieben Deutschen im Alter von 25 bis 39 Jahren in Südafrika, wo das Virus zum ersten Mal in Erscheinung trat, mit der Omikron-Variante des Coronavirus, und das, obwohl alle zuvor eine Booster-Impfung erhalten hatten.[35] Wolfgang Preiser, Mitglied des Forschungskonsortiums, das diese Variante mit entdeckt hatte, erklärte gegenüber dem *Tagesspiegel*: „Durchbruchsinfektionen sehen wir gerade sehr viele. Was wir nicht wussten ist, dass auch eine Booster-Impfung mit BioNTech/ Pfizer das nicht verhindert." Er ist Senior-Autor einer dazu veröffentlichten wissenschaftlichen Publikation.[36] Darin steht auch das vernichtende Fazit: „Diese Serie beweist, dass selbst drei Dosen von mRNA-Impfstoffen möglicherweise nicht ausreichen, um eine Infektion und symptomatische Erkrankungen mit der Omikron-Variante zu verhindern."

Allerdings hatte keiner der sieben Deutschen einen schweren Verlauf, aber das war auch nicht zu erwarten. Denn erstens hatten junge Menschen schon mit der Delta-Variante wenig zu kämpfen. Zweitens verursacht Omikron nur sehr milde Symptome, wie Dr. Angélique Coetzee von der *South African Medical Association*, die Entdeckerin dieser neuen Variante, gleich am Anfang erklärte: „Ich habe schon einige Omikron-Patienten gesehen, die zuvor die Delta-Variante hatten, und sie werden Ihnen sagen, dass sie sich fast glücklich schätzen, dass sie beim zweiten Mal nur Omikron hatten, obwohl niemand Covid bekommen möchte."[37] Doch obwohl sie über die relative Harmlosigkeit der Omikron-Variante von Anfang an öffentlich gesprochen hatte, wurde von den Regierungen, allen voran Großbritannien, weiter Angst geschürt. Darüber war Coetzee sehr erstaunt: „Ich habe die Welt auf Omikron aufmerksam gemacht – und ich glaube, dass Großbritannien überreagiert." Doch Coetzees Aufruf, trotz steigender Inzidenzen ruhig zu bleiben, wird keinen Impf-Profiteur davon abhalten, weiterhin Panik zu verbreiten. Und wieder wurde das scheinbare Wohl der Kinder dazu herangezogen, das globale Impfprogramm noch weiter zu verschärfen. So behauptete Karl Lauterbach, seit Dezember 2021 neuer Bundesgesundheitsminister, dass der aktuellen Datenlage zufolge Kinder sich häufiger infizieren und auch schwerer erkranken würden.[38] Dabei hatte auch DIVI-Chef Florian Hoffmann vor einer „Panikmache" in Sachen Omikron gewarnt: „Selbst wenn Omikron weniger krank macht, kann es dennoch passieren, dass allein wegen der hohen Zahl der Infizierten am Ende in absoluten Zahlen mehr Kinder ins Krankenhaus müssen als jetzt."[39] Schließlich, so Hoffmann, sei bisher aus den südafrikanischen Daten bekannt, dass Kinder, die nun häufiger eine Corona-Infektion als Nebenbefund hätten, nicht wegen COVID-19, sondern wegen anderer Ursachen in Kliniken aufgenommen würden. Dennoch sollten nach Meinung Lauterbachs Kinder ab fünf Jahren nun schnellstmöglich geimpft werden. Zudem sprach der Gesundheitsminister sich für eine Impfpflicht für Erzieherinnen und Erzieher aus und bekräftigte, dass er ein Befürworter der allgemeinen Impfpflicht sei.

Diese Panikmache stand aber nicht nur im Widerspruch zu den Informationen, die man aus Südafrika vernahm, sondern auch zu den vom RKI veröffentlichten Zahlen. Danach wurden in den etwa 5 Wochen zwischen dem 21.11.2021 und 27.12.2021 in Deutschland insgesamt 10.443 (Verdachts-) Fälle der Omikron-Variante gemeldet. „Für 6.788 [Omikron-] Fälle wurden Angaben zu den Symptomen übermittelt, es wurden überwiegend keine oder milde Symptome angegeben. Am häufigsten wurden von Patientinnen und Patienten mit Symptomen Schnupfen (54 %), Husten (57 %) und Halsschmerzen (39 %) genannt.“[40] Allerdings machte das RKI noch eine weitere Angabe zu den Omikron-Fällen, und die ist weitaus weniger beruhigend, vor allem für Geimpfte: „1.097 Patientinnen und Patienten waren ungeimpft, 4.020 waren vollständig geimpft, von diesen wurde für 1.137 eine Auffrischimpfung angegeben.“ Was nun folgt, ist etwas Mathematik, aber es ist aufgrund der Tragweite der Schlussfolgerungen, die sich daraus ergeben, sehr wichtig, dass Sie die Rechnung nachvollziehen können. Laut dem genannten RKI-Bericht gab es also insgesamt 5.117 (1.097 plus 4.020) Patienten, deren Impfstatus bekannt war. Davon waren 21,4 Prozent (1.097/5.117) Ungeimpfte, wobei diese Gruppe laut Impfstatistik vom 18.12.2021 etwa 27,3 Prozent der Bevölkerung stellte.[41] Die Wahrscheinlichkeit, als Ungeimpfter mit der Omikron-Variante infiziert zu sein, lag somit bei etwa 0,78 (21,4/27,3). Es waren hingegen 2.883 Patienten (4.020 minus 1.137) zweifach geimpft, also 56,3 Prozent der Fälle (2883/5117), obwohl diese geimpfte Gruppe nur 38,2 Prozent der Bevölkerung stellte. Die Wahrscheinlichkeit, als doppelt Geimpfter mit der Omikron-Variante infiziert zu werden, lag demnach bei etwa 1,47 (56,3/38,2) und war um 47 Prozent höher als die damalige Quote an doppelt Geimpften. Doppelt Geimpfte hatten daher im Vergleich zu Ungeimpften eine 1,88-fache (1,47/0,78) bzw. eine nahezu doppelt so hohe Wahrscheinlichkeit, mit Omikron infiziert zu sein und zu erkranken. Da das Virus nicht weiß, ob es einen Geimpften oder einen Ungeimpften infiziert, ist die beste Erklärung für diese Zahlen, dass zweifach Geimpfte wesentlich länger benötigen, um das Virus loszuwerden, was den Anteil an Infizierten in dieser Gruppe in die Höhe treibt.

Geboosterte stellten laut RKI-Bericht etwa 22,2 Prozent der Omikron-Patienten (1.137/5.117). Die „Booster-Rate" in der Bevölkerung lag bei 31,5 Prozent. Die Wahrscheinlichkeit, nach einer Booster-Impfung mit der Omikron-Variante infiziert zu sein, lag demnach bei etwa 0,70 (22,2/31,5). Das bedeutet, dass das Boostern nur den Vorteil hat, dass man in etwa so wahrscheinlich Virusträger ist wie ein Ungeimpfter (0,70 versus 0,78) und etwa halb so wahrscheinlich wie ein doppelt Geimpfter (0,70 versus 1,47). Dieser „Schutz-Effekt" des Boosterns gegen Omikron sank nach den Daten einer britischen Studie nach schon zehn Wochen praktisch auf null.[42] Kurz darauf aktualisierte die STIKO ihre Empfehlung zu COVID-19-Auffrischimpfungen hinsichtlich des Impfabstands: „Für alle Personen, für die bisher nach zweifacher Impfung oder Infektion eine Auffrischimpfung (3. Impfung) bzw. eine einzelne Impfung mit einem Abstand von 6 Monaten empfohlen war, wird ab sofort ein verkürzter Abstand von mindestens 3 Monaten empfohlen."[43] Dies mit Hinweis auf Omikron: „Durch die Verkürzung des Impfabstands soll der Schutz vor schweren Erkrankungen durch Infektionen mit der Omikron-Variante von SARS-CoV-2 in der Bevölkerung verbessert und die Transmission der sich ausbreitenden Omikron-Variante vermindert werden." Diese Aussage ist interessant in dem Kontext, dass die Omikron-Variante als gefährlich propagiert wird (was sie nicht ist)[44], damit ein leichter Verlauf als Schutzwirkung der Impfung „verkauft" werden kann (obwohl dieser Schutz so gut wie nicht existiert). Im Lichte dieser Erkenntnisse birgt die Einführung einer allgemeinen Impfpflicht, über die zum Zeitpunkt des Erscheinens dieser Zahlen tatsächlich ernsthaft diskutiert wurde, jedoch sehr wahrscheinlich ein enormes gesundheitliches Risiko für die gesamte Bevölkerung. Sie würde letztendlich auch dafür sorgen, dass sich Omikron und viele weitere, zukünftige Varianten sogar noch schneller und wesentlich effizienter ausbreiten können – mit den Geimpften als ihr „Nährboden" und virales Reservoir.

8. Impfschutz nur von extrem kurzer Dauer

Immunität, selbst wenn sie im Einzelfall erfolgreich aufgebaut ist, hat ein Verfallsdatum. So hat man in Israel herausgefunden, dass der Schutz vor COVID-19 proportional abnahm mit der Zeit, die seit der Impfung verstrichen war. Personen, die im Januar 2021 geimpft wurden, hatten schon Mitte des Jahres ein 2,26-mal höheres Risiko für eine Durchbruchsinfektion als diejenigen, die sich erst im April impfen ließen.[45] Zwar wurden die ältesten Israelis mit dem schwächsten Immunsystem zuerst geimpft, was dies zum Teil erklären könnte, aber dennoch ist der Trend offensichtlich. Schließlich sind, wie das renommierte Wissenschaftsmagazin *Science* berichtete, diese „Durchbruchsfälle" keine seltenen Ereignisse, wie der Begriff implizieren mag – denn deren Zahl steigt rasant.[46] So wurden beispielsweise am 15. August 2021 insgesamt 514 Israelis als schwere oder kritische COVID-19-Fälle ins Krankenhaus eingeliefert. Trotz hoher Impfquote waren dies 31 Prozent mehr als noch vier Tage zuvor. „Es gibt so viele Durchbruchsinfektionen, dass sie dominieren," sagte dazu Uri Shalit, Bioinformatiker am Israel Institute of Technology, der die Regierung in Sachen COVID-19 berät, und ergänzte, „und die meisten der ins Krankenhaus eingelieferten Patienten sind tatsächlich geimpft." Schon im August 2021 berichtete *Nature* über eine umfangreiche britische Studie, die zeigte, dass Geimpfte schnell anfällig werden für die sich rapide ausbreitende Delta-Variante.[47] Schon 90 Tage nach Impfung, so der Bericht, waren schon 22 Prozent (Pfizer/BioNTech) beziehungsweise 39 Prozent (AstraZeneca) der Geimpften nicht mehr geschützt. Laut Hersteller ist nach 6 Monaten kein ausreichender Impfschutz in der breiten Bevölkerung mehr vorhanden.[48] Im Vergleich dazu genügt gegen Tetanus, Diphtherie oder Polio eine Auffrischung alle zehn Jahre. Dieser extrem schnelle Abbau des COVID-19-Impfschutzes überrascht. Warum sollte das Immunsystem so schnell „vergessen", dass es das Spike-Protein „gesehen" hat? Bei einer natürlichen Infektion, selbst wenn sie kaum oder sogar überhaupt nicht bemerkt wird, hat unser Immunsystem durchaus die Fähigkeit, sich auch langfristig an die Spikes des Corona-Virus zu erinnern, wie auch an andere Strukturen des Virus. Warum also erinnert sich unser Immunsystem an eine natürlich erworbene Infektion, nicht aber besonders lange an diese Impfung? Warum ist der Impfschutz von so extrem kurzer Dauer? Dafür gibt es bisher keine gute immunologische Begründung, aber es gibt nicht-immunologische und zugleich sehr beunruhigende Erklärungen.

Wie das renommierte Wissenschaftsmagazin *The British Medical Journal* (*BMJ*) berichtete, habe laut dem Regionaldirektor der Forschungsorganisation *Ventavia Research Group*, die wie einige andere Firmen von Pfizer zur Durchführung der Impfstudie beauftragt worden war, „das Unternehmen Daten gefälscht, Patienten entblindet [man wusste also, wer geimpft war und wer nicht, was eine gezielte Manipulation der Daten erlaubte], unzureichend geschulte Impfärzte eingesetzt und unerwünschte Ereignisse, die im Rahmen der zulassungsrelevanten Phase-III-

Studie gemeldet wurden, nur langsam verfolgt".[49] Ganz generell seien die Mitarbeiter, so das BMJ, die die Qualitätskontrollen durchführten, mit der Menge der Probleme, die sie vorfanden, völlig überfordert gewesen. Wenn Daten tatsächlich gefälscht wurden, wäre dies unverzeihlich. Schließlich vertrauen Milliarden Menschen weltweit auf die Qualität der durchgeführten Pfizer-Studie. Interessanterweise berichteten nahezu alle Medien darüber, als Edward Snowden geheime NSA-Machenschaften enthüllte. Doch bei dieser, laut *BMJ* ebenfalls gut dokumentierten Enthüllung über eine für das Leben der gesamten Weltbevölkerung entscheidenden klinischen Studie, herrschte mediale Funkstille. Selbst die FDA reagierte zunächst nur mit Schweigen auf die Aufforderung von über 30 US-amerikanischen Wissenschaftlern renommierter Universitäten, endlich sämtliche Zulassungsdokumente freizugeben.[50] Auf die darauf folgende Klage bat die FDA das zuständige Gericht, höchstens 500 Seiten pro Monat freigeben zu müssen, was sich bei dem Umfang von etwa 450.000 Seiten an Studienmaterial fast bis ins Jahr 2100 erstrecken würde.[51] Bis dahin wird es wohl keine Verantwortlichen mehr geben, möglicherweise auch keine Kläger. Dem Ansinnen der FDA widersprach jedoch Anfang 2022 ein texanisches Gericht und verpflichtete die FDA, innerhalb von acht Monaten die Daten herauszurücken. Doch schon die bisherigen, dem *BMJ* vorliegenden Informationen könnten zum Teil erklären, weshalb Pfizer in der ursprünglichen Studie eine stolze Wirksamkeit von über 96 Prozent beim Verhindern von Infektionen über einen sechsmonatigen Zeitraum vermelden konnte.[52] Im Gegensatz dazu konnten israelische Studien nur einen durchschnittlichen Impfschutz von 39 Prozent gegen symptomatisches COVID-19 feststellen, der nach fünf bis sechs Monaten auf nur noch 16 Prozent absank.[53] Die Enthüllungen zur Pfizer-Studie liefern zudem eine beunruhigende Erklärung dafür, weshalb das Impfen keinen nachweisbaren Einfluss auf die Epidemiologie, sprich auf die Verbreitung des Virus hat, wie eine wissenschaftliche Untersuchung herausfand. Diese wurde publiziert unter dem Titel „Anstieg von COVID-19 steht in 68 Ländern und 2.947 Bezirken in den Vereinigten Staaten in keinem Zusammenhang mit dem Grad der Impfung".[54] Sie könnten auch erklären, weshalb Gibraltar trotz einer Impfquote von 100 Prozent die höchsten Infektionszahlen in Europa meldete.[55] Alles zusammengenommen könnte man daraus schließen: Der Impfstoff wirkt so gut wie nicht.

Doch wenn die Impfung tatsächlich so gut wie nicht wirkt, wie kann es dann sein, dass wir ständig zu hören bekommen, dass es bei Durchbruchsinfektionen zu leichteren Verläufen und weniger Todesfällen komme? Auf der Suche nach einer möglichen Erklärung führten Norman Fenton, der eine Professur für Risk Information Management an der Queen Mary Universität in London (QMUL) innehat, sowie Martin Neil, Professor für Computer Science and Statistics, ebenfalls an der QMUL, eine gewagte, aber höchst interessante statistische Analyse durch.[56] Um Daten für ihre Analyse zu generieren, erschufen sie im Computer eine fiktive Population von einer Million Personen. Die Sterberate an COVID-19 legten sie mit 15 Personen pro Woche fest. Dann begannen sie mit ihrem (ebenso fiktiven) Impfprogramm, das 20 Wochen benötigte, um die gesamte ungeimpfte Population in eine geimpfte zu verwandeln. In wöchentlichen Abständen verglichen die beiden Wissenschaftler die Gesamtsterblichkeitsrate unter den bis dahin Geimpften gegen die noch Ungeimpften. Aber die beiden Statistiker „impften" in ihrer theoretischen Studie nur ein Placebo, einen Scheinimpfstoff. Woche für Woche nahm der Prozentsatz an Geimpften schnell zu, während der Prozentsatz an Ungeimpften entsprechend abnahm. Da es sich um einen unwirksamen Scheinimpfstoff handelte, änderte sich natürlich nichts an der Sterberate unter den Geimpften und Ungeimpften. Sie lag konstant bei 15 Personen pro Woche, jeweils hochgerechnet auf eine Million. Allerdings weiß man in der realen Welt zwar sofort, wer geimpft ist, aber in der Regel dauert es einige Zeit, bis ein in Zusammenhang mit Corona Verstorbener als solcher statistisch registriert wird. So steht es auch in den Todesfallstatistiken des RKI: „Die Anzahl der verstorbenen COVID-19 Fälle wird nach einer Sicherheitsfrist von knapp 3 Wochen veröffentlicht, um die relative Vollständigkeit der Daten zu gewährleisten."[57] Diese zeitliche Verzögerung, bis Verstorbene in behördlichen Tabellen erscheinen, berücksichtigten die beiden Statistiker und kalkulierten dafür einen Mittelwert von einer Woche. Dazu mussten sie in ihrer Kalkulationstabelle nur die Zahlen in den Spalten für „gemeldete Todesfälle" um eine Zeile bzw. eine Woche nach unten verschieben (die Tabelle ist unter Anmerkung[58] zu finden). Dieses an sich harmlose Manöver, das eigentlich nur die Natur behördlicher Meldeverzögerungen simuliert, hatte jedoch dramatische Konsequenzen auf den „messbaren" Impferfolg, wie man in der folgenden Grafik erkennen kann.

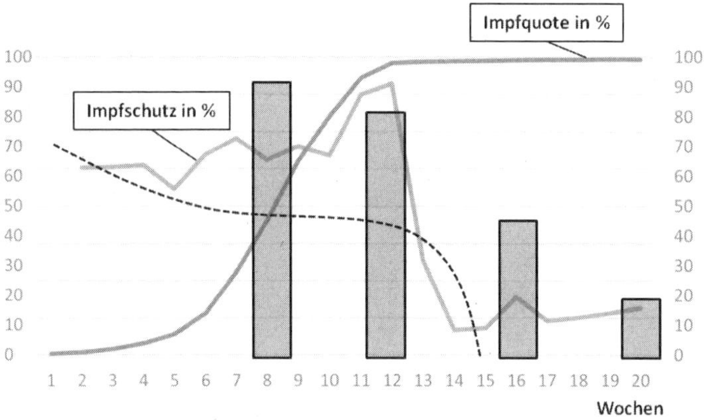

Schon in der zweiten Woche nach der Impfung „reduzierte" der Scheinimpfstoff die Sterberate bei den Geimpften gegenüber den Ungeimpften um 40 Prozent. Nach etwa 12 Wochen erreichte der Scheinimpfstoff seine höchste „Wirksamkeit": Ungeimpfte „starben" nun fast viermal häufiger als Geimpfte an COVID-19. Danach nahm der „Impfschutz" allerdings rasant ab, sodass dieser schon nach wenigen weiteren Wochen kaum noch nachweisbar war. Dieses Nachlassen des vermeintlichen Schutzes vor schweren bzw. tödlichen Verläufen wurde auch beim Einsatz des Pfizer/BioNTech-Impfstoffs in Israel beobachtet, wie die Balken in der Grafik illustrieren.[59] Schon nach 20 Wochen verblieb nur noch ein geringer Restschutz. Dies gilt übrigens nicht nur für den mRNA-Impfstoff von Pfizer/BioNTech (die Balken in der Grafik aufgrund der oben genannten israelischen Studie). Laut den Ergebnissen einer schwedischen Studie zum AstraZeneca-Impfstoff war nach vier Monaten so gut wie kein Impfschutz mehr vorhanden, was man sich bis dato nicht hatte erklären können (siehe gestrichelte Linie in der Grafik).[60] Vielleicht ist also ein großer Teil der sehr kurzfristigen Wirksamkeit der Impfstoffe nur die Auswirkung eines statistischen Phänomens. Die kurz- und langfristigen Nebenwirkungen der Impfstoffe sind es allerdings nicht, denn es handelt sich bei ihnen um alles andere als nur um Placebos (siehe Kapitel 4).

9. Menschen mit vermeintlichem Impfschutz kehren zu früherem Verhalten zurück

Hierzu tragen insbesondere die 2G- und 3G-Regelungen bei. Viele Geimpfte und Genesene (das sind bekanntlich die 2Gs) fühlen sich sicher, obwohl sie mindestens so infektiös sein können wie ungeimpfte Personen. Letztere müssen sich zumindest testen lassen. Als Getestete stellen sie neben den Geimpften und

Genesenen das dritte G bei den 3G-Regelungen des öffentlichen Lebens. Laut einem in *Nature* veröffentlichten Artikel zeigen Daten aus den USA, dem Vereinigten Königreich und Singapur, „dass geimpfte Personen, die sich mit Delta-SARS-CoV-2 infiziert haben, genauso viel infektiöses Virusmaterial in ihrer Nase tragen können wie ungeimpfte infizierte Personen".[61] Das bedeutet, dass Geimpfte genauso zur Ausbreitung beitragen wie Ungeimpfte. Dazu David O'Connor, Virologe an der Universität von Wisconsin-Madison: „Menschen, die eine Durchbruchsinfektion mit dem Delta-Virus haben, können diese wirklich hohen Virusmengen in sich tragen [ohne Symptome zu haben] und das Virus unwissentlich an andere weitergeben." Geimpfte können aber auch ernsthaft erkranken, weshalb Karl Lauterbach, SPD-Gesundheitspolitiker und seit Dezember 2021 Bundesgesundheitsminister, auch vollständig Geimpften empfahl, besser keine Ansteckung zu riskieren: „Auch vollständig Geimpfte können mit schweren Verläufen ins Krankenhaus kommen. Außerdem gibt es das Risiko von Long COVID auch bei Geimpften."[62] Seine im September 2021 getätigte Aussage kam überraschend, denn bis dahin wurde von der politischen Bühne aus ständig vermittelt, dass Geimpfte geschützt seien, was allerdings sehr wahrscheinlich mit dazu beitrug, dass sich Geimpfte überproportional häufig infizierten. Denn viele Geimpfte glaubten den gebetsmühlenartig propagierten Versprechungen und veränderten dadurch ihr Verhalten: Sie trugen keine Masken, hielten weniger Abstand und feierten mit anderen Geimpften, die das Virus dann ebenso weiterverteilen konnten, weil für diese Gruppe aus wissenschaftlich unerfindlichen Gründen meist keine Testpflicht bestand – nicht einmal in Kliniken, also da, wo es medizinisches Fachpersonal gibt. Ein befreundeter Arzt beschrieb seinen Besuch einer Angehörigen im Krankenhaus folgendermaßen: „Nur die Ungeimpften wurden getestet, das machte mich als Geimpften zur unbeachteten Gesundheitsgefahr.“ Entsprechend äußerte sich auch Prof. Dr. med. Christoph Josten, Medizinischer Vorstand des Universitätsklinikums Leipzig, bei einem Online-Treffen mit Sachsens Ministerpräsident Michael Kretschmer und Gesundheitsministerin Petra Köpping zur Corona-Situation am 1. November 2021: „Ich komme ein bisschen auf das Verhältnis geimpft/ ungeimpft. Von unseren 18 Intensivpatienten sind acht geimpft. Und bei der Normalstation ist sogar ein größerer Anteil Geimpfte als nicht Geimpfte. Das heißt, auch die Geimpften stellen [...] eine nicht unerhebliche Gefahr dar. Insofern muss man über 2G und 3G nochmal nachdenken.“[63] Dieses Verhältnis entspricht auch in etwa dem bundesweiten Durchschnittswert von 36 Prozent bei den über 60-Jährigen, den das RKI zehn Tage später veröffentlichte.[64] Wobei an dieser Stelle nochmals hervorzuheben ist, dass dieser Prozentsatz seither kontinuierlich weiter anstieg und im November sogar die 70-Prozent-Marke knackte (siehe Kapitel 1).

10. Primäre Ursache für mangelnden Infektionsschutz wird durch Impfen nicht behoben

Ein Mangel an essentiellen Mikronährstoffen, allen voran der an Vitamin D, hemmt die natürliche Funktionsweise des Immunsystems und verhindert deshalb eine schnelle Eliminierung des Virus (siehe Kapitel 5). So konnte beispielsweise für Vitamin D gezeigt werden, dass in einer Gruppe von COVID-19-Patienten, die schnell ausreichend mit diesem Vitamin versorgt wurden, nach drei Wochen nur noch 20,8 Prozent das Corona-Virus in sich trugen, bei der entsprechenden Kontrollgruppe, die nicht mit Vitamin D versorgt wurde, waren es hingegen noch 62,5 Prozent.[65] Vitamin-D-Mangel, wie er bei weit über 90 Prozent der Bevölkerung im Jahresmittel vorherrscht, erhöht somit die Anzahl der Virusträger um etwa Faktor 3. Die Behebung dieses Defizits wäre also eine entscheidende Maßnahme, um die Infektionszahlen zu senken (dazu ausführlich in Kapitel 5 zum Thema „Herdengesundheit").

Selbsterkenntnis – der erste Schritt zur Besserung

Diese in ihrer Summe unüberwindbaren Hürden auf dem Weg zur Herdenimmunität erklären, weshalb Stefan Flasche, Impfstoff-Epidemiologe an der *London School of Hygiene & Tropical Medicine*, schon im März 2021 ernste Bedenken äußerte. Seiner Meinung nach war es angesichts dessen, was schon damals über COVID-19 bekannt war, „eher unwahrscheinlich, dass die Herdenimmunität allein durch Impfstoffe erreicht wird. Es ist somit Zeit für realistischere Erwartungen."[66] Oder für ein völlig anderes Konzept, wie etwa das der Herden*gesundheit*, das alle diese viralen Probleme lösen könnte. Doch noch scheint niemand daran interessiert zu sein. Noch fühlen sich die meisten Geimpften sicher, trotz aller wissenschaftlichen Fakten, die das Gegenteil belegen. Leider fehlt aber auch die Einsicht auf offizieller Seite, auf dem falschen Weg zu sein, und so werden die Impfprogramme weiterhin mit voller Macht vorangetrieben. Dabei zögern Regierungen weltweit auch nicht, zum Erreichen des Unerreichbaren Menschenrechte außer Kraft zu setzen.

KAPITEL 3:

Kollateralschäden der „coronaren" Impfstrategie

Panikmache ist die Pandemie,
deren Impfstoff nie entwickelt wird.[1]
Raymond Walden

Impfen um jeden Preis

„Wir impfen Deutschland zurück in die Freiheit", so ein Leitspruch des damaligen Gesundheitsministers Jens Spahn im August 2021.[2] Ein „Zurück in die Freiheit" setzt jedoch drei Dinge voraus: Erstens muss man zuvor in Freiheit gewesen sein, ansonsten gäbe es ja kein „Zurück", zweitens muss man dieser Freiheit beraubt worden sein, und drittens muss es einen Weg dahin zurück geben. In Bezug auf Corona ist der „Reisepass", der einem den Weg in die Freiheit ermöglichen soll, der Impfpass. Die Impfung wird von Regierungsseite als einzige Lösung betrachtet, um wieder zu einem normalen Leben zurückfinden zu können. Hingegen wurde das Konzept der immunologischen Herdengesundheit als freiheitserhaltende Alternative von Beginn an politisch ausgeschlossen bzw. wurde überhaupt nicht erwogen – trotz aller frühzeitigen Warnungen und den Hinweisen, wie schwere und tödliche COVID-19-Verläufe ganz natürlich zu verhindern gewesen wären – das gilt immer noch (siehe Kapitel

5). Da der Freiheitsentzug völlig vermeidbar gewesen wäre, muss er als Teil einer Strategie betrachtet werden, die das Impfen als einzigen Ausweg zuließ. Andere Gründe dafür sind schwer zu finden, schließlich bestand, wie zuvor ausführlich erörtert, selbst mit den vielen vermeidbaren schweren Verläufen nie eine „epidemische Lage von nationaler Tragweite", die einen Freiheitsentzug hätte rechtfertigen können. Zur Erinnerung: Im Vergleich zum Jahr 2019 gab es 2020 deutlich *weniger* und nicht, wie der allgemeine Eindruck war und immer noch ist, *mehr* Atemwegserkrankungen. Die durchschnittliche Bettenauslastung durch Patienten mit positivem PCR-Test war mit 1,3 Prozent tatsächlich gering, weshalb die tagtäglich durch die Medien geschürte Panik aufgrund von „Inzidenzen" bzw. Test-Meldedaten völlig unbegründet war, zumal ein positiver Test überhaupt nichts darüber aussagt, ob es sich bei einem COVID-19-Fall tatsächlich um einen COVID-19-Patienten handelte oder nicht. Auch die Intensivstationen waren nicht mehr, sondern insgesamt sogar weniger ausgelastet, zumindest bis man von Regierungsseite beschloss, die Kapazitäten zu reduzieren[3], was letztendlich dabei half, noch intensiver Angst zu verbreiten. Selbst bezüglich der altersbereinigten Sterblichkeit war 2020 das zweitbeste Jahr im Vergleich mit den vorangegangenen vier Jahren.[4] Anders gesagt: Das Jahr 2020 war für Deutschland, zumindest soweit es die Sterbestatistiken betrifft, ein ausgesprochen gesundes Jahr. Lockdowns, soziales Distanzieren, abendliches Ausgehverbot und Maskenpflicht machten es dennoch höchst ungemütlich. Da keine epidemische Notlage bestand, müssen diese gravierenden Maßnahmen einem anderen zentralen Zweck gedient haben: über den Entzug der Freiheits- und Bürgerrechte Impfdruck zu erzeugen. Wir wurden eingesperrt und bekommen unsere Freiheit erst wieder, wenn wir als Gegenleistung „freiwillig" (Stand Januar 2022) an einem gewaltigen klinischen Experiment teilnehmen.

Um eine Akzeptanz für die freiheitsbeschränkenden Maßnahmen zu erzielen und zugleich die Impfwilligkeit zu erhöhen, war das Schüren von Angst instrumentell und geschah nicht zufällig, sondern geplant. Dafür wurde unter Leitung des deutschen Bundesinnenministeriums (BMI) mithilfe von Experten aus Gesundheitswesen, Krisenmanagement, Verwaltung und Wirtschaft ein entsprechendes Szenarienpapier ausgearbeitet.[5] Laut Angabe des *Spiegels* wurde es schon am 22. März 2020, also nur zwei Monate, nachdem das Corona-Virus Deutschland erreicht hatte, an das Verteidigungsministerium und an das Bundeskanzleramt weitergereicht.[6] Dieses Szenarienpapier liest sich im Nachhinein wie ein Drehbuch zu einem Katastrophenfilm, bei dem wir dann auch alle mitgespielt haben und die meisten es immer noch tun. Das erklärte Ziel darin ist es, den *Worst Case*, also den schlimmsten Fall, „mit allen Folgen für die Bevölkerung in Deutschland unmissverständlich, entschlossen und transparent zu verdeutlichen." Dazu sollte insbesondere die PCR-Testung dienen: „Die Wirkung der Maßnahmen lässt sich am besten durch Ausweiten des Testens für alle Bürger in Echtzeit nachvollziehbar machen." Es wird im Weiteren genau ausgeführt, durch welche Schritte die Test-Kapazitäten gesteigert werden müssen und wie dies dann dazu dient, Angst vor der Durchseuchung zu schüren und die entsprechenden Maßnahmen zu begründen, die wir seither alle miterlebt haben und es leider noch weiter tun. Doch das allein, so die Sorge der Verfasser des Szenarienpapiers, könnte möglicherweise nicht ausreichen. Unter „Punkt 4. Schlussfolgerungen für Maßnahmen und offene Kommunikation", geht es deshalb darum, wie man den schlimmsten anzunehmenden Fall emotional konkreter vermitteln kann, frei nach Josef Stalins (1879–1953) bedenklicher Aussage: „Der Tod eines einzelnen Mannes ist eine Tragödie, aber der Tod von Millionen nur eine Statistik." Fallzahlen sind eben nur Statistik, individuelle

Leidensgeschichten und tragische Bilder hingegen persönlich und damit weitaus mehr furchterregend. „Um die gewünschte Schockwirkung zu erzielen", so liest es sich im Szenarienpapier weiter, „müssen die konkreten Auswirkungen einer Durchseuchung auf die menschliche Gesellschaft verdeutlicht werden:

1) Viele Schwerkranke werden von ihren Angehörigen ins Krankenhaus gebracht, aber abgewiesen, und sterben qualvoll um Luft ringend zu Hause. Das Ersticken oder nicht genug Luft kriegen ist für jeden Menschen eine Urangst. Die Situation, in der man nichts tun kann, um in Lebensgefahr schwebenden Angehörigen zu helfen, ebenfalls. Die Bilder aus Italien sind verstörend.

2) [... folgt später ...]

3) Folgeschäden: Auch wenn wir bisher nur Berichte über einzelne Fälle haben, zeichnen sie doch ein alarmierendes Bild. Selbst [...] Geheilte nach einem milden Verlauf können anscheinend jederzeit Rückfälle erleben, die dann ganz plötzlich tödlich enden, durch Herzinfarkt oder Lungenversagen, weil das Virus unbemerkt den Weg in die Lunge oder das Herz gefunden hat. Dies mögen Einzelfälle sein, werden aber ständig wie ein Damoklesschwert über denjenigen schweben, die einmal infiziert waren. Eine viel häufigere Folge ist monate- und wahrscheinlich jahrelang anhaltende Müdigkeit und reduzierte Lungenkapazität, wie dies schon oft von SARS-Überlebenden berichtet wurde und auch jetzt bei COVID-19 der Fall ist, obwohl die Dauer natürlich noch nicht abgeschätzt werden kann."

Eine erste Abschätzung der tatsächlichen Folgen beziehungsweise Kollateralschäden, die aufgrund der im Szenarienpapier geforderten und danach Punkt für Punkt umgesetzten Anti-Corona-Maßnahmen entstanden, lieferte eine Analyse des Referats KM 4 des BMI. Zu den Aufgaben des Referats KM 4 gehört der Schutz kritischer Infrastrukturen, das heißt Krisenmanagement und Bevölkerungsschutz. Seine Untersuchungsbefunde zu den Corona-

Maßnahmen tragen den Titel „Ergebnisse der internen Evaluation des Corona Krisenmanagements".[7] Am 8. Mai 2020 wurde das brisante Dokument von einem Oberregierungsrat des BMI per E-Mail an seinen Abteilungsleiter, an den Corona-Krisenstab, an das Kanzleramt und deutschlandweit an alle Landesregierungen verschickt und damit letztendlich öffentlich gemacht.[8] Laut diesem Bericht lassen „die beobachtbaren Wirkungen und Auswirkungen von COVID-19 keine ausreichende Evidenz dafür erkennen, dass es sich – bezogen auf die gesundheitlichen Auswirkungen auf die Gesamtgesellschaft – um mehr als um einen Fehlalarm handelt. Durch den neuen Virus bestand vermutlich zu keinem Zeitpunkt eine über das Normalmaß hinausgehende Gefahr für die Bevölkerung (Vergleichsgröße ist das übliche Sterbegeschehen in DEU)." Dies wurde im Weiteren folgendermaßen erklärt: „Es sterben an Corona im Wesentlichen die Menschen, die statistisch dieses Jahr sterben, weil sie am Ende ihres Lebens angekommen sind und ihr geschwächter Körper sich beliebiger zufälliger Alltagsbelastungen nicht mehr erwehren kann (darunter die etwa 150 derzeit im Umlauf befindlichen Viren). Die Gefährlichkeit von COVID-19 wurde überschätzt (innerhalb eines Vierteljahres weltweit nicht mehr als 250.000 Todesfälle mit COVID-19, gegenüber 1,5 Mio. Toten während der Influenzawelle 2017/18). Die Gefahr [die von Corona ausgeht] ist offenkundig nicht größer als die vieler anderer Viren. Wir haben es aller Voraussicht nach mit einem über längere Zeit unerkannt gebliebenen globalen Fehlalarm zu tun. – Dieses Analyseergebnis ist von KM 4 auf wissenschaftliche Plausibilität überprüft worden und widerspricht im Wesentlichen nicht den vom RKI vorgelegten Daten und Risikobewertungen."

Aus heutiger Sicht kann man dem kaum noch etwas hinzufügen. Erstaunlich ist nur, dass dies schon im Mai 2020 bekannt war, aber keine Konsequenzen hatte. Der Bericht des Referats KM 4 geht davon aus, dass der mutmaßliche Fehlalarm über Wochen [inzwischen sind es Monate] deshalb unentdeckt blieb, weil der Krisenstab keine geeigneten Detektionsinstrumente besaß, die den „sofortigen Abbruch von Maßnahmen einleiten würden, sobald sich entweder eine Pandemiewarnung als Fehlalarm herausstellte oder abzusehen ist, dass die Kollateralschäden – und darunter insbesondere die Menschenleben vernichtenden Anteile – größer zu werden drohen, als das gesundheitliche und insbesondere das tödliche Potential der betrachteten Erkrankung ausmacht". Allerdings hätte die KM 4-Studie selbst als ein solches Detektionsinstrument dienen können, denn sie hatte das Fazit der RWI-Studie (siehe Kapitel 1) vorausgesagt, dass im Jahr 2020 keine epidemische Lage von nationaler Tragweite bestand. „Der Kollateralschaden", so der KM 4-Bericht weiter, „ist inzwischen höher als der erkennbare Nutzen. Dieser Feststellung liegt keine Gegenüberstellung von materiellen Schäden mit Personenschäden (Menschenleben) zu Grunde! Alleine ein Vergleich von bisherigen Todesfällen durch den Virus mit Todesfällen durch die staatlich verfügten Schutzmaßnahmen (beides ohne sichere Datenbasis) belegen den Befund. [...] Der (völlig zweckfreie) Kollateralschaden der Coronakrise ist zwischenzeitlich gigantisch. Ein großer Teil dieses Schadens wird sich sogar erst in der näheren und ferneren Zukunft manifestieren. Dies kann nicht mehr verhindert, sondern nur noch begrenzt werden."

Zur selben Schlussfolgerung kam auch eine große internationale Studie, in der man die Auswirkungen auf die Pandemie durch harte oder weniger harte Maßnahmen verglich.[9] Die Wissenschaftler der renommierten US-amerikanischen Stanford Universität schrieben am Ende ihres Artikels: „Zusammenfassend lässt sich sagen, dass wir keine stichhaltigen Beweise für die Wirkung restriktiver NPI [restriktive nicht-pharmazeutische Interventionen, sprich Lockdowns und ähnliche Maßnahmen] bei der Bekämpfung von COVID-19 Anfang 2020 finden. [...]

Die Daten können die Möglichkeit eines gewissen Nutzens nicht völlig ausschließen. Doch selbst wenn es einen solchen Nutzen gibt, steht er möglicherweise in keinem Verhältnis zu den zahlreichen Schäden dieser aggressiven Maßnahmen."

Zu den nationalen Kollateralschäden gehören die wirtschaftlichen, die auch immer einen sozialen Aspekt haben: die Zerstörung der Lebensgrundlage vieler Menschen, wobei schon, selbst wenn dies im Einzelfall nicht eintritt, allein die ständige Angst davor, sich negativ auf deren Psyche auswirkt. Schließlich gibt es kaum etwas Schlimmeres als Existenzangst und den damit verbundenen Verlust an Lebenssinn. Dazu kommt noch die (geschürte) Angst vor Krankheit sowie Vereinsamung infolge teils massiver Eingriffe ins Privatleben. Menschen, die schon vor den Isolationsmaßnahmen einsam waren, vereinsamen durch die politischen Maßnahmen nun völlig. Vereinsamung beschleunigt den geistigen Abbau, wie viele internationale Studien zeigen.[10] Lisa Berkman, Leiterin des *Department of Society, Human Development and Health* der Harvard Universität, die im Rahmen der sogenannten Harvard-Studie[11] über 16.000 Rentner über einen längeren Zeitraum hinweg begleitete, fasste ihre Erkenntnisse folgendermaßen zusammen: „Wir wissen von früheren Studien, dass Menschen mit vielen sozialen Verbindungen eine geringere Sterberate haben. Inzwischen haben wir überwältigende Hinweise, dass enge soziale Netzwerke helfen können, den Verfall des Erinnerungsvermögens zu verhindern."[12] Einsamkeit ist eine „moderne Epidemie".[13] Diese wurde durch die Corona-Maßnahmen zur Pandemie. Wer nicht an Einsamkeit stirbt (eine der möglicherweise wesentlichen Todesursachen nach positivem Corona-Test, weil dies Menschen in die totale Isolation zwingt), wird mit hoher Wahrscheinlichkeit depressiv. Eine entsprechende Studie aus den USA kommt zu dem Schluss, „dass die Prävalenz [grob vereinfacht *die Häufigkeit*, AdA] von Depressionssymptomen in den USA während der COVID-19-Pandemie um mehr als das Dreifache höher war als vor der COVID-19-Pandemie".[14]

Depression, Angst und die Tatsache, dass Kinder wegen der Lockdown-Maßnahmen das Haus nicht verlassen durften und dort unterrichtet werden mussten, führten auch zu einem massiven Anstieg an häuslicher Gewalt. Allein in einem Monat (März bis April 2020) kam es in England zu einem bis zu 15-fachen Anstieg der Zahl an Kindern, die durch Verletzungen auffielen.[15] Die Autoren sprechen von einer „stillen Pandemie". Zu einem vergleichbaren Ergebnis kam eine Studie aus den USA.[16] Lockdowns und Kontaktbeschränkungen haben zudem die Möglichkeiten für Gesundheitsförderung im Jahr 2020 deutlich eingeschränkt. Aufgrund der Corona-Pandemie fehlten den gesetzlichen Krankenkassen Gelder für Krankheitsprävention, obwohl Corona im Jahr 2020 nicht mehr, sondern weniger Atemwegsinfekte verursachte als in den Vorjahren.[17] Kostentreiber war somit nicht COVID-19, es waren die Maßnahmen.

Eine dramatische Konsequenz der Corona-Maßnahmen war auch eine schlechtere Grundversorgung von chronisch kranken Patienten. Zum Teil, weil man von Seiten der Ärzte Krankenhauskapazitäten für eventuelle COVID-19-Patienten freihalten wollte, aber auch, weil die Patienten aus Angst vor einer Infektion sich gar nicht in Behandlung begaben. Beispielsweise informierte die *Bundeszentrale für gesundheitliche Aufklärung bezüglich* Vorsorgeuntersuchungen von Kindern: „Wegen Corona: U6 bis U9 können verschoben werden."[18] Und dazu noch der Rat: „Jeder bleibt am besten zu Hause." Angst sorgte auch dafür, dass selbst Menschen mit akutem Schlaganfall nicht zum Arzt gingen, aus Sorge, sich anzustecken. Diese Angst war größer als die vor den möglichen langfristigen Folgen einer ausgebliebenen rechtzeitigen Behandlung: „Die dramatischste Beobachtung im Kontext von COVID-19 und Schlaganfall war der im Frühjahr weltweit zu beobachtende abrupte Rückgang der in Stroke Units [in klinischen Abteilungen für Schlaganfälle] behandelten akuten Schlaganfallpatienten", berichtete Helmuth Steinmetz, 1. Vorsitzender der Deutschen Schlaganfall-Gesellschaft und Direktor des Zentrums der Neurologie und Neurochirurgie am Klinikum der Johann Wolfgang Goethe-Universität Frankfurt.[19] Dieser Rückgang von bis zu 30 Prozent geht laut Steinmetz allein auf „die (unbegründete) Angst von Patienten vor einer COVID-19-Infektion im Krankenhaus" zurück. Auch der Prozentsatz an lebenswichtigen Organtransplantationen, insbesondere von Organen von lebenden Spendern, ging in der ersten Corona-Welle in manchen Ländern um bis zu 90 Prozent zurück, und dies war laut den Ergebnissen einer internationalen Studie völlig unabhängig vom realen Infektionsgeschehen – die Angst vor Infektion genügte, wie die Studienautoren feststellten: „In Anbetracht der umfangreichen Verfahren, die bereits zur Begrenzung der mit Lebendspenden verbundenen Risiken angewandt werden, haben sowohl Transplantationsprogramme [...] es vermieden, Lebendspender im Krankenhaus der Gefahr von COVID-19 auszusetzen."[20] Laut Studie hielten sich auch mögliche Spender aus Angst vor Corona verstärkt zurück.

Angst könnte laut dem Arzt Claus Köhnlein zum Teil auch das Sterben in Seniorenheimen erklären: „Die Maßnahmen in den Heimen verursachten ebenfalls eine massive Sterblichkeit. Wurde durch Tests ein Fall entdeckt, dann wurde Quarantäne auch für das Personal verhängt. Da die teils oft leicht dementen Bewohner der Heime nicht mehr betreut wurden, kam es zu Wassermangel und Dehydrierung – Todesfälle, die den Maßnahmen und nicht den Viren geschuldet sind."[21]

Der globale Preis

Aber auch das Finanzieren der Lockdown-Maßnahmen verursachte erhebliche globale Kollateralschäden. So wurden laut Untersuchungen des Kinderhilfswerks der Vereinten Nationen (UNICEF) die Gelder für die Entwicklungs- und Hungerhilfe drastisch gekürzt.[22] Schon bei Ausbruch von Corona kam es zu einer etwa 30-prozentigen Reduzierung der Förderungen, und diese kamen während des ersten Lockdowns nahezu vollständig zum Erliegen.[23] Schätzungen gehen davon aus, dass durch diese „Corona-Maßnahmen" viele Millionen Kinder zusätzlich weltweit in eine lebensbedrohliche Lage kamen – allerdings nicht durch eine COVID-19-Infektion, sondern durch die Maßnahmen, die die reichen Nationen getroffen haben, um ihre Risikogruppen zu schützen.[24] Laut dem UNICEF-Bericht „The State of the World's Children 2021" stieg die Zahl der Kinder, die unterhalb der nationalen Armutsgrenze ihres Landes leben, im Jahr 2020 auf 142 Millionen an. Die Entwicklung geht also völlig in die falsche Richtung: „Nach Jahren des Fortschritts hat die Pandemie zu einem starken Anstieg der Zahl der Kinder geführt, die in finanzieller Armut leben", konstatiert die UNICEF in ihrem Bericht. Zudem würden „wirtschaftliche Ungewissheit und der Verlust von Bildung wahrscheinlich zu einem Anstieg der Frühverheiratung führen, und es wird prognostiziert, dass in den nächsten zehn Jahren bis zu 10 Millionen mehr Mädchen Gefahr laufen, Kinderbräute zu werden". Auch die Unterernährung hat massiv zugenommen, und die Verfasser des Berichts gehen davon aus, „dass bis Ende 2022 weitere 9,3 Millionen Kinder verhungern könnten."[25] Aber auch an COVID-19 selbst wie auch an anderen Infektionskrankheiten sterben mehr Menschen in den Ländern des Globalen Südens, weil ein mangelernährtes Immunsystem der entscheidende Faktor ist für die Virulenz von Corona-Viren (siehe Kapitel 5).[26] Global geschah somit genau das Gegenteil dessen, was man offiziell propagierte, nämlich möglichst viele Menschen vor dem Tod infolge der Pandemie zu bewahren.

Auf dem Weltgesundheitsgipfel (*World Health Summit*) 2021 beklagte sich die südafrikanische Gymnasiastin und Klimaaktivistin Almaaz Mudaly über ein generationsbezogenes Ungleichgewicht beim Umgang mit der Corona-Krise, wie *Medscape* berichtete: „Vor dem Beginn der Impfkampagne in Südafrika mussten sich Kinder streng an alle COVID-Regeln halten, um die Erwachsenen zu schützen, weil die Infektion für diese riskanter ist. Jetzt, wo die Mehrheit der erwachsenen Bevölkerung geimpft ist, sehen wir allerdings nicht die gleiche Verantwortung der Erwachsenen gegenüber den Kindern."[27] Es werden bei den Maßnahmen vor allem die Gefahren für deren mentale Gesundheit außer Acht gelassen. Eine Corona-Infektion ist für Kinder zwar deutlich weniger riskant, das gilt aber nicht für die Corona-Regeln und Lockdowns. Diese, sowie Schulschließungen und eine Zunahme von Armut, beeinträchtigen die mentale Gesundheit von Kindern und Jugendlichen in den ärmeren Ländern in besonderem Maße. „Diese sozialen Konsequenzen können schädlich oder sogar katastrophal für Kinder sein", so auch Kampo, der Direktor für UNICEF-Gesundheitsprogramme. Laut dem zuvor zitierten UNICEF-Bericht könnte dies sogar nur die Spitze eines „Mental-Health-Eisberges" repräsentieren, der bereits zuvor zu lange ignoriert wurde: „Mehr als 1,6 Milliarden Kinder haben Bildungseinbußen erlitten, wobei mindestens 463 Millionen keinen Zugang zu Fernunterricht haben. Im Juli 2021 – mehr als 18 Monate nach Ausbruch der Krise" schätzte UNICEF, „dass zwei von fünf Kindern im östlichen und südlichen Afrika wegen der Pandemie nicht zur Schule gehen konnten. Für die Kinder bedeuten die Schließungen den Verlust der beruhigenden Routine der Schule, von Sport, Freizeit und Freunden sowie von Möglichkeiten zur sozialen und emotionalen Entwicklung. Und dann sind da noch die längerfristigen Auswirkungen."[28]

Zudem verstärkten sich in vielen Teilen der Welt durch die Pandemie und deren Folgen (also die politischen Maßnahmen) Ungleichheit, Diskriminierung und Unterdrückung, wie Amnesty International in ihrem Bericht für das Jahr 2020 berichtete und weiter feststellte: „Während autoritäre Regierungen oft mit exzessiver Gewalt gegen die Zivilgesellschaft vorgingen, versagte die internationale Zusammenarbeit in vielen Bereichen, wie auch beim gerechten Zugang zu Impfstoffen."[29] Zudem habe die COVID-19-Pandemie „die bereits katastrophalen Lebensumstände von Geflüchteten sowie Migrantinnen und Migranten in vielen Ländern verschärft. Grenzschließungen ließen Menschen ohne Grundversorgung stranden, viele wurden in Lagern ohne sanitäre Grundausstattung festgesetzt, oft fehlten sauberes Wasser und wichtige Hygieneartikel; andere wurden unter desaströsen Bedingungen in Zwangsquarantänen inhaftiert." Der Generalsekretär von Amnesty International in Deutschland, Markus N. Beeko, beklagt zudem, dass zahlreiche Staaten die Gesundheitskrise missbrauchten, „um weiter rechtsstaatliche Prinzipien aufzulösen und Rechte einzuschränken oder nahmen billigend den Tod von Menschen aus Risikogruppen oder dem Gesundheitssektor in Kauf."

Kinder als Mittel zum Zweck

Schon im Mai 2020 lagen die Ergebnisse der KM 4-Analyse allen politischen Entscheidern vor, wurden aber ignoriert. Sie hielten niemanden davon ab, das Szenarienpapier des BMI vom März 2020 weiter umzusetzen. Dieses sah auch vor, Kinder als

Mittel zum Zweck zu nutzen, die Akzeptanz in der Bevölkerung für die Corona-Maßnahmen und letztendlich die chronischen Impfungen zu erhöhen. So ist dort unter Punkt 2 zu lesen: „'Kinder werden kaum unter der Epidemie leiden': Falsch. Kinder werden sich leicht anstecken, selbst bei Ausgangsbeschränkungen, z.B. bei den Nachbarskindern. Wenn sie dann ihre Eltern anstecken, und einer davon qualvoll zu Hause stirbt und sie das Gefühl haben, Schuld daran zu sein, weil sie z.B. vergessen haben, sich nach dem Spielen die Hände zu waschen, ist es das Schrecklichste, was ein Kind je erleben kann."[30]

Somit wurden mit Beginn des Pandemiegeschehens die Kinder zum emotionalen Drehpunkt des Krisenmanagements gemacht. An diesem Kurs hielt man auch weiter fest, selbst nachdem eine umfangreiche Studie aus England belegt hatte, dass Kinder weder selbst in Gefahr sind noch eine Gefahr für ihr Umfeld darstellen.[31] So führte das Zusammenleben mit Kindern (bis zu elf Jahren) bei über 11,5 Millionen Erwachsenen unter 65 Jahren, die von Februar bis August 2020 regelmäßig untersucht wurden, zu keinem erhöhten Risiko einer Corona-Infektion noch zu COVID-19-bedingten Krankenhaus- oder Intensivstation-Aufnahmen. Es wurde in dieser Studie stattdessen sogar eine *verminderte* Gefahr festgestellt, an COVID-19 zu sterben. Vielleicht deshalb, weil sie den meisten Eltern und Großeltern einen Sinn im Leben geben, und damit ein Gefühl, das sich positiv auf die Seele und damit auch auf den Körper auswirkt. Auch die über 2,5 Millionen Erwachsenen, die älter als 65 Jahre waren, hatten durch das Zusammenleben mit Kindern kein erhöhtes Infektionsrisiko. Die Forscher fügten in ihrer Pressemitteilung hinzu, dass „das Zusammenleben mit Kindern jeden Alters auch mit einem geringeren Risiko verbunden ist, an Nicht-COVID-19-Ursachen zu sterben", was bedeutet, dass Kinder unser Leben lebenswerter und damit gesünder machen.[32]

Schulschließungen, die während des Untersuchungszeitraums stattfanden, führten übrigens zu keinen Veränderungen des [Infektions-]Risikos. Sie waren also sinnlos. Dementsprechend antwortete Thomas Fischbach, Präsident des Berufsverbandes der Kinder- und Jugendärzte e.V. (BVKJ), dem etwa 12.000 Mediziner angehören, im Februar 2021 auf die Frage des *Redaktionsnetzwerk Deutschland,* ob bei den sich ausbreitenden Mutationen des Corona-Virus, also den vielen neuen Varianten, dennoch Schulen und Kitas geöffnet werden sollten: „Auch nach dem Auftreten von Virusmutationen bleibt es dabei, dass Kinder und Jugendliche keine Treiber der Pandemie sind. Diesbezüglich fehlt jedwede Evidenz. Deshalb können und müssen alle Schulen und die Kitas umgehend wieder geöffnet werden. Sie spielen im Infektionsgeschehen keine nennenswerte Rolle. Auch das Robert-Koch-Institut hat sich gerade erst entsprechend positioniert. Zwar hat es Befürchtungen gegeben, dass die Mutationen auch zu einer höheren Ansteckungs- und Erkrankungsrate bei Kindern führen. Doch das hat sich nicht bewahrheitet."[33] Außerdem, so berichtete Fischbach, erlebten er und seine Kollegen bei Kindern und Jugendlichen zunehmend Vereinsamung, Depressionen, aggressives Verhalten, innerfamiliäre Konflikte bis hin zu Gewalt: „Eine weitere Schließung der Schulen würde die Kollateralschäden für Kinder und Jugendliche massiv erhöhen. Die psychischen, sozialen und emotionalen Beeinträchtigungen sind nach einem Jahr im Corona-Ausnahmezustand jetzt im zweiten Lockdown sogar noch stärker als im ersten Lockdown im vergangenen Frühjahr. Das bestätigen wissenschaftliche Studien sehr eindrucksvoll, wie beispielsweise die sogenannte Copsy-Studie[[34]] des Universitätsklinikums Hamburg-Eppendorf."

Doch obwohl der BVKJ-Chef offensichtlich klar erkannt hatte, dass von Kindern keine Gefahr ausgeht, appellierte er nur ein halbes Jahr später an die Ständige Impfkommission (STIKO), endlich grünes Licht zur COVID-19-Impfung für Zwölf- bis 17-Jährige zu geben. Doch diese sah bis zu diesem Zeitpunkt keinen Nutzen darin, was der BVKJ-Präsident wiederum monierte: „Die STIKO orientiert sich allein am individuellen Nutzen einer Impfung im Verhältnis zur Gefährlichkeit einer Erkrankung".[35] Dabei würden aber die „Kollateralschäden bei der psychosozialen Entwicklung der Kinder und Jugendlichen nicht berücksichtigt". Er folgte damit der Vorlage des Deutschen Ärztetags vom Mai 2021, wo man beschloss, die Bundesregierung (nicht die STIKO, denn die sollte ja unabhängig entscheiden) aufzufordern, unverzüglich eine COVID-19-Impfstrategie für Kinder und Jugendliche zu entwickeln. Dies wurde ebenfalls mit weiteren Lockdowns begründet. Deren Logik fasst das *Ärzteblatt* folgendermaßen zusammen: „Das Recht auf Bildung könne nur mit einer rechtzeitigen Corona-Impfung gesichert werden. Ohne rechtzeitige Impfung, insbesondere auch für jüngere Kinder, führe ein erneuter Lockdown für diese Altersgruppe zu weiteren gravierenden negativen Folgen für die psychische Entwicklung".[36] Mit anderen Worten, der Nutzen der Impfung von Jugendlichen liegt nicht im Impfschutz (den benötigen sie nicht, denn bis auf sehr wenige Ausnahmen gibt es keine schweren Verläufe bei Kindern), sondern im Vermeiden von Lockdowns bzw. Schulschließungen, die laut Fischbach unnötig seien (siehe oben). Nachdem die STIKO auf politischen Druck hin eingeknickt war bzw. die von der Regierung geschaffene Impf-Realität dann doch abgesegnet hatte und das Impfen von Jugendlichen schon in vollem Gange war, erklärte Fischbach auf Frage der *ÄrzteZeitung*, ob die meisten Teenager also geimpft werden *wollen*: „Ja, sie wollen einfach wieder ihr Leben leben. Natürlich spielt auch die Angst eine Rolle, schwer an COVID zu erkranken oder andere anzustecken."[37] Dass diese Angst unbegründet ist, müsste ihm allerdings aufgrund seiner früheren Äußerungen bewusst gewesen sein. Er hätte sich somit auch einfach weiter gegen unnötige Schulschließungen aussprechen können, oder dafür, Kinder und Jugendliche entsprechend aufzuklären und zu beruhigen, dass sie keine Angst vor COVID-19 haben müssen, anstatt sie mittels Androhung weiterer Lockdowns bzw. Schulschließungen zum Impfen zu nötigen.

Der politische Wille, Jugendliche zu impfen, war tatsächlich so stark, dass die Gesundheitsminister der Länder am 2. August 2021 sich dafür aussprachen, das Impfprogramm dahingehend auszuweiten, auch ohne klare, auf wissenschaftlichen Fakten beruhende Empfehlung der STIKO, die dafür eigentlich notwendig gewesen wäre.[38] Die STIKO empfahl bis zu jenem Zeitpunkt nur die Impfung für bestimmte Risikogruppen unter Teenagern. Doch eine Öffnungsklausel ließ laut der *ÄrzteZeitung* „Impfungen aber auch für nicht vorerkrankte Kinder und Jugendliche zu – sofern diese beziehungsweise ihre Eltern das wollen und ein Aufklärungsgespräch mit dem Arzt stattfindet". Diese Lücke nutzten die Minister. Somit sollen nun auch 12- bis 17-jährige Kinder und Jugendliche sich und andere durch eine Impfung schützen, so das Fazit der Konferenz. Durch dieses Vorpreschen der Politik vor die Wissenschaft hätten nach Ansicht von Denis Nößler, Chefredakteur der *ÄrzteZeitung*, Politiker in Bund und Ländern Ansehen und Unabhängigkeit der STIKO ruiniert – vermutlich irreversibel. In einem Artikel empfahl er deshalb, dass alle STIKO-Mitglieder zurücktreten sollten: „Statt sich weiterhin vereinnahmen und so ihre gute wissenschaftliche Reputation missbrauchen zu lassen, sollten die STIKO-Mitglieder die Reißleine ziehen und gemeinsam ihre Ämter in der Kommission niederlegen. Nur so kann sich die Wissenschaft wieder behaupten."[39]

Politische Interessen übertrumpfen in der Corona-Krise jedoch die wissenschaftliche Faktenlage. So sollte auch beim Impfen von Jugendlichen nicht Schluss sein. Schon Ende September 2021 wurde bekannt, dass auch erste Impfstoff-Zulassungen für Kinder unter 12 Jahren beantragt worden waren, wozu

Fischbach sich ebenfalls gegenüber der *ÄrzteZeitung* äußerte: «Das ist eine etwas kompliziertere Angelegenheit. Die Frage der Impfstoffsicherheit gehört dazu. Jüngere Kinder sind wegen ihres unausgereifteren Immunzustands besonders anfällig für mögliche Nebenwirkungen. Damit muss man sehr sorgsam umgehen [ich frage mich, wie das gehen soll, außer es nicht zu tun]. Zudem müssen Eltern für ihre Kinder entscheiden. Das macht die Sache nicht einfacher für Ärzte [Aufklärungsgespräche dauern]. Ich gehe davon aus, dass die Vakzine für 5- bis 11-Jährige," so Fischbach, „spätestens Anfang 2022 zugelassen werden. Die Frage ist, ob sich die Politik wieder vor der STIKO für die Impfung ausspricht."[40] – also wie zuvor, politische Interessen vor wissenschaftliche Fakten stellt.

Während man in Deutschland noch zögerte, schritt die Slowakei zur Tat. Als erstes EU-Land begann sie schon Mitte Oktober 2021 mit dem Impfen von Kindern im Alter von 5 bis 11 Jahren.[41] Zwar impfte man zunächst nur solche mit Vorerkrankungen, die ein höheres Risiko für schwere COVID-19-Verläufe mit sich bringen könnten. Rechtlich hatte das Land eine Ausnahmegenehmigung, da eine entsprechende Zulassung durch die Europäische Arzneimittel-Agentur (EMA) noch ausstand. Doch der weltweite Trend, immer jüngere Personen zu impfen, ist ersichtlich. Beispielsweise begann man in Kuba sogar schon im September 2021 mit dem Impfprogramm bei Kleinkindern ab dem zweiten Lebensjahr.[42] In Deutschland rechnet DIVI-Generalsekretär Florian Hoffmann ab dem Jahr 2022 mit Impfstoffen selbst für Säuglinge, wie die *Frankfurter Allgemeinen Zeitung (FAZ)* berichtete: „Wir gehen fest davon aus, dass es ab kommendem Jahr Impfstoffe für alle Altersklassen geben wird, sogar zugelassen bis hin zu Neugeborenen."[43] Laut der *FAZ* liefen dazu verschiedene mRNA-Impfstudien von Pfizer/BioNTech und Moderna, manche demnach auch schon mit Säuglingen. Aber es geht noch früher, denn seit dem 10. September 2021 empfiehlt die STIKO die Impfung auch allen Schwangeren (nur nicht im ersten Schwangerschaftsdrittel – wieso eigentlich?), also auch denjenigen, die keiner Risikogruppe angehören, und damit indirekt auch die Impfung ihrer noch ungeborenen Kinder: „Nach eingehender Beratung und Bewertung der vorhandenen Evidenz spricht sich die STIKO in einem neuen Beschlussentwurf jetzt für die COVID-19-Impfung von bisher nicht oder unvollständig geimpften Schwangeren ab dem 2. Schwangerschaftsdrittel sowie von nicht oder unvollständig geimpften Stillenden mit zwei Dosen eines mRNA-Impfstoffs aus."[44]

Da mRNA-Impfstoffe mittels ihres Trägermaterials, den „Lipid-Nanopartikeln", die Bluthirnschranke passieren (dazu wurden sie speziell entwickelt, siehe Kapitel 4), ist es allerdings auch gut vorstellbar, dass sie die ähnlich strukturierte Plazenta-Barriere überwinden, also von der Mutter auf das werdende Kind übertragen werden. Der Epidemiologe David Schwartz, Spezialist für globale Müttergesundheit und geburtshilfliche, plazentare und perinatale Pathologie, erklärte gegenüber dem Wissenschaftsmagazin *Scientific American*, dass die Tradition, Schwangere und Stillende nicht in die Impfstoffentwicklung einzubeziehen, teilweise auf die biologischen Veränderungen zurückzuführen ist, die sie durchlaufen: „Unter anderem können Impfstoffe und Medikamente potenziell die Plazenta passieren, und es ist sehr schwierig, ihre Auswirkungen auf den Fötus zu beurteilen. Aus rechtlicher Sicht gibt es auch Fragen der medizinischen Haftung."[45] (Diese übernimmt übrigens der Staat und nicht der Hersteller, dazu ausführlich in Kapitel 6.) Eine Auswertung im Frühjahr 2020 ergab, dass alle neun bis dahin weltweit durchgeführten COVID-19-Impfstoffstudien Schwangerschaft als ein ausdrückliches Ausschlusskriterium aufweisen. Aber auch das hält offensichtlich niemanden davon ab, trotzdem Schwangere zu impfen.

Das fragwürdige Impfen der Genesenen

Das Bayerische Staatsministerium für Gesundheit und Pflege erläuterte, dass es zum Nachweis einer ausreichenden Immunisierung Genesener folgende Möglichkeiten gibt: [46] 1) Wenn die Infektion länger als 6 Monate zurückliegt, durch Vorlage des positiven PCR-Tests mit Datum (= Zeitpunkt der Infektion) und durch Vorlage der Dokumentation einer Impfung nach 6 Monaten, also durch einen Impfausweis („Impfpass") oder einer Impfbescheinigung. 2) Wenn die Infektion innerhalb der letzten 6 Monate erfolgte durch Vorlage eines positiven PCR-Tests mit Datum und Vorlage eines negativen Tests nach Entisolierung, oder durch einen Bescheid des Gesundheitsamts zur Anordnung der Isolation und negativem Test nach Entisolierung.

Als Genesen galt man also nur, wenn man zum Zeitpunkt der Infektion einen positiven PCR-Test gemacht hatte. So erklärte es auch das Bundesgesundheitsministerium: „Die vormals Infizierten gelten ohne PCR-Nachweis formal als nie an COVID-19 erkrankt." Das ist absurd. Aber noch absurder ist, dass aufgrund einer rein politischen Entscheidung ein positiver Antikörpertest, sprich eine nachgewiesene Immunantwort auf eine durchgemachte Infektion, nicht als Genesenennachweis gilt. Das ergibt medizinisch überhaupt keinen Sinn und kann meines Erachtens nur einem Ziel dienen: dem völlig unnötigen und möglicherweise schädlichen Verabreichen von Impfdosen.

Aber das ist noch längst nicht alles. Hat man „das Glück", bei der durchgemachten Corona-Infektion zumindest leichte Symptome gehabt zu haben, die einen dazu veranlasst haben könnten, rechtzeitig einen PCR-Test durchführen zu lassen, ist dies nicht von langer Dauer. Denn um weiterhin als „genesen" zu gelten muss man, sobald die Infektion länger als sechs Monate zurückliegt, dennoch mindestens einmal geimpft sein (hier genügt dann für die ersten sechs Monate eine Dosis). Offizieller Hintergrund dieser Regelung ist die Annahme, dass man nach einer Infektion mit dem Corona-Virus nur eine bestimmte Zeit gegen eine Neuinfektion immun ist.

Ich kann nur vermuten, dass man sich hierbei an dem schnell verfallenden Impfschutz orientiert, an den wissenschaftlichen Fakten sicherlich nicht. Denn es gibt keine Infektion (mit oder ohne PCR-Testung), nach der man sich, wenn man sie überstanden hat, zusätzlich impfen lassen müsste, um sich vor einer Reinfektion zu schützen, und schon gar nicht sechs Monate nach überstandener Infektion. Das gilt auch für Infektionen mit Corona-Viren, und zwar selbst für solche, die – was meistens der Fall ist – völlig ohne Symptome abliefen. Dies geht aus einer Studie aus Singapur hervor. Dort hat man die Immunantwort symptomatischer und asymptomatischer Personen nach Infektion verglichen und kam zu dem Schluss: „Asymptomatische SARS-CoV-2-Infizierte zeichnen sich nicht durch eine schwache antivirale Immunität aus; im Gegenteil, sie verfügen über eine hochfunktionelle virusspezifische zelluläre Immunantwort.“[47]

Memory-T-Zellen, also diejenigen Immunzellen, die unserem immunologischen Gedächtnis entsprechen, erinnern sich sogar noch an das Corona-Virus, wenn die Infektion nicht ausreichend Viren freisetzte, um einen positiven PCR-Test zu erzeugen. Dies zeigt eine Studie an vermeintlich nicht infizierten engen Kontaktpersonen von PCR-positiven Infizierten.[48] Laut dieser in *Nature Communications* publizierten Studie wurden in den Proben von asymptomatischen Infizierten und symptomatischen COVID-19-Patienten vergleichbare Mengen an SARS-CoV-2-spezifischen Memory-T-Zellen nachgewiesen. Solche falsch negativen PCR-Ergebnisse (falsch negativ deshalb, weil die engen Kontaktpersonen tatsächlich eine zunächst unentdeckte Infektion durchmachten) machen die politisch motivierte Notwendigkeit eines positiven PCR-Tests zur Anerkennung des Genesenen-Status noch absurder. Wissenschaftlich beziehungsweise medizinisch wäre einzig und allein der Nachweis von Corona-spezifischen Memory-T-Zellen vernünftig oder von entsprechenden Antikörpern, um sowohl eine überstandene Infektion, als auch eine Immunität zu belegen.

Die natürliche Immunantwort auf eine Infektion ist im Vergleich zu der nach einer Immunisierung wesentlich variabler und erkennt deshalb viele Corona-Varianten, wie eine weitere US-amerikanische Studie an genesenen COVID-19-Patienten herausfand. Die Wissenschaftler stellten fest, dass Memory-T-Zellen, obwohl sie nur mit dem ursprünglichen Virus in Kontakt kamen, auch viele bedeutende SARS-CoV-2-Varianten erkennen können, wie beispielsweise Alpha (Großbritannien), Beta sowie Omikron (Südafrika), und Gamma (Brasilien). Alle diese Varianten weisen Mutationen im gesamten Virus auf, insbesondere in der Region, die für das sogenannte Spike-Protein kodiert. Das Spike-Protein bildet die Zacken auf der Oberfläche des Virus (daher der Name) und ist verantwortlich für das Andocken und Einschleusen in die Körperzellen, in denen sich das Virus vermehren kann.[49] Deshalb ist die Immunität nach Infektion in der Regel ausreichend (ein gesundes Immunsystem vorausgesetzt), um einen guten Schutz vor COVID-19 zu bieten, so das Fazit einer zwar noch nicht peer-reviewten (also von anderen Experten abgesegneten), aber sehr überzeugenden Studie aus den USA.[50] Die Forscher der Abteilung für Infektionskrankheiten der Cleveland Clinic, Ohio, untersuchten die Reinfektionsrate bei über zweiundfünfzigtausend Mitarbeitern eines amerikanischen Gesundheitssystems. In den fünf Monaten der Studie gab es keine Reinfektion bei den etwa zweieinhalbtausend Genesenen, obwohl über die Hälfte ungeimpft waren. Aus den Ergebnissen schlussfolgerten die Wissenschaftler, dass es unwahrscheinlich sei, „dass Personen, die eine SARS-CoV-2-Infektion durchgemacht haben, von einer COVID-19-Impfung profitieren". Acht Monate, nachdem es im März 2020 zu einer Masseninfektion im österreichischen Skiort Ischgl gekommen war, hatten bis auf einen einzigen alle Infizierten noch immer einen ausreichend hohen immunologischen Schutz, wie eine weitere Studie ergab (ganz im Gegenteil zum rapide abbauenden „Schutz" nach Impfung), weshalb die Autoren folgendes Fazit ziehen: „Die relativ hohe Seroprävalenz (40-45%) in Ischgl blieb bestehen und könnte mit dem beobachteten Schutz der Ischgler Bevölkerung vor einer Virusinfektion während der zweiten COVID-19-Welle sowie vor einer Variantenausbreitung im Jahr 2021 zusammenhängen."[51]

Der zukünftige Schutz durch das Immunsystem nach Infektion ist wesentlich besser als der durch Impfung, wie eine israelische Studie herausfand. Das Fazit: „SARS-CoV-2-Geimpfte hatten ein 13-fach erhöhtes Risiko für eine Durchbruchsinfektion mit der Delta-Variante im Vergleich zu zuvor Infizierten."[52] Das Risiko einer Durchbruchsinfektion ist bei Geimpften gegenüber dem einer Neuinfektion bei Genesenen sogar um Faktor 27 erhöht. Deshalb hatten SARS-CoV-2-Geimpfte auch ein wesentlich höheres Risiko für COVID-19-bedingte Krankenhausaufenthalte als zuvor Infizierte. Die Autoren der Studie kommen deshalb zum Ergebnis, dass „die natürliche Immunität aufgrund einer durchgemachten Infektion einen länger anhaltenden und stärkeren Schutz vor Infektionen, symptomatischen Erkrankungen und Krankenhausaufenthalten durch die Delta-Variante von SARS-CoV-2 bietet, als die durch die Doppel-Impfung mit dem Pfizer/BioNTech-Impfstoff hervorgerufene Immunität." Dies ist auch das Resultat einer im renommierten *Cell Reports Medicine* veröffentlichten Studie an 254 ehemals Infizierten, die über einen Zeitraum von acht Monaten immer wieder untersucht wurden.[53]

Bei allen wurde eine breit angelegte Immunantwort festgestellt. Einen wissenschaftlichen Hinweis darauf, weshalb Genesene gegenüber Geimpften einen immunologischen Vorteil haben, lieferte auch der COVID-19-Impfstoff-Überwachungsbericht für Woche 42 des Jahres 2021 der *UK Health Security Agency* (UKHSA). Diese löste im April 2021 das Gesundheitsamt *Public Health England* als exekutive Abteilung des britischen Gesundheitsministeriums ab. Der UKHSA-Bericht konstatiert auf Seite 23: „N-Antikörperspiegel scheinen bei Personen, die sich nach 2 Impfdosen infizieren, niedriger zu sein [als bei Genesenen].“[54] Dazu muss man wissen, dass sich bei der Impfung nur sogenannte S-Antikörper bilden können, die gegen das Spike-Protein (daher das S) des Corona-Virus gerichtet sind. Schließlich wird mittels des mRNA-Impfstoffs nur das Spike-Protein indirekt zur Immunisierung angeboten. Bei einer natürlichen Infektion „sieht“ das Immunsystem jedoch das gesamte Virus. Deshalb bildet es in diesem Fall noch zusätzlich N-Antikörper, die gegen das sogenannte Nukleokapsidprotein (daher das N) gerichtet sind. Dies ist Teil der Hülle des Virus. Wenn aufgrund einer Impfung bei nachfolgender Infektion nun weniger N-Antikörper gebildet werden, wie der UKHSA-Bericht zeigte, sind Geimpfte damit in Gefahr, nicht gut genug gegen neue Varianten geschützt zu sein, sobald sich deren Spike-Protein wie bei Delta, Omikron und allen anderen potentiellen Escape-Mutanten genetisch verändert.

Aufgrund der erhöhten Infektanfälligkeit der Geimpften gegenüber den Genesenen gibt es also keinen medizinischen Grund dafür, weshalb Letztere sich nach überwundener Infektion dem Risiko einer Impfung aussetzen müssten, um sechs Monate nach einer PCR-bestätigten Infektion weiterhin im „Genuss“ der 2G- beziehungsweise 3G-Regelungen zu bleiben.

Die G-Regeln: Individueller Lockdown erhöht Impfdruck

Anfang Oktober 2021 wurde in Deutschland eine Impfquote von über 80 Prozent vollständig geimpfter Erwachsener erreicht, was laut offiziellen Quellen für das Gesundheitsministerium überraschend war, denn bis zu diesem Zeitpunkt war das RKI von etwa fünf Prozent weniger ausgegangen. Dieses Unwissen hatte dazu geführt, dass man die Impfkampagne mit Vollgas vorantrieb, obwohl man das vorgegebene Ziel schon längst erreicht hatte.[55] Infolge dieser neuen Erkenntnisse waren weitere Lockdown-Maßnahmen nicht zu rechtfertigen. Um aber dennoch Druck auf die Ungeimpften ausüben zu können, wurden die 3G- beziehungsweise 2G-Regeln weiter aufrechterhalten. So kündigte der zu diesem Zeitpunkt zwar schon abgewählte, aber noch amtierende Bundesgesundheitsminister Jens Spahn im Oktober 2021 an, wie die *Bild-Zeitung* berichtete, dass man die epidemische Notlage von nationaler Tragweite zwar bis Ende November 2021 auslaufen lassen wolle, dies jedoch mit einem Haken: 3G- und AHA-Hygiene-Regeln (also Abstand halten, Hygiene beachten, im Alltag Maske tragen) einzuhalten sei in Innenräumen unbedingt weiterhin nötig. „Wir kommen vom Ausnahmezustand also in einen Zustand besonderer Vorsicht", so die Erklärung Spahns.[56] Das ergab medizinisch zwar überhaupt keinen Sinn, denn Geimpfte können sich weiter infizieren und andere anstecken, was natürlich auch für Genesene gilt, wenn auch für Letztere weniger wahrscheinlich. Dies kann man auch beim RKI nachlesen, das ja bekanntlich dem Gesundheitsministerium unterstellt ist, wenn auch nur im Kleingedruckten und etwas ominös formuliert: „In welchem Maß die Impfung darüber hinaus die Übertragung des Virus weiter reduziert, kann derzeit nicht genau quantifiziert werden.“[57] Man gibt mit dieser Aussage also zu, dass ein infizierter Geimpfter durchaus Viren freisetzen kann, erzeugt mit ihr aber zugleich den Eindruck, dass es im Vergleich zu einem infizierten Ungeimpften weniger Viren seien, die er ausscheidet, und das, obwohl es nicht quantifizierbar sein soll. Dies ist natürlich ein Widerspruch in sich selbst, denn wie kann man sagen, dass es weniger ist, wenn es nicht quantifizierbar sein soll? Aber die Aussage ist auch faktisch falsch, denn zum Quantifizieren gibt es den CT-Wert (siehe Kapitel 1). Dieser wurde in den USA bei mehreren Massenausbrüchen gemessen und war bei infizierten Geimpften und infizierten Ungeimpften identisch. Wie schon zuvor erläutert, war somit bei der vorherrschenden Delta-Variante des Corona-Virus die Virusmenge in den Nasen und Rachen von infizierten, geimpften Menschen nicht von der Virusmenge in denen von ungeimpften Menschen zu unterscheiden.[58] Laut CDC-Direktorin Rochelle Walensky hatten geimpfte Menschen somit „dasselbe Potenzial, dieses Virus auf andere zu übertragen“. Vielleicht hat man deshalb zum 2. November auf der Webseite des RKI folgenden Satz gestrichen: „Aus Public-Health-Sicht erscheint durch die Impfung das Risiko einer Virusübertragung in dem Maß reduziert, dass Geimpfte bei der Epidemiologie der Erkrankung keine wesentliche Rolle mehr spielen.“[59] Der Satz hatte die für die 3G- und 2G-Regelungen bis dahin wesentliche Grundlage zusammengefasst und war deshalb auch in fetter Schrift am Ende der Webseite als eine Art Resümee zu lesen gewesen. Weil man aber inzwischen erkannt hatte, dass Menschen nach Kontakt mit SARS-CoV-2 trotz Impfung PCR-positiv sein und dabei auch infektiöse Viren ausscheiden können, war nun stattdessen an dieser Stelle zu lesen (auch wieder in fetter Schrift): «Daher empfiehlt die Ständige Impfkommission (STIKO), auch nach Impfung die allgemein empfohlenen Schutzmaßnahmen (Alltagsmasken, Hygieneregeln, Abstandhalten, Lüften) weiterhin einzuhalten.“[60]

Wenn also bezüglich Infektiosität kein Unterschied besteht zwischen Geimpften und Ungeimpften, wenn Geimpfte dieselben Hygienemaßnahmen einzuhalten haben wie Ungeimpfte, und wenn sie (durch Absenz der noch bis Ende Oktober beim RKI zu lesenden Aussage, siehe oben) nun doch zur Epidemiologie (Verbreitung) des Virus beitragen (für die Omikron-Variante sogar das virale Hauptreservoir bilden, siehe Kapitel 2), wozu dienen dann die 2G- und 3G-Regelungen? Die einzigen, die tatsächlich nicht infektiös wären, bitte verzeihen Sie, wenn ich mich hier zur nochmaligen Verdeutlichung wiederhole, sind ausschließlich die Getesteten, von falsch negativen Testergebnissen einmal abgesehen. Allerdings vertraute schon im November 2021 zumindest die baden-württembergische Landesregierung diesen Tests offensichtlich nicht mehr. So benötigten bei der sogenannten Corona-*Warnstufe* Ungeimpfte einen PCR-Test, wollten sie weiter am öffentlichen Leben teilhaben.[61] Es galt 3G. Sollte es jedoch zur *Alarmstufe* kommen, reichte der Test nicht mehr aus, um herauszufinden, ob zumindest die Ungeimpften nicht infektiös waren, denn dann sollte ausnahmslos 2G gelten. So durften nicht getestete Geimpfte bzw. Genese, falls sie infiziert waren, das Virus völlig unkontrolliert und frei verteilen, was jeglicher epidemiologischer Logik widerspricht. „Im Endeffekt bedeutet 2G nur mehr Unfreiheit, ohne mehr Sicherheit zu bieten“, äußerte sich Detlev Krüger, ehemaliger Chefvirologe der Berliner Charité gegenüber *Bild*.[62] Ähnliches sagte auch der Virenspezialist Jonas Schmidt-Chanasit am 6. November 2021 im *Deutschlandfunk* und warnte davor, die Wirkung der 2G-Regeln, also der Zulassung nur von Geimpften und Genesenen zu Veranstaltungen, zu überschätzen: „2G gibt eine Scheinsicherheit.“[63] Tatsächlich stellte sich in Großbritannien, wo man, anders als in Deutschland, auch Geimpfte, selbst wenn sie symptomlos sind, immer mal wieder auf Infektion hin untersucht, heraus, dass es überproportional mehr infizierte Geimpfte als infizierte Ungeimpfte gibt.[64] Infizierte Geimpfte sind somit, anders als es die deutschen Erhebungen (wo so gut wie kein Geimpfter getestet wird) vermuten lassen, zumindest dort die tatsächlichen Treiber des Infektionsgeschehens. Trotzdem würden beispielsweise in Berlin, so die Tageschau am 14. September 2021, im Falle von 2G „bisherige Corona-Einschränkungen wie Abstand oder Maske wegfallen".[65] Es stellte sich spätestens hier die Frage: Will man die Pandemie tatsächlich beenden? Keine Tests für potentiell Infizierte und auch keine Maskenpflicht. Wo ist da die wissenschaftliche Logik? Und um was geht es bei Corona wirklich?

Spaltung der Gesellschaft

Wolle man Infektionen wirklich einschränken, so Schmidt-Chanasit, helfe nur eine 1G-Regelung weiter.[66] Also alle zu testen (G steht in diesem Fall für getestet), egal ob geimpft, ungeimpft oder genesen. Doch die Einführung einer solchen 1G-Regel würde mit sich bringen, dass Geimpfte, die durch die Impfung sich ihre soziale Freiheit „verdient" haben (indem sie mutigerweise oder vertrauensvoll oder aus sozialem Zwang heraus ihre körperliche Unversehrtheit aufs Spiel setzten), nun erneut für ihre Freiheit etwas tun müssten. Vor allem aber wären sie nicht mehr privilegiert. Deshalb würde durch 1G, und das wäre für die Regierung noch wesentlich brisanter, jeglicher Druck auf Ungeimpfte wegfallen, was einem Machtverlust gleichkäme. Mit einem Schlag würden alle Bürger gleich behandelt werden, ganz so, wie es das Grundgesetz fordert. Doch das kann kein Impfstoffhersteller (Pharma) oder Impfstoffverkäufer (Regierung) wollen. Vielleicht deshalb überraschte Mitte September 2021, noch bevor diese 1G-Regelung die Chance hatte, ernsthaft diskutiert zu werden, der zu dieser Zeit nur noch kommissarische Bundesgesundheitsminister mit einem geschickten Schachzug. Mit diesem löste er dieses gewaltige Problem für Impfstoffhersteller, die mit einer möglichen 1G-Regel um ihre zukünftigen Umsätze bangen mussten. Spahns Lösung: „2G-plus".[67] Danach mussten Geimpfte und Genesene (2G) zusätzlich noch einen aktuellen Test vorweisen (plus), der allerdings zeitgleich wieder kostenlos werden sollte. Der Druck auf Ungeimpfte, sich impfen lassen zu müssen, falls sie irgendwann mal wieder am öffentlichen Leben teilhaben wollten, blieb so im Vergleich zur 1G-Regelung voll erhalten. Warum ein Test von nun an nur noch infizierte Geimpfte oder Genesene sicher erkennen sollte, infizierte Ungeimpfte aber nicht mehr, ist wissenschaftlich nicht zu erklären und hat, wie fast alles, was bei Corona bis dato zu beobachten war, rein politische bzw. gesundheitswirtschaftliche Gründe, mit Betonung auf „wirtschaftliche". Auch dass die Impfung, wie die Daten aus Großbritannien zeigen, Geimpfte eher zu Pandemietreibern macht als Ungeimpfte (es gibt überproportional mehr infizierte Geimpfte als infizierte Ungeimpfte, wie schon der in der Einleitung vorgestellte Fall des Massenausbruchs in Massachusetts[68] zeigte), scheint in der Politik auch niemanden zu interessieren. „Das ist ein schwerer Schritt, das ist mir bewusst", sagte Spahn über die Einführung der 2G-plus-Regel und damit zur Bankrotterklärung des Impfprogramms, „aber ich bin davon überzeugt, dass das ein Schritt ist, den wir gehen müssen."[69] Denn die 3G-Regelung würde laut Spahn nicht mehr ausreichen: „Wenn wir die Pandemie brechen wollen, müssen wir entschlossener handeln." Dazu gehöre mittels 2G-plus von nun an eben auch das Testen für Geimpfte und Genesene, die laut Spahns neuer Erkenntnis ebenso ein Teil der Infektionsentwicklung seien. „Neu" deshalb, weil Spahn sich noch Ende August 2021, als die Wissenschaft schon längst wusste, dass Geimpfte gleich infektiös sein können wie Ungeimpfte, in einem Interview mit der Zeitschrift *Welt* noch *gegen* eine breite

Corona-Testung von Covid-19-Geimpften ausgesprochen hatte: „Ich möchte aber nicht, dass wir Geimpfte regelhaft testen. Das ist einfach nicht notwendig."[70] Seine damalige Begründung gegenüber der *Welt*: „Am Ende messen wir dann Inzidenzen von geschützten Menschen, die keinen Aussagewert haben, mit denen wir aber dann nie aus dieser Pandemie kommen." Spätestens Omikron hat ihn widerlegt.

Gab der damalige deutsche Gesundheitsminister mit dieser Aussage zu, dass wir auch in Zeiten des Impfens in erster Linie eine Testpandemie haben? Testungen erzeugen Inzidenzen von hauptsächlich symptomlosen COVID-19-Fällen, wie in Kapitel 1 ausgeführt, und diese waren schon vor dem Impf-Programm der wesentliche Treiber einer Pandemie, die ja, wie in Kapitel 5 noch ausführlich zu besprechen sein wird, keine schweren Erkrankungen verursachen würde bei Menschen, die ihren Mikronährstoffhaushalt im Griff haben. Dazu würde eine simple Vitamin-D-Prophylaxe in jedoch ausreichend hoher Dosierung in den meisten Fällen schon genügen. Aber noch viel wichtiger für die politische Zielsetzung der Massenimpfung war seine darauffolgende Aussage: „Außerdem muss Impfen ja auch noch einen Unterschied machen. Warum soll ich mich impfen lassen, wenn sich trotz Schutz um mich herum nichts verändert?" Die Veränderung bestand bisher darin, dass man mit dem Impfen das Privileg der gesellschaftlichen Freiheit erhielt, und zwar ohne Testzwang. Doch seit 24. November 2021 müssen nach einer erneuten Änderung des Infektionsschutzgesetzes „Angestellte und Beschäftigte in Praxen und Kliniken – also Ärzte, Psychotherapeuten, Medizinische Fachangestellte (MFA), Pflegekräfte und alle anderen Berufe – einen negativen Coronatest vorlegen. Das gilt selbst dann, wenn sie geimpft oder genesen sind", wie die *ÄrzteZeitung* berichtet.[71] Spätestens zu diesem Zeitpunkt sollte jedem klar geworden sein, dass die Impfung die Pandemie nicht beenden wird, weil sie weder ausreichend schützt noch das Testen stoppt. Mit anderen Worten: Der Impfstoff hat versagt, wobei dieses Versagen paradoxerweise denen angelastet wird, die sich nicht impfen lassen. Aufgrund dieser völlig absurden Logik musste der Druck noch weiter erhöht werden. Ab Mitte März 2022, also wenige Wochen nach Erscheinen dieses Buches, soll die Impfpflicht gelten für alle Beschäftigten im Gesundheitswesen. Ungeimpften droht die Kündigung. Von dort aus wird es dann nur noch ein kleiner Schritt sein zur allgemeinen Impfpflicht, die dann mit dem Zusammenbruch der Krankenversorgung begründet werden könnte (so wie der Abbau von Intensivbetten den Impfdruck erhöhte). Deutschland, bekannt für seine Dichter und Denker, ist offensichtlich nur noch am Dichten. Wissenschaftliches Denken hingegen scheint eher zu stören.

Die 3G-, 2G- und auch die 2G-plus-Regel entsprechen einem individuellen Lockdown für Ungeimpfte und spalten zugleich die Gesellschaft (dazu mehr in Kapitel 7). Dies ist zwar erwünscht (Privilegien sind ja nur dann Privilegien, wenn nicht alle sie besitzen), erzeugt aber psychische und soziale Kollateralschäden, die Generationen benötigen werden, um wieder zu heilen. Die Nicht-Geimpften sollten laut Peter Heinz, Vorsitzender der Kassenärztlichen Vereinigung in Rheinland-Pfalz, nicht die Freiheit haben, ihre Maske abzulegen: „Sie dürfen nicht ins Stadion, nicht ins Schwimmbad und nicht ohne Maske im Supermarkt einkaufen. Und man darf Ungeimpften und jenen mit nur einer einfachen Impfung nicht mehr gestatten, in den Urlaub zu fahren."[72] Selbst mit einem negativen Test dürften Ungeimpfte seiner Ansicht nach nicht in den Urlaub fahren: „Das Freitesten schützt ja nicht. Wer zum Beispiel auf eine Insel mit einem negativen PCR-Test fährt, kann sich dort sehr wohl anstecken, fährt wieder nach Hause und ist Virusträger." Dass dies auch bei den Geimpften so ist, verschweigt der Facharzt für Allgemeinmedizin und erklärt dann auch gleich, weshalb: „Wer Ungeimpften Freiheiten zurückgibt, verspielt die Chance, alle Menschen mit der Impfung zu erreichen." Seiner Meinung nach muss man den Menschen klarmachen: „Ohne Impfung gibt es keine Freiheiten. Ohne diesen Druck werden wir die Menschen nicht überzeugen."

Doch schon vor Beginn der Impfkampagne forderte Professor Wolfram Henn, Humangenetiker und Mitglied des Ethikrats der Bundesregierung, zukünftige Verweigerer einer Corona-Impfung dazu auf, auch auf Notfallmaßnahmen im Krankheitsfall zu verzichten, wie *Bild* in einem Artikel mit dem Titel „Impfen lassen – oder auf Beatmung verzichten!" berichtete.[73] „Wer partout das Impfen verweigern will", wird Henn zitiert, „der sollte, bitte schön, auch ständig ein Dokument bei sich tragen mit der Aufschrift: ‚Ich will nicht geimpft werden. Ich will den Schutz vor der Krankheit anderen überlassen. Ich will, wenn ich krank werde, mein Intensivbett und mein Beatmungsgerät anderen überlassen'". Gilt das dann auch für Raucher, Motorradfahrer oder ganz generell für alle Menschen, die für sich selbst entscheiden wollen, was für sie gut ist und was nicht? Henn steht hier stellvertretend für das Versagen des deutschen Ethikrats.[74] Und dieses hat weitreichende Konsequenzen, denn so scheint die Spaltung der Gesellschaft legitimiert zu sein.

Die Vehemenz, mit der die Politik diese Spaltung vorantreibt, ist erschütternd, vor allem unter dem Aspekt der Sinnlosigkeit ihrer Maßnahmen. Beispielsweise behauptete der niedersächsische Ministerpräsident Stephan Weil Mitte September 2021, also zu einem Zeitpunkt, wo längst klar war, dass die Impfung nicht vor Infektion schützt, in einer Regierungserklärung, über die die *Tageschau* berichtete: „Die Ausweitung der 2G-Regel sei ein ‚Beitrag zur Normalisierung des öffentlichen Lebens' in Niedersachsen [...]. Vollständig geimpfte Bürger hätten das Anrecht, ‚ihr altes Leben' wieder ‚uneingeschränkt' führen zu können.

Erwachsene, die sich gegen eine Schutzimpfung entschieden, so der Regierungschef, müssten hingegen „für die Folgen ihrer Entscheidung einstehen".[75] Sollte sich die Corona-Lage, wie von Experten erwartet, künftig wieder verschärfen, stünde Ungeimpften laut Weil ein „schwieriger Herbst und Winter" bevor. Die *Tagesschau* berichtete weiter, dass die niedersächsische Regierung eine Überlastung von Kliniken und eine unkontrollierte Infektionsverbreitung mit „aller Entschiedenheit" verhindern werde. Wobei die Geimpften dann allerdings von Einschränkungen verschont bleiben würden, weil von ihnen keine nennenswerte Gefahr mehr ausgehe. Das ist wissenschaftlicher Unsinn und hat katastrophale Folgen, denn mit dieser Regelung fördert diese Landesregierung das schnelle Ausbreiten weiterer Infektionen. Da ich nicht glauben kann, dass deren Experten das nicht wissen, komme ich nicht umhin, dahinter Absicht zu vermuten. So würden alle, aber vor allem die Geimpften, die diese politische Propaganda immer noch glauben, zur größten Gefahr für sich selbst und ihr Umfeld. (Siehe dazu Kapitel 2: Zehn Hürden zur Herdenimmunität, Punkt 9 *Menschen mit angeblichem Impfschutz kehren zu früherem Verhalten zurück.*)

Mit den durch diese Maßnahmen weiter steigenden Inzidenzen oder Corona-Meldedaten darf dann der Druck auf die Ungeimpften weiter erhöht werden. Aber in letzter Konsequenz steigt er genauso auch auf Geimpfte. Deshalb sollte man sich als Geimpfter nicht zu früh über seine Freiheit freuen. Schließlich, sobald gerade einmal sechs Monate nach Impfung verstrichen sind – laut Bayerns Ministerpräsident Söder und entgegen der wissenschaftlichen Datenlage auch mal willkürlich neun Monate[76], oder kurz darauf fünf Monate mit Hinweis auf den mangelhaften Impfschutz, den man in Israel feststellen musste[77] –, gelten auch sie zwangsläufig wieder als ungeimpft und verlieren ihren gesellschaftlichen Sonderstatus gegenüber Ungeimpften. Laut

EMA, wie zuvor erwähnt, sind auch Impfungen alle drei Monate durchaus denkbar. Um weiterhin privilegierte Geimpfte zu bleiben, *müssen* sie sich immer wieder impfen lassen, mit allen damit verbundenen, erheblichen Risiken (siehe nächstes Kapitel). Dies auch selbst dann, wenn sie wissen, dass der Impfstoff, der gegen den Wuhan-Stamm entwickelt wurde, gegen die neuen Varianten kaum noch etwas nützt. Während das Impfen immer wirkungsloser wird, akkumulieren mit jeder weiteren Dosis die unerwünschten Nebenwirkungen, was das Konzept einer auf Impfung beruhenden Herdenimmunität – selbst wenn sie dadurch erreichbar wäre, was sie aber, wie zuvor ausgeführt, nicht ist – ebenfalls in Frage stellt.

Vielleicht diskutiert man auf der Regierungsseite im Lichte dieser Entwicklung nun ernsthaft über die allgemeine Impfpflicht – trotz aller vorab gemachten Versprechungen, dass dies nie passieren würde. Ein Impfzwang würde erlauben, diejenigen, die mit den ersten Impfungen keine so guten Erfahrungen gemacht haben und deshalb abtrünnig werden könnten, dennoch weiter zu impfen. Einen weiteren, finanztechnischen Grund bespreche in Kapitel 6. Doch gleichgültig was die Beweggründe sind, auch für Ungeimpfte würde es dann eng werden. Ich stelle mir gerade vor, dass die GSG 9 mein Haus stürmt, mich zu Boden wirft, festhält und ohne zu aspirieren (wie es die STIKO empfiehlt, um Schmerzen an der Einstichstelle zu minimieren[78]), mir den Impfstoff verabreicht. Dass diese albtraumhaften Gedanken nicht völlig absurd sind, bestätigt der Göttinger Staatsrechtler Alexander Thiele, der bei der Umsetzung einer möglichen allgemeinen Corona-Impfpflicht auch einen Zwang zur Impfung für denkbar hält: „Die Möglichkeiten gehen los bei einem Ordnungsgeld, aber auch Freiheitsstrafen oder die Zwangsimpfung sind möglich."[79] Es sei schließlich nicht das Ziel einer allgemeinen Impfpflicht, dass reiche Menschen sich aus dem Zwang herauskaufen könnten: „Der Staat", so Thiele, „ist nicht so wehrlos wie es klingt." Klang das mal so? Als letzter Schritt müsse deshalb auch laut Verfassungsrechtler Christian Pestalozza eine Zwangsvollstreckung erwogen werden. „Das bedeutet, dass jemand durch die Polizei dem Impfarzt vorgeführt wird." Während ich mir vorstelle, dass man mir gewaltsam eine Nadel in den Oberarm sticht und mir höchst gesundheitsgefährdendes, artfremdes Genmaterial injiziert, geht mir eine Aussage durch den Kopf, die ein gewisser Ian Watson am 14. Juli in Facebook hinterließ:

„Wenn du überredet, ermahnt, unter Druck gesetzt,
belogen, durch Anreize gelockt, gezwungen,
gemobbt, bloßgestellt, beschuldigt, bedroht, bestraft
und kriminalisiert werden musst,
wenn all dies als notwendig erachtet wird,
um deine Zustimmung zu erlangen –
kannst du absolut sicher sein,
dass das, was da angepriesen wird,
nicht zu deinem Besten ist."[80]

KAPITEL 4:

Impfung mit Nebenwirkungen

Oft sind die Heilmittel
schlimmer als die Krankheiten.
Lateinisches Sprichwort

Impfstoffentwicklung – Spagat zwischen Nutzen und Risiko

Das Corona-Virus verursachte in Deutschland im Jahr 2020 – anders als in den Medien berichtet – keine Übersterblichkeit, so das Fazit einer wissenschaftlichen Studie.[1] Im Vergleich zu den vier Vorjahren wurde sogar eine Untersterblichkeit von 2,4 Prozent nachgewiesen. Der Epidemiologe und Erstautor dieser Studie, Dr. Dr. Bernd Kowall vom Institut für Medizinische Informatik, Biometrie und Epidemiologie (IMIBE) am Universitätsklinikum Essen, erklärte in einer Pressemitteilung der Universität Duisburg-Essen, dass es nicht ausreiche, sich allein auf die Nettozahlen der Todesfälle zu stützen (wie es in vielen Medienberichten der Fall war): „Auch Veränderungen durch den demographischen Wandel sollten berücksichtigt werden, insbesondere die größere Zahl älterer Menschen und die gestiegene Lebenserwartung.“[2] Eine Begründung für das Studienergebnis könnte deshalb sein, dass das mediane[3] Sterbealter der an oder mit COVID-19 Verstorbenen bei über 80 Jahren lag. Zudem hatten viele von ihnen unter mehreren Vorerkrankungen gelitten. „Statistisch gesehen", so hieß es in einer weiteren Erklärung zum Studienresultat, „haben gesundheitlich vorbelastete Menschen in einem hohen Alter auch ohne SARS-CoV-2-Infektion eine deutlich reduzierte Lebenserwartung. Verstorbene mit einer COVID-19-Infektion, die gemäß medizinischer Prognosen auch ohne Corona das Jahr 2020 nicht überlebt hätten, tragen in jenem Jahr nicht zu einer Übersterblichkeit bei."

Primär sollte die Hochrisikogruppe der über 80-Jährigen mittels einer Corona-Impfung vor einem schweren COVID-19-Verlauf geschützt werden. Allerdings gelingt, wie zuvor ausgeführt, ein Schutz mittels Impfung nur bei wenigen vorerkrankten Hochbetagten. Um diese indirekt zu schützen, sollten deshalb auch Menschen mittleren Alters, Jugendliche und sogar Kleinkinder – und ab 2022 möglicherweise sogar Säuglinge – geimpft werden. Aber auch dieser erhoffte „Fremdschutz" gelingt nachgewiesenermaßen nicht besonders gut, schließlich können sich Geimpfte genauso infizieren und das Virus dann ebenso effizient an andere weitergeben wie Ungeimpfte. Für die Delta-Variante sehr wahrscheinlich (siehe CDC-Bericht zu Massachusetts in der Einleitung) und für die Omikron-Variante mit großer Sicherheit (siehe entsprechenden RKI-Bericht in Kapitel 2), bilden infizierte Geimpfte sogar das wesentliche virale Reservoir. Diese Erkenntnis führt das Impfen ad absurdum und macht es zum eigentlichen pandemischen Problem. Für mich als Arzt und Wissenschaftler mit langjähriger Erfahrung in der immunologischen Forschung ist allein aufgrund dieser Fakten die Massenimpfung gegen Corona nicht nachvollziehbar, im Gegenteil. Das Corona-Virus ist an sich völlig harmlos und nur eine Gefahr für Menschen mit einem aus der Balance geratenen Immunsystem, was jedoch leicht zu korrigieren wäre (siehe Kapitel 5). Die Impfung kann dieses Problem jedoch nicht lösen, schafft aber stattdessen sehr viele neue. Eine Impfung ist nicht nur ein Piks, wie man sie verharmlosend beschreibt, sondern ein ernstzunehmender medizinischer Eingriff, weil er durchaus erhebliche Nebenwirkungen haben kann.

Da Fremdschutz eine Illusion ist, kann es beim Impfen von Kindern und Jugendlichen nur um deren Selbstschutz gehen. Um den Nutzen einer solchen Maßnahme abschätzen zu können, benötigt man deshalb die *altersbezogene* Infektionssterblichkeitsrate (IFR) sowie sehr exakte Daten zu den Impfrisiken in den jeweiligen Altersgruppen. Schließlich sollte der Impfstoff nicht gefährlicher sein als das Virus selbst. Wissenschaftler des *Meta-Research Innovation Center* der kalifornischen Stanford Universität fanden aufgrund einer umfassenden Meta-Analyse von 23 internationalen Studien heraus, dass die IFR, also die Rate, mit der Infizierte an der Infektion mit dem damaligen Wuhan-Virus starben, in der Altersgruppe Neugeborene bis 19-Jährige bei nur 0,0027 Prozent lag.[4] Die fallbezogene Sterblichkeitsrate (CFR) ist bei der Delta-Variante, die erst nach dieser Datenerhebung auftrat, jedoch um etwa Faktor 45 niedriger als beim Wuhan-Virus. Da man davon ausgehen kann, dass diese reduzierte Virulenz auch für die IFR gilt, ist ein Todesfall nach Infektion durch die Delta-Variante in dieser jungen Altersgruppe noch einmal um Faktor 45 unwahrscheinlicher. Tatsächlich gab es nach den Ergebnissen einer Reihe von Studien aus England zwischen März 2020 und Februar 2021 in der Altersgruppe unter 18 Jahren nur zwei Todesfälle pro eine Million COVID-19-Fälle. In einem zusammenfassenden Bericht in *Nature* mit dem Titel *Todesfälle durch COVID bei Kindern „unglaublich selten“* ist zu lesen, dass etwa die Hälfte der weltweit jung Verstorbenen aufgrund einer Behinderung einen hohen Bedarf an medizinischer Versorgung hatten. Sie mussten zum Beispiel aufgrund einer Vorerkrankung mit einer Sonde ernährt werden oder benötigten eine Atemhilfe.[5] Es dürfte also aufgrund dieser ersten Überlegungen in dieser jungen Altersgruppe nur eine einzige Person von einer Million Geimpften an den Folgen der Impfung sterben, damit statistisch gesehen ein einziges Kind vor einem tödlichen COVID-19-Verlauf gerettet würde – einen hundertprozentigen Impfschutz und keine tödlichen Impfrisiken ebenso vorausgesetzt wie die Annahme, dass ein nicht geimpftes Kind sich auch tatsächlich infizieren würde. Aber dazu gleich mehr.

Anfang November 2021 ereignete sich laut Angaben des Paul-Ehrlich-Instituts, dem deutschen Bundesinstitut für Impfstoffe und biomedizinische Arzneimittel, der sechste Todesfall unter den bis dahin zwei Millionen in Deutschland geimpften Kindern.[6] Ebenso wie die COVID-19-Todesfälle in England, hatten auch diese Kinder ernste Vorerkrankungen. Das Risiko für Kinder, an der Impfung zu sterben, scheint somit etwa 1,5-mal höher zu sein als durch eine Infektion. Diese Gefahr ist vor allem für Kinder mit Vorerkrankungen erhöht. Doch genau für diese Risikogruppe gab die STIKO am 9. Dezember 2021 eine Impfempfehlung, und zwar für die Altersgruppe der 5- bis 11-Jährigen. Interessanterweise liest man dazu auf einer RKI-Seite: „Zwar ist die 7-Tagesinzidenz in der Altersgruppe sehr hoch, so dass man davon ausgehen kann, dass ohne Impfung ein Großteil der 5- bis 11-Jährigen mittelfristig infiziert werden wird, allerdings verlaufen die meisten Infektionen asymptomatisch. Derzeit besteht für Kinder ohne Vorerkrankungen in dieser Altersgruppe nur ein geringes Risiko für eine schwere COVID-19-Erkrankung, Hospitalisierung und Intensivbehandlung. Hinzu kommt, dass das Risiko seltener Nebenwirkungen der Impfung auf Grund der eingeschränkten Datenlage derzeit nicht eingeschätzt werden kann. Daher spricht die STIKO für 5- bis 11-jährige Kinder ohne Vorerkrankungen derzeit keine generelle Impfempfehlung aus."[7] Doch es ist nur eine Frage der Zeit, bis die STIKO die Impfempfehlung auf alle Kinder dieser Altersklasse erweitern wird. Denn schon vor dieser eingeschränkten Empfehlung gab *Medscape* bekannt, dass der Pfizer/BioNTech-Impfstoff speziell für kleinere Kinder schon ab dem 13. Dezember 2021 ausgeliefert werde. Trotz der Erklärung der STIKO scheint in Arztpraxen Unmut zu herrschen. So heißt es in einem *Medscape*-Artikel: „Worüber sich die Ärzte zudem ärgern: Bis heute [6. Dezember 2021] gibt es keine STIKO-Empfehlung für diese Altersgruppe."[8] Die Kritik an STIKO-Chef Prof. Dr. Thomas Mertens wuchs sehr schnell, nachdem er im *FAZ-Podcast* zur Frage, ob er sein eigenes, 7- oder 8-jähriges Kind impfen lassen würde, gesagt hatte: „Also, ich würde es wahrscheinlich jetzt nicht impfen lassen." Seine damalige Begründung war sachlich und wissenschaftlich korrekt. Denn er legte dar, dass ihm die Datenlage zur Verträglichkeit und den längerfristigen Folgen noch zu gering sei (was für alle Ärzte und alle Eltern dann ebenfalls gelten sollte). Das war jedoch für die Impfstoff-Verkäufer (Regierung) nicht akzeptabel. So monierte prompt Bayerns Ministerpräsident Markus Söder die Aussage des STIKO-Chefs: „Es ist eine persönliche Entscheidung, natürlich, wie er das mit seinen Kindern hält. Aber das führt natürlich zu einer tiefen Frage der Befangenheit, wenn der STIKO-Chef – bevor eine offizielle Empfehlung der STIKO kommt – so etwas in einem Podcast verkündet." Vielleicht hat Mertens einfach nur die berechtigte Sorge, dass aus einer Impfempfehlung sehr schnell eine Impfpflicht werden könnte. Dann könnte selbst der Chef der Impfkommission sein eigenes Kind nicht mehr vor dem Impfen schützen.

Die Politik forderte also unverhohlen, dass kleine Kinder geimpft werden, obwohl eine Corona-Infektion für diese Altersklasse selbst keine Bedrohung darstellt und zu der es im Einzelfall vielleicht nie kommen würde. Genau hier liegt der Denkfehler eines solchen Gefahrenvergleichs. Die Frage, ob eine Infektion gefährlicher ist als eine Impfung ließe sich nur beantworten, wenn dieselbe Million Kinder und Jugendliche, die geimpft wurden, sich in naher Zukunft auch tatsächlich mit Corona infizieren würden. Die Impfung ist schließlich ein definitives Ereignis mit einer 100-prozentigen „Wahrscheinlichkeit". Eine Infektion hingegen ereignet sich eher zufällig. Selbst bei sogenannten Superspreader-Ereignissen, bei denen es zu einem Massenausbruch kam, infizierte sich nur ein Bruchteil der sich in der Nähe eines Infizierten befindlichen Personen.[9] Bei dem in der Einleitung dargestellten Ereignis in Massachusetts waren Geimpfte mit der Delta-Variante überproportional betroffen, was bedeutet, dass sie, wie in Kapitel 2 für Omikron gezeigt, länger und damit auch wahrscheinlicher infiziert sind. Sie haben auch mindestens so wahrscheinlich wie Ungeimpfte Symptome, was das Impfen von Menschen, die sowieso nur einen harmlosen Verlauf zu erwarten haben, völlig absurd macht. Aber selbst wenn man sich als Ungeimpfter tatsächlich infiziert, geschieht dies in der Regel nur dieses eine Mal, da man einen sehr guten immunologischen Schutz vor weiteren Infektionen aufbaut. Genesene sind weitaus besser und wesentlich langfristiger geschützt als Geimpfte.

Das Infektionsrisiko für Ungeimpfte ist also nicht höher als das für Geimpfte. Das Impfrisiko liegt jedoch allein beim Geimpften, und das nicht nur einmal, sondern mehrfach jährlich, eventuell bis ans Lebensende. Es handelt sich somit um ein kumulatives Risiko, sehr wahrscheinlich sogar um ein exponentiell wachsendes, weil das Immunsystem immer mehr darauf trainiert wird, unsere Körperzellen zu attackieren, wenn diese durch die Impfung gentechnisch dazu gezwungen werden, mit dem Spike-Protein ein virales Molekül auf ihrer Oberfläche zu präsentieren, das sie zum Angriffspunkt macht (dazu gleich mehr). Man muss sich nur vor Augen führen, dass rein rechnerisch ein Mensch, der schon als Säugling geimpft wird, bei einer halbjährlichen Impffrequenz insgesamt etwa 160-mal geimpft würde, bis er mit etwa 80 Jahren ein

Alter erreicht, in dem Corona für ihn zu einer größeren Gefahr werden könnte. Ungeachtet der bislang geltenden Empfehlung der EMA, die Auffrischung nach sechs Monaten zu verabreichen, „sprechen die derzeit verfügbaren Daten für eine sichere und wirksame Auffrischungsdosis bereits drei Monate nach Abschluss der Grundimmunisierung", so der Chef der EMA-Impfstrategie, Marco Cavaleri.[10] Ein so kurzer Abstand sei möglich, wenn dies unter dem Gesichtspunkt der öffentlichen Gesundheit wünschenswert sei. So käme ein Mensch, der als Säugling zum ersten Mal geimpft wurde, dann sogar auf 320 Impfungen, bis er einen Zeitpunkt erreicht hat, an dem Corona ein Problem wäre – dies allerdings nur dann, wenn er darauf verzichtet, bestimmte Mikronährstoffe zu supplementieren (Kapitel 5). Doch dies wird von den Befürwortern des Impfprogramms nicht erwähnt, noch nicht einmal in Erwägung gezogen. Stattdessen werden Impfnebenwirkungen fälschlicherweise als *einmalige* Risiken abgetan und verharmlost, stets mit dem Argument „COVID-19 wäre noch viel schlimmer". Dabei wissen wir, dass die zweite Impfdosis in der Regel schon deutlich schlechter vertragen wird als die erste, und es gibt keinen Grund anzunehmen, dass dieser negative Trend sich bei der dritten, vierten und x-ten nicht weiter fortsetzt. Tatsächlich stieg mit der dritten Impfung, der sogenannten „Booster-Impfung", die Ende des Jahres 2021 in Deutschland täglich millionenfach durchgeführt wurde, die Übersterblichkeit zum ersten Mal seit vielen Jahren dramatisch (dazu gleich ausführlich mehr). Die Impfung könnte also tatsächlich tödlicher sein als das Corona-Virus. Doch immer noch besteht in der Bevölkerung die Hoffnung auf ein baldiges Ende der Pandemie durch eine Maßnahme, die genau das Gegenteil bewirkt. Dass infolgedessen bis ans Lebensende geboostert werden muss, ist nicht jedem bewusst oder wird verdrängt.

Infolge des Impfprogramms werden die neuen Varianten von Corona, wie für Delta oder Omikron gezeigt, immer harmloser und dadurch infektiöser, weil sie sich unter den Geimpften effizienter ausbreiten können. So nimmt die Virulenz neuer Varianten sukzessive ab (solange keine gefährliche Ausnahme zu dieser evolutionsbiologischen Regel erscheint), während die „Virulenz" des Impfstoffs mit jeder weiteren Impfung steigt. Dadurch geht die Schere zwischen Risiko und Nutzen von Impftermin zu Impftermin immer weiter auseinander. Auch aus diesem Grund muss ein Impfstoff, den man völlig gesunden Menschen verabreicht, von vornherein um ein Vielfaches ungefährlicher sein als das Virus, das man damit eindämmen will. Das gilt nicht nur kurzfristig – also für einige wenige Tage nach der Impfung –, sondern lebenslang, insbesondere, wenn ein Impfstoff immer wieder in kurzen Abständen injiziert werden muss oder schon nach einmaliger Impfung dauerhafte Veränderungen im Organismus bewirkt. Bei den Corona-Impfstoffen trifft leider beides zu.

Der Nachweis eines Impf-Nutzens und der Ausschluss möglicher langfristiger Folgen macht die Entwicklung eines neuen Impfstoffs sehr zeitaufwendig. Die Impfstoff-Entwicklung lässt sich auch nicht mit viel Geld abkürzen, denn Zeit lässt sich bekanntlich nicht kaufen. Die oft gerühmte Rekordzeit, in der eine völlig neue Klasse von Impfstoffen gegen Corona zum Einsatz kam, hat den gravierenden Nachteil, dass diese eben nur sehr kurzfristig getestet wurde. Dies macht das Impfen mit diesen wenig erprobten Impfstoffen zu einem unberechenbaren Risiko, insbesondere für Kinder. Schließlich sind Langzeitschäden, die vielleicht erst in zehn oder zwanzig Jahren zu ernsten gesundheitlichen Problemen führen werden, für junge Menschen weitaus weniger akzeptabel als für hochbetagte. Dieses unberechenbare Impfrisiko ist mittlerweile leider nur noch teilweise unbekannt, da sich einige unerwünschte Nebenwirkungen jetzt schon abzeichnen. Dabei ist das gesamte Impfrisiko überhaupt nicht abzusehen, da, wie Stefan Oelrich, Präsident der Bayer AG, ausführte, der Impfstoff auf völlig neuen Wirkprinzipien beruht, über die so gut wie keine Vorerfahrungen existieren und dessen Einsatz deshalb noch vor wenigen Jahren völlig undenkbar gewesen wäre. Auf dem Weltgesundheitsgipfel 2021 sagte er: „Letztendlich sind die mRNA-Impfstoffe ein Beispiel dafür, wie man Gentherapie verkauft. Hätten wir vor zwei Jahren eine Umfrage unter der Bevölkerung gemacht, ob man bereit wäre, Gen- oder Zelltherapie in den Körper injiziert zu bekommen, dann hätten wir eine 99,5-prozentige Ablehnungsquote bekommen."[11] Auch Prof. Alexander Kekulé, Mediziner, Epidemiologe, Biochemiker, Inhaber des Lehrstuhls für Medizinische Mikrobiologie und Virologie an der Martin-Luther-Universität Halle-Wittenberg und Direktor des Instituts für Medizinische Mikrobiologie des Universitätsklinikums Halle (Saale), weist eindringlich darauf hin, dass es für den massenhaften Einsatz keine ausreichenden Erfahrungswerte gebe. Da diese völlig neuartigen Impfstoffe noch nie global in allen Altersgruppen eingesetzt wurden, nennt er das Impfprogramm „ein Weltexperiment, ein historisches Experiment seit Entstehung des Homo sapiens."[12]

Von den Notfallzulassungen zum globalen Notfall

Bei Infektion dringt das genetische Material eines Virus in einen Organismus ein und kann ihn dadurch schädigen. Beim Impfen gegen Corona dringt das genetische Material der neuartigen Impfstoffe ebenfalls in einen Organismus ein, was auch zu Schäden führen kann. Deshalb müssen die gesundheitlichen Auswirkungen dieser beiden Transfers genetischen Materials genau untersucht und gegeneinander abgewogen werden, zumal Letzteres „freiwillig" alle sechs Monate geschieht, wobei sich die zeitlichen Abstände ändern können. Aus den publizierten Studiendaten der großen Impfstoff-Hersteller Pfizer/BioNTech, Moderna und Johnson&Johnson, aufgrund derer die Notfallgenehmigung zum Verkauf der jeweiligen Impfstoffe von der FDA erteilt wurde, ist ersichtlich, dass das klinische Studiendesign nur dem Verhindern schwerer Infektionsverläufe galt, also den möglichen Folgen des viralen Gentransfers.[13] Schwere Impfnebenwirkungen, also die möglichen Folgen des medikamentösen Gentransfers, wurden zwar aufgelistet, hatten hingegen keinen entscheidenden Einfluss auf die Zulassung. Hätte man jedoch das Verhindern ernster Beschwerden *sowohl* aufgrund von Infektion *als auch* aufgrund von Impfung angestrebt, wäre eine Notfallzulassung möglicherweise nie erteilt worden. So zeigte eine entsprechende, wissenschaftlich publizierte Auswertung der Studiendaten, dass bei Betrachtung sowohl schwerer Infektionen mit COVID-19 als auch schwerwiegender unerwünschter Ereignisse, keiner der Impfstoffe einen gesundheitlichen Nutzen bot.[14] Im Gegenteil: In der mit dem Pfizer/BioNTech-Impfstoff behandelten Gruppe traten 52 Prozent mehr schwere Ereignisse auf als in der Kontroll- bzw. Placebo-Gruppe. Beim Moderna-Impfstoff waren es etwa 80 Prozent mehr. In der Johnson&Johnson-Studie gab es in der Impfgruppe sogar 323 Prozent, also über dreimal mehr schwerwiegende Ereignisse als in der Kontrollgruppe. „Auf der Grundlage dieser Daten", so das Fazit der Analyse, „ist es so gut wie sicher, dass die Massenimpfung gegen COVID-19 der Gesundheit der Bevölkerung im Allgemeinen schadet." Dabei ist nicht einmal sicher, ob das Ergebnis der Impfstudie von Pfizer bei einwandfreier Durchführung (siehe Kapitel 2) nicht noch viel schlechter ausgefallen wäre, schließlich muss man davon ausgehen, dass die Verantwortlichen kein Interesse daran hatten, über Impfkomplikationen zu berichten, oder über einen schwächelnden Impfschutz.

Hohe Dunkelziffer an schweren Impfkomplikationen

Eine große internationale Gruppe von renommierten Wissenschaftlern äußerte sich im Mai 2021 in einem Artikel zur SARS-CoV-2-Massenimpfung: „Dringende Fragen zur Sicherheit von Impfstoffen, die von internationalen Gesundheitsorganisationen, Aufsichtsbehörden, Regierungen und Impfstoffentwicklern beantwortet werden müssen".[15] Unter anderem machten die Wissenschaftler in ihrem Artikel darauf aufmerksam, dass ältere Menschen, die dringlich geschützt werden müssen, genau in den SARS-CoV-2-Impfstoffstudien, die ausschlaggebend für die Notfallzulassung der Impfstoffe waren – von wenigen Ausnahmen abgesehen – explizit ausgeschlossen waren. Doch trotz der damit äußerst begrenzten Daten zur Sicherheit und Wirksamkeit von SARS-CoV-2-Impfstoffen bei älteren Menschen hatten sich die Impfkampagnen von Anfang an auf diese Altersgruppe fokussiert. Es galt schließlich, diese vulnerable Personengruppe als erste zu schützen. Dies auch stets mit dem Hinweis, die Impfung sei sicher.[16] Zudem wiesen die Autoren darauf hin, dass die meisten Studienprotokolle Schwangere und Stillende als Probanden ausschlossen, ebenso wie Personen mit chronischen und schwerwiegenden Erkrankungen wie Tuberkulose, Hepatitis C, Autoimmunkrankheiten, Blutgerinnungsstörungen, Krebs und Immunsuppression, beispielsweise aufgrund einer Organtransplantation. Inzwischen bot man jedoch auch Personen aus diesen Gruppen die Impfstoffe unter der Prämisse der Sicherheit an. Damit nahmen alle diese Menschen teil an einem gigantischen Experiment, von dem niemand weiß, wie es enden wird.

Laut der WHO-Datenbank übertrafen schon im Juli 2021, gerade einmal knapp sieben Monate nach dem Start der globalen Impfkampagne, die gemeldeten Verdachtsfälle von Corona-Impfnebenwirkungen diejenigen, die bisher weltweit bei Impfung gegen Polio (Kinderlähmung) auftraten, um das 18-Fache, diejenigen, die bisher weltweit nach Impfung gegen Tuberkulose auftraten, sogar um das 78-Fache.[17] Nur um ein Gefühl für das gewaltige Ausmaß zu bekommen, hier eine Übersicht: Für Tuberkulose-Impfungen wurden im gesamten Zeitraum von 1968 bis 2021 insgesamt 36.631 Berichte mit Verdachtsfällen von Nebenwirkungen gemeldet. Für Polio gab es in einem vergleichbaren Zeitraum von etwa 52 Jahren insgesamt 118.486 solche Berichte. Für COVID-19 hingegen wurden in nur knapp sieben Monaten fast 1,5 Millionen Berichte mit Verdachtsfällen von Nebenwirkungen eingereicht, ein ebenso unfassbarer wie beängstigender Rekord. Mitte November 2021 waren es schon über 2,5 Millionen Berichte. Laut *VigiAccess*, dem Portal, über das die WHO der weltweiten Öffentlichkeit Einblick in ihre Datenbank bezüglich Nebenwirkungen aller auf dem Markt befindlichen medizinischen Wirkstoffe gewährt, gab es bisher kein Medikament, das mehr gesundheitliche Probleme bereitet hätte als die derzeitigen Impfstoffe gegen Corona.

Auch die EMA verzeichnete nach nur 6 Monaten ein Rekordhoch für gemeldete Verdachtsfälle von Nebenwirkungen bei den vier in der EU „notfallbedingt" zugelassenen COVID-19-Impfstoffen. Dabei beurteilte sie 166.790 der 665.525 gemeldeten Verdachtsfälle, also etwa ein Viertel von ihnen, als schwerwiegend.[18] In der Interpretationsanweisung definiert die EMA diese Einstufung wie folgt: „Eine Nebenwirkung wird als schwerwiegend betrachtet, wenn sie lebensbedrohlich ist oder einen tödlichen Verlauf hat; eine stationäre Aufnahme im Krankenhaus oder eine Verlängerung eines bestehenden Krankenhausaufenthaltes erforderlich macht; zu anhaltender oder signifikanter Behinderung oder Erwerbsunfähigkeit führt; oder eine(n) angeborene(n) Anomalie/

Geburtsfehler [verursacht].“[19] Ende 2021, also wieder etwa ein halbes Jahr später, listete der *Tagesreport schwerwiegender Nebenwirkungen der Covid-19-Impfungen* schon 416.624 Meldungen, und damit etwa zweieinhalb Mal so viele schwere Fälle.[20] Die folgende Grafik, die ebenfalls in diesem Report zu finden ist, zeigt, wie sich die Meldungen auf die verschiedenen Altersgruppen verteilen.

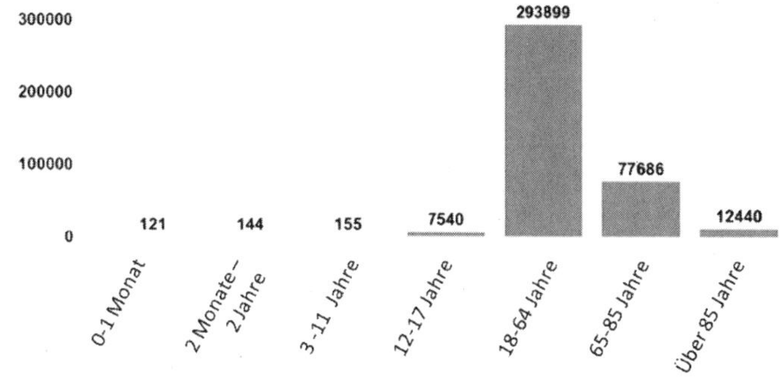

Man beachte, dass auch schon Fälle von schwerwiegenden Nebenwirkungen bei Neugeborenen und Kleinkindern gemeldet wurden. Dafür könnte das Impfen von Schwangeren und Stillenden verantwortlich gewesen sein, solange man Säuglinge und Kleinkinder noch nicht direkt impfte. So bedenklich die Zahl der Meldungen bereits war, so ist darüber hinaus zu bedenken, dass generell nur ein kleiner Bruchteil aller Impfnebenwirkungen überhaupt gemeldet werden, schließlich geschieht das freiwillig, kostet Zeit und benötigt auch ein gewisses Know-how im Umgang mit dem Computer, um sich erfolgreich auf den richtigen Seiten einzuloggen und ein Meldeformular auszufüllen. Zudem war sicherlich nicht jeder, der durch die Impfung erkrankte, dazu in der Lage, seine Erfahrungen zu melden, ebenso wenig wie viele Angehörige der eventuell an Nebenwirkungen Verstorbenen.[21] Dieses sogenannte „Underreporting“ ist aber auch bei Ärzten weit verbreitet, entweder aus Mangel an Zeit oder aufgrund des für viele zu komplizierten Systems, zumindest wurden diese Gründe in einer entsprechenden Studie als die wesentlichen angegeben.[22] Läge das Underreporting zum Beispiel bei etwa 5 Prozent, gäbe es allein in der EU sogar zwanzigmal so viele schwerwiegende Fälle. Laut VAERS, dem US-amerikanischen Meldesystem für unerwünschte Ereignisse durch Impfstoffe (VAERS steht für *Vaccine Adverse Event Reporting System*), geht man davon aus, dass sogar weniger als ein Prozent aller Impfnebenwirkungen tatsächlich berichtet werden.[23] Damit gäbe es weltweit über hundertmal mehr schwere bis tödliche Impfnebenwirkungen als erfasst werden.

Eine weitere Möglichkeit, das Risiko von schweren Komplikationen infolge von Impfungen abzuschätzen ist deshalb, einen direkten Blick auf das Geschehen in den klinischen Notaufnahmen bzw. auf die folgende Grafik aus dem Notaufnahme-Situationsreport (SITREP) des RKI zu werfen.[24]

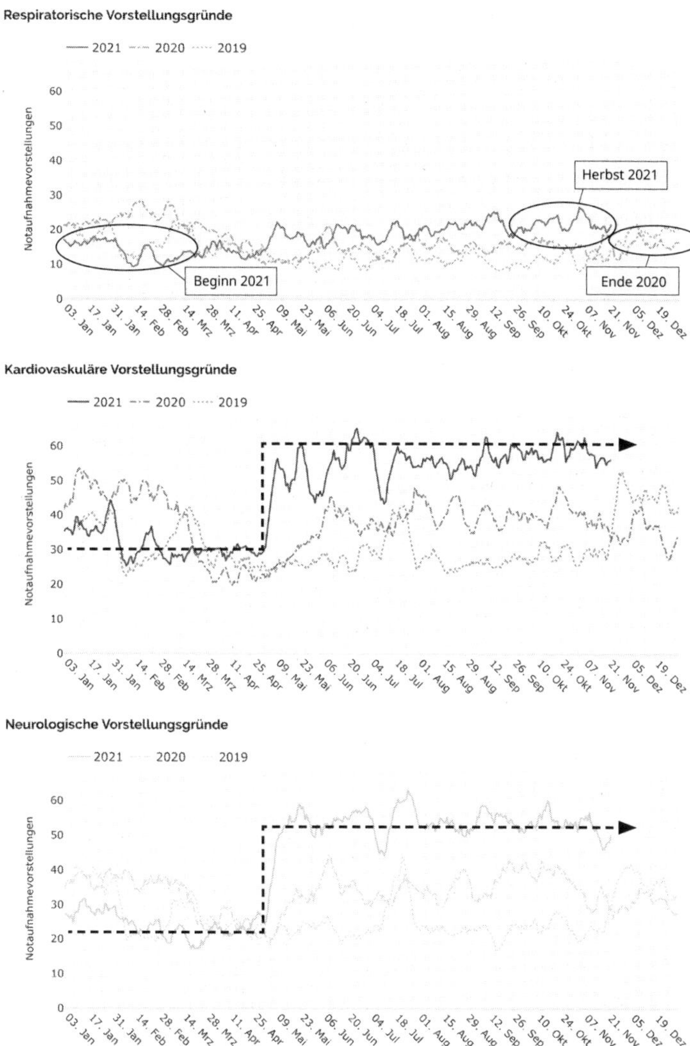

Wie die grafischen SITREP-Analysen vom 24.11.2021 zeigten, kam es im Mai 2021 zu einem sprunghaften Anstieg und dann dauerhaft hohen Niveau an kardiovaskulären und neurologischen Erkrankungen bzw. Erkrankungen des Herzkreislauf- und Nervensystems. Die Symptomatiken waren immerhin schwer genug, dass die Betroffenen eine Notaufnahme aufsuchen mussten. Die Grafik zeigt aber ebenso, dass es über den gesamten Beobachtungszeitraum von Januar 2019 bis Ende November 2021 keine mit den beiden zuvor genannten Krankheitsgebieten vergleichbare Zunahme an schweren Atemwegsbeschwerden bzw. an respiratorischen Vorstellungsgründen gab, was bei einer Lungeninfektions-Pandemie eigentlich zu erwarten gewesen wäre. Augenfällig ist genau das Gegenteil, nämlich die vergleichsweise Reduktion an Atemwegsproblematiken im Winter 2020/2021, als laut offiziellen Angaben Corona das Gesundheitssystem an den Rand des Zusammenbruchs gebracht haben soll. Zumindest bei den Notaufnahmen registrierte man jedoch keine außergewöhnliche Atemnot. Das passt zu den in Kapitel 1 gezeigten Daten zur nicht existenten „epidemischen Lage von nationaler Tragweite", nach denen es im Jahr 2020 zu erheblich weniger klinischen Einweisungen wegen Atemwegsinfektion kam als noch im pandemiefreien Jahr 2019. COVID-19 konnte somit nicht Ursache für die etwa im Mai 2021 beginnende Zunahme und die dann anhaltend hohe Zahl an notfallmäßigen neurologischen und kardiovaskulären Erkrankungen sein. Die Impfung gegen Corona hingegen schon. Dafür sprechen der zeitliche Zusammenhang und das spezielle Nebenwirkungsprofil der neuen Impfstoffe (dazu gleich mehr).

Somit hätten wir aufgrund der Impfung mit einer ganz neuen Bedrohung der öffentlichen Gesundheit bzw. mit einer realen epidemischen Lage von nationaler Tragweite zu tun. Auch eine Auswertung medizinischer Notrufe in Israel durch Retzef Levi, Professor an der School of Management am weltberühmten Massachusetts Institute of Technology (MIT) in Boston, bestätigte, dass es mit Beginn der dortigen Impfkampagne im ersten

Quartal 2021 gegenüber den gleichen Zeiträumen der beiden Vorjahre zu einem teils massiven Anstieg an Herzstillständen und Herzinfarkten in allen Altersklassen kam.[25] Dem Studienautor zufolge ist ein Zusammenhang mit der Massenimpfung sehr wahrscheinlich, zumal es kein anderes, die Gesundheit des Herzens bedrohendes, gesellschaftliches Phänomen gab, das für ihn diesen zeitlichen Zusammenhang erklären konnte.

Damoklesschwert der Herzmuskelentzündungen

Ein über einer Person schwebendes Damoklesschwert versinnbildlicht eine lebensbedrohliche Gefahr in einer vermeintlich komfortablen Situation. So eine bequeme Situation wäre im Fall der Corona-Impfung das Privileg der gesellschaftlichen Freiheit im Vergleich zum Ungeimpften oder der Glaube an einen wirksamen Impfschutz ohne ernsthafte Nebenwirkungen. Doch kaum einen Monat nachdem sich in Deutschland die STIKO dem Diktat der Regierung unterwarf und das Impfen von Jugendlichen empfahl, erklärte die schwedische Gesundheitsbehörde, sie werde die Impfung mit Modernas Impfstoff Spikevax aussetzen für Personen, die 1991 und später geboren wurden.[26] Als Grund dafür gab sie eine Zunahme von Myokarditis und Perikarditis, also Entzündungen des Herzmuskels und der Herzauskleidung an, die bei geimpften Jugendlichen und jungen Erwachsenen beobachtet worden sei. Der Zusammenhang sei besonders deutlich, wenn es sich um den Moderna-Impfstoff Spikevax handle, so die Behörde. Die Impfkomplikationen traten vor allem nach der zweiten Dosis auf. Auch wenn sie hinzufügte, dass das Risiko, davon betroffen zu sein, sehr gering sei, so stellt sich doch die Frage, warum man überhaupt junge Menschen impft, wenn derart ernste gesundheitliche Risiken bestehen. Denn erstens sind schwere COVID-19-Verläufe bei ihnen so gut wie ausgeschlossen, und auch ein Fremdschutz als valides Argument wurde widerlegt. Dabei ist das Problem der Herzmuskelentzündung als lebensgefährliche Impfnebenwirkung nicht nur ein Problem des Moderna Impfstoffs, es existiert auch für den von Pfizer/BioNTech, wie das israelische Gesundheitsministerium Anfang Juni 2021 bekannt gab: „Es besteht eine gewisse Wahrscheinlichkeit für einen möglichen Zusammenhang zwischen der zweiten Impfstoffdosis und dem Auftreten von Myokarditis bei jungen Männern im Alter von 16 bis 30 Jahren". Zudem wurde festgestellt, „dass dieser Zusammenhang in der jüngeren Altersgruppe (16 bis 19 Jahre) stärker ist als in anderen Altersgruppen. Dieser Zusammenhang wurde schwächer, je älter die geimpfte Person war. In den meisten Fällen [95 Prozent] verlief die Myokarditis in Form einer leichten Erkrankung, die innerhalb weniger Tage abklang."[27] Demnach hatten fünf Prozent einen schweren Verlauf einer impfbedingten Herzmuskelentzündung, die offensichtlich nicht so schnell vorüber war. Insgesamt war bei männlichen 16- bis 19-Jährigen die Wahrscheinlichkeit, innerhalb von sieben Tagen nach der zweiten Impfdosis eine Myokarditis zu entwickeln, um Faktor 32 höher als man erwarten würde, wären sie ungeimpft geblieben.[28] Die Gefahr erheblicher, potentiell lebenslanger Herzschädigungen wird mit dem immer jüngeren Alter der Impflinge weiter zunehmen, wie auch die Daten der COVID-19 Vaccine Task Force, des Impfstoff-Sicherheitsteams des US-amerikanischen CDC zeigen.[29] Die Task Force verglich die Wahrscheinlichkeit von ungeimpften männlichen Jugendlichen und Erwachsenen, spontan innerhalb einer Woche eine Herzmuskelentzündung zu entwickeln, mit der Rate dieser speziellen Impfnebenwirkung innerhalb desselben Zeitraums nach der Zweitdosis. Grundlage für ihre Berechnungen waren die Daten von mehreren Millionen Personen, die entweder geimpft wurden oder ungeimpft blieben. Wie die folgende Grafik illustriert, war die Wahrscheinlichkeit, eine Herzmuskelentzündung zu entwickeln, um so höher, je jünger die Geimpften waren.

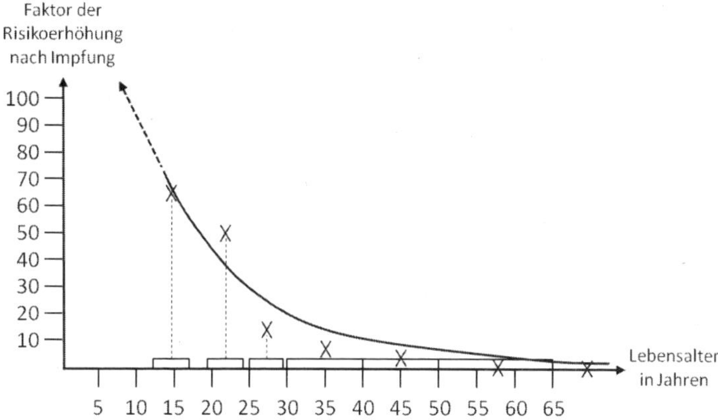

Dieser altersbezogene Zusammenhang wurde auch bei Frauen festgestellt, wenn auch weniger dramatisch. Bei dieser exponentiellen Zunahme ist bei Kindern unter 12 Jahren eine wesentlich höhere Rate an Herzmuskelentzündungen zu erwarten (gestrichelter Pfeil in der Abbildung). Nicht nur aufgrund dieser Erkenntnisse wies Peter Doshi, außerordentlicher Professor an der University der Maryland School of Pharmacy und leitender Redakteur des *Britsh Medical Journal*, auf der öffentlichen Anhörung der FDA mit dem Thema „Notfallzulassung der COVID-19-Impfstoffe zur Verwendung bei Personen im Alter von 12 bis 17 Jahren und bei Kindern unter 12 Jahren" ausdrücklich darauf hin, dass es keinen derartigen Notfall gebe, der eine solche Notfallzulassung rechtfertige.[30] Jedoch nützte sein damaliger Einwand nichts, die Impfdosen für diese Altersgruppe waren schon längst bestellt und die Zulassung nur noch Formsache.

Bis zum 31. Dezember 2021 verzeichnete VAERS weltweit mit 23.854 Fällen an Myo- und Perikarditis, also Herzmuskel- und Herzbeutelentzündungen, eine 411-fache Erhöhung gegenüber dem gesamten Vorjahr mit nur 58 Fällen.[31] Diese 58 Fälle waren durch *alle* im Jahr 2020 weltweit eingesetzten Impfstoffe verursacht worden, als es die COVID-19-Impfstoffe noch nicht gab. Mit anderen Worten: Noch nie gab es einen Impfstoff mit einer solch verheerenden Wirkung auf das Herz. Die folgende Grafik zeigt den gewaltigen Anstieg an Herzentzündungen im Jahr 2021 sowie die Aufschlüsselung nach den jeweiligen Corona-Impfstoff-Herstellern, wobei die Dunkelziffer um über Faktor 100 höher liegen könnte, da laut VAERS, wie schon zuvor erwähnt, vermutlich weniger als ein Prozent aller Impfnebenwirkungen tatsächlich berichtet werden.[32]

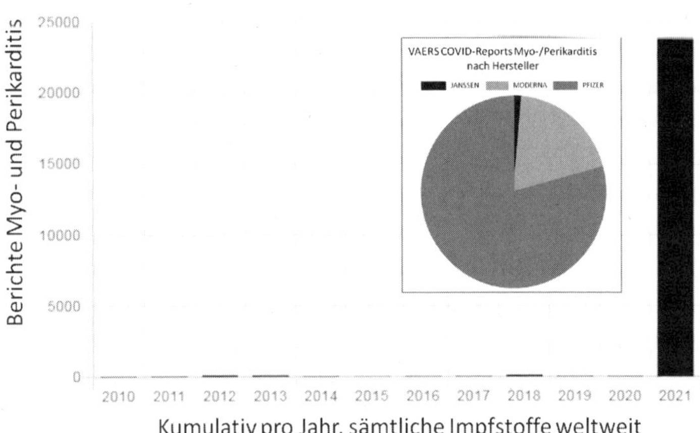

Mit einer Myokarditis ist selbst dann, wenn sie ausgeheilt scheint, auch langfristig nicht zu spaßen. So fassten zwei Experten der Abteilung für Herzkreislauferkrankungen der Mayo Klinik im US-amerikanischen Rochester in ihrem Übersichtsartikel zu Herzmuskelentzündungen bei Kindern ihre Erkenntnisse zusammen: „In einer Studie an 70 Kindern mit akuter Myokarditis wurde berichtet, dass bei 73 Prozent der Patienten diese Krankheit nach 6 Monaten histologisch abgeklungen war und 96 Prozent der Patienten bis zu einem Jahr überlebten [was im Umkehrschluss bedeutet, dass vier Prozent daran verstarben]. Eine andere Studie mit 41 Kindern mit akuter Myokarditis berichtete, dass sich die meisten Patienten [75 Prozent] nach 5 Jahren vollständig erholt hatten, während ein Viertel der Patienten starb oder eine Herztransplantation benötigte. Kinder, die sich nicht vollständig erholen, können eine chronische DCM entwickeln, die bis zu 12 Jahre nach der Diagnose zum Tod oder zur Herztransplantation führen kann."[33] Wirklich genesen ist man demnach erst sehr viele Jahre nach Abklingen der akuten Symptome. DCM steht übrigens für *dilated cardiomyopathy*, zu Deutsch: *dilatative Kardiomyopathie*, und bezeichnet eine krankhafte Erweiterung (Dilatation) des Herzmuskels, besonders der linken Kammer, was einen zunehmenden Verlust der Herzleistung bewirkt. Wir wissen noch nicht, ob sich diese Langzeitproblematik auch bei den Herzmuskelentzündungen aufgrund von Corona-Impfungen entwickeln wird oder ob es sogar noch schlimmer kommt. Dazu fehlen die Daten. Aber wenn jemand behauptet, dass es bei diesen Impfungen keine Langzeitrisiken gebe, ist das schlichtweg eine gewaltige Unwahrheit.

Interessant in diesem Zusammenhang ist daher, dass eine israelische Impf-Studie bezüglich des Pfizer/BioNTech-Impfstoffs an 12- bis 18-jährigen Jugendlichen über gar keine Nebenwirkungen berichtete, und das obwohl sie im renommierten *New England Journal of Medicine* (NEJM) publiziert wurde, das für seine hohe Qualität bekannt ist.[34] Es wurde in dieser Studie jedoch nicht etwa berichtet, dass es keine Nebenwirkungen gegeben hätte, das wäre unmöglich, aber sie wurden entweder schlichtweg nicht erfasst oder einfach ignoriert und von den Herausgebern nicht zur Publikation eingefordert. Dieses Vorgehen, also das Weglassen von wesentlichen Informationen in der wissenschaftlichen Berichterstattung, ist im Prinzip noch fragwürdiger als die ersten Studien der Impfstoffhersteller, wo man Impfnebenwirkungen zwar angab, aber als Kriterium beim Zulassungsverfahren nicht berücksichtigte. Ob „sich die Impfung auf das Risiko auswirkt, schwer zu erkranken, ins Krankenhaus zu müssen oder zu sterben", so ein Begleitbericht zur israelischen NEJM-Studie, der in *Spektrum der Wissenschaft* erschien, „konnten die Wissenschaftler nicht angeben. Solche Fälle seien bei Jugendlichen zu selten."[35] Doch auch hier wieder die Frage: Warum werden Jugendliche überhaupt geimpft? Insbesondere mit Impfstoffen, die völlig neue Eigenschaften haben, wie im Fall der BioNTech/Pfizer- und Moderna-Impfstoffe durch die Verwendung von sogenannten Lipid-Nanopartikeln (LNP).

Eine gehirngängige Verpackung

Nanopartikel haben eine Größe von etwa einem bis einhundert Nanometer und sind unter einem normalen Mikroskop nicht zu erkennen. Mittlerweile werden sie in verschiedenen Bereichen in großem Umfang eingesetzt. Bekannt sind sie zum Beispiel in der Kosmetik, aber auch für diagnostische und immer häufiger auch für therapeutische und medizinische Zwecke werden sie verwendet und sind oft Bestandteil von Medikamenten. Unglücklicherweise sind die physikochemischen Eigenschaften, die Nanopartikel im medizinischen Bereich so hilfreich machen, auch verantwortlich für toxische Effekte, die nahezu unvorhersehbar sind.[36] Treten Nanopartikel ins Gehirn über, ist mit Neurotoxizität in Form von heftigen Entzündungsreaktionen zu rechnen, aber auch mit strukturellen Einflüssen auf die Synapsen und damit auch mit funktionellen, schließlich bilden diese die Hard- *und* die Software unserer Nervenzellen.[37] All dies könnte insbesondere für die LNP gelten, die nicht nur Entzündungen verursachen, sondern speziell dazu entwickelt wurden, die sogenannte Blut-Hirn-Schranke zu passieren, die für die meisten Medikamente eine unüberwindbare Hürde ist.

Das ursprüngliche Ziel dieser Entwicklung war, beispielsweise mit LNP-überzogenen Medikamenten Krebszellen im Gehirn zu erreichen und abzutöten. LNP sind aber auch optimale Transporter von Medikamenten ins Zellinnere, da sie leicht mit Zellen fusionieren und auf diese Weise ihren transportierten Inhalt in diese einschleusen können. Deshalb boten sie sich für die neuartigen mRNA-basierten Corona-Impfstoffe an. Die LNP-Eigenschaft, Entzündungsreaktionen auszulösen, war für die Impfstoffentwicklung kein Nachteil, sondern ein guter Nebeneffekt, denn die Entzündung fördert eine stärkere Immunreaktion, und dies ist durchaus gewollt, da der eigentliche Impfstoff ansonsten für sich alleine oft zu schwach ist, eine Immunisierung zu bewirken.[38] „Diese Nanopartikel“, so ein Fazit einer journalistischen Befragung von Moderna-Mitarbeitern aus dem Jahr 2016, „können jedoch zu gefährlichen Nebenwirkungen führen, vor allem, wenn ein Patient über Monate oder Jahre hinweg wiederholte Dosen einnehmen muss.“[39] Dies bestätigte in demselben Artikel die ungarische Biochemikerin Katalin Karikó, eine Pionierin auf diesem Gebiet, und schon damals als Vizepräsidentin bei BioNTech tätig: „Ich würde sagen, dass mRNA besser für Krankheiten geeignet ist, bei denen eine kurzzeitige Behandlung ausreichend kurativ ist, so dass die durch das Trägermaterial verursachten Toxizitäten weniger wahrscheinlich sind.“ Bei den nur sehr kurz wirksamen mRNA-Impfstoffen gegen Corona kann jedoch nicht von einer kurzzeitigen Behandlung gesprochen werden, es handelt sich vielmehr um eine sich ständig wiederholende und somit chronische Behandlung.

Ihrer ursprünglichen Zielsetzung folgend, erreichen mRNA-Impfstoffe die Zellen unseres Gehirns. Entsprechend berichtet die EMA, dass bei Ratten „geringe Mengen an mRNA in allen untersuchten Geweben außer der Niere nachgewiesen werden konnten. Dazu gehörten Herz-, Lungen-, Hoden- und auch Hirngewebe, was darauf hindeutet, dass die mRNA/LNP-Plattform [sprich der neuartige Impfstoff] die Blut-Hirn-Schranke passierte, wenn auch in sehr geringen Mengen (2-4 Prozent des Plasmaspiegels)“.[40] Wir können also davon ausgehen, dass auch die Gehirnzellen von Geimpften das virale Spike-Protein produzieren und auf ihrer Zelloberfläche präsentieren. Viele Wissenschaftler befürchten deshalb, dass Immunzellen, die normalerweise von Viren infizierte oder krebsartige Zellen abtöten, auch diese mit Impfstoff „infizierten“ Gehirnzellen als Ziel ansehen, das es zu zerstören gilt. Dazu Jacob Wes Ulm, ein kalifornischer Genetiker, Internist und Kinderarzt: „Menschen, die die mRNA-Impfstoffe erhalten, werden ein viel größeres Spektrum an Zellen und Gewebe haben, die für einen zytotoxischen [zelltötenden] Angriff anfällig sind.“ Dies könnte laut Ulm zu Nebenwirkungen führen, „die sich möglicherweise erst nach Jahren manifestieren (mit kumulativen Schäden und chronischer Entzündung).“[41] Auch hier also wieder der Hinweis darauf, dass wir nicht wissen, was Geimpfte langfristig erwartet.

Nach den heutigen Kriterien hat ein Neugeborenes bei einer Lebenserwartung von etwa 100 Jahren, von der bis dahin auszugehen ist, mit etwa 200 Impfungen zu rechnen. Wenn nun jedes Mal etwa zwei bis vier Prozent des Impfstoffs die Blut-Hirn-Schranke passiert, entspräche das über den gesamten Zeitraum in Summe etwa 4 bis 8 Impfungen, die man direkt und komplett in das Gehirn injiziert hätte. Nahezu jede Nervenzelle wäre somit womöglich mehrfach Ziel für zytotoxische Immunzellen. In der Kindheit könnte es dadurch zu Störungen in der mentalen Entwicklung kommen. Durch den weiteren kumulativen Verlust an Hirnzellen wäre im Verlauf des Lebens auch eine Demenzentwicklung nicht auszuschließen. Man muss nur trotz der vielen Impfungen alt genug werden, um dies dann auch zu erleben.

Ein nicht ganz ungefährlicher Inhalt

Das Virusprotein bzw. das virale Spike-Protein, das nach dem Transfer des genetischen Materials (dem Impfstoff) im geimpften Organismus produziert wird, ist auch ohne das restliche virale Erbgut biologisch aktiv. Dies könnte viele der schweren Nebenwirkungen erklären.[42] So wusste man schon von SARS-CoV-1, dem Vorläufer von SARS-CoV-2, dass das Spike-Protein der Corona-Viren den sogenannten ACE2-Rezeptor nutzt, um sich Eintritt in unsere Körperzellen zu verschaffen.[43] ACE2 steht für *Angiotensin-konvertierendes Enzym 2* (englisch *Angiotensin Converting Enzyme 2*). Dieses Protein ist in der Zellmembran vieler Körperzellen zu finden und reguliert dort unter anderem den enzymatischen Um- beziehungsweise Abbau von Angiotensin II. Dies ist ein Hormon, das unter anderem den Blutdruck steigert. Der Angiotensin-II-Abbau via ACE2 führt somit zu einer Blutdrucksenkung. Zu dieser trägt aber auch das dabei einstehende Umbauprodukt, das Angiotensin-(1,7) bei. Dieses besitzt ebenfalls hormonelle Funktionen, die zu denen von Angiotensin II jedoch exakt entgegengesetzt sind. Dazu gehört nicht nur die Blutdruckregulation, sondern auch die Blutgerinnung und die Freisetzung von proentzündlichen Zytokinen (das sind ebenfalls hormonell wirkende Botenstoffe): Angiotensin II erhöht sie, Angiotensin-(1,7) senkt sie.

Das virale Spike-Protein, das nach dem Gentransfer durch Impfung in allen Körperzellen entstehen kann, ist ebenfalls in der Lage, an ACE2 zu binden und dadurch die Konvertierung von Angiotensin II zu Angiotensin-(1,7) zu hemmen. Die Folgen sind ein Blutdruckanstieg, eine Steigerung der Blutgerinnung und eine heftige Entzündungsreaktion.[44] Es kommt aber auch zu einer direkten Schädigung der sogenannten Endothelzellen, die unsere Blutgefäße auf der Innenseite auskleiden, da deren Zellmembran extrem reich ist an ACE2.[45] Dies alles könnte unter anderem erklären, weshalb sich nach Corona-Impfungen Gefäßschädigungen entwickeln können, die mit einer erhöhten Thromboseneigung einhergehen. Dazu gibt es eine Studie des US-amerikanischen Arztes Steven R. Gundry, die in der renommierten Fachzeitschrift *Circulation* erschien mit dem Titel „mRNA-COVID-Impfstoffe erhöhen dramatisch die Entzündungsmarker im Endothel und das ACS-Risiko, gemessen mit dem PULS-Herztest: eine Warnung."[46] ASC steht für *Acute Coronary Syndrome*, zu Deutsch: akutes Koronarsyndrom infolge eines Verschlusses oder hochgradiger Verengung einer Koronararterie bzw. eines Herzkranzgefäßes mit der Gefahr eines Herzinfarkts. Gundry schließt aus seiner Studie, „dass die mRNA-Vakzine die Entzündung des Endothels und die T-Zell-Infiltration des Herzmuskels drastisch erhöht und für die beobachtete Zunahme an Herzmuskelschwächungen, Thrombosen und Erkrankungen der Blutgefäße nach der Impfung verantwortlich sein könnte." Vielleicht ist das eine Erklärung für den zuvor gezeigten, mit dem Impfprogramm korrelierenden Anstieg der Notaufnahmen mit kardiovaskulären Beschwerden.

Eine weitere große gesundheitliche Gefahr geht dadurch vom Spike-Protein aus, dass es nachgewiesenermaßen in den Zellkern gelangt und dort die Intaktheit unseres Erbguts nachteilig beeinflusst. Wohlgemerkt, es ist das Spike-Protein, das dazu in der Lage ist, in den Zellkern zu gelangen, und nicht der Impfstoff, der nur dessen genetische „Bauanleitung“ enthält. Um das eigentliche Problem zu verstehen, muss man wissen, dass unsere Erbinformation aus langen Ketten an Desoxyribonukleinsäure (kurz: DNA, für englisch *Deoxyribonucleic Acid*) besteht und es manchmal zu Kettenbrüchen kommt, die repariert werden müssen, damit die Zelle überlebt. Nun konnte gezeigt werden, dass körpereigene Proteine, die für die Reparatur solcher Bruchstellen zuständig sind, vom Spike-Protein in ihrer Arbeit massiv behindert werden.[47] Entstehen solche Kettenbrüche ungewollt, beispielsweise durch den Einfluss von Sonneneinstrahlung auf die Haut, können durch eine fehlerhafte Reparatur die betroffenen Gene an den Bruchstellen ihre Funktion verändern. Dadurch könnte es vermehrt zu Krebserkrankungen kommen, schließlich haben auch Personen, bei denen dieser Reparaturmechanismus aufgrund einer genetischen Erkrankung nicht funktioniert, beispielsweise häufig Hautkrebs. Aber letztendlich gilt eine erhöhte Krebsgefahr für alle Organe, die durch den Impfstoff „infiziert“ werden.

„Gewollt“ sind solche Kettenbrüche bei der Produktion von Keimzellen, um dann mittels Rekombination und nachfolgender Reparatur des Erbguts die genetische Vielfalt potentieller Nachkommen zu erhöhen. Hier könnten Fehler in der DNA-Reparatur Auswirkungen auf die nächste Generation haben. Aber auch bestimmte Immunzellen rekombinieren mittels solcher Kettenbrüche ihr Erbgut und versetzen sich erst dadurch in die Lage, beispielsweise Rezeptoren gegen Viren zu bilden, also Antikörper oder den sogenannten T-Zell-Rezeptor (dazu mehr im nächsten Kapitel). Erst dadurch ist unser Immunsystem fähig, Viren besser zu erkennen, zu eliminieren und uns dadurch langfristig zu schützen. Dass das Spike-Protein diese Form der Rekombination der Immunzellen blockiert, könnte mit zur Erklärung beitragen, weshalb die Immunität, die ja schließlich auf solchen rekombinierten Rezeptoren beruht, bei Geimpften nicht besonders stark ausfällt und auch nicht lange anhält.

Damoklesschwert der Autoimmunität

Ein sich noch in der Entwicklung befindlicher Organismus reagiert wesentlich empfindlicher auf äußere Einflüsse als ein ausgereifter. Das gilt insbesondere für das Immunsystem. So wurde gezeigt, dass der Pfizer/BioNTech-Impfstoff sowohl die adaptive als auch die angeborene Immunantwort auf komplexe Weise funktionell umprogrammiert.[48] Was dies langfristig für geimpfte Säuglinge, Kinder und Jugendliche letztendlich bedeutet, weiß derzeit noch niemand, weil es niemand wissen kann. Dazu gibt es überhaupt keine Studien. Deshalb warnte meines Erachtens schon im Oktober 2021 der promovierte Informationstechniker Frank W. Haubold zurecht: „Vor diesem Hintergrund halte ich es für extrem verantwortungslos (und das ist noch die freundlichste Bezeichnung), Kinder und Jugendliche ohne die Spur einer medizinischen Notwendigkeit den potentiellen Gefahren einer nicht langzeiterprobten Impfung auszusetzen, wie es die Politik samt angeschlossener Medien und willfähriger „Experten" derzeit vorhaben. Wer sein Kind nur aufgrund des gesellschaftlichen Anpassungsdrucks und eigener Bequemlichkeit gegen eine Krankheit impfen lässt, die es zu 99,9 % gar nicht bekommen kann, könnte es eines Tages bitter bereuen."[49]

Dieser Tag ließ nicht lange auf sich warten. Es häufen sich, wie wir gleich ausführlicher besprechen werden, viele besorgniserregende Hinweise auf eine durch den Impfstoff verursachte Autoimmunität (dazu gleich mehr). Das war auch nicht anders zu erwarten gewesen, schließlich basiert das Konzept der neuen m-RNA-Impfstoffe auf der Idee, unsere Körperzellen mit neuartiger genetischer Information zu infizieren, wodurch sie selbst in eine Art Virus mit völlig unnatürlichen Spikes auf ihrer Zelloberfläche transformiert werden. Unser Immunsystem soll infolgedessen unsere eigenen Zellen als fremd betrachten und angreifen, um dadurch Immunität gegen Corona zu entwickeln. Kreuzreaktionen mit anderen Proteinen auf der Zelloberfläche sind zwar nicht beabsichtigt, aber jederzeit möglich und umso wahrscheinlicher, wenn durch die LNP sowie durch das Andocken des Spike-Proteins an den antientzündlichen ACE2 eine heftige Entzündungsreaktion hervorgerufen wird. All dies kann dazu führen, dass Antikörper, die unsere Immunzellen gegen das auf der Zelloberfläche präsentierte Spike-Protein entwickeln soll, im Eifer des Gefechts nicht so akkurat wie nötig lernen, zwischen dem Virus-Antigen (Spike) und Gewebe-Antigenen (körpereigene Strukturen) zu unterscheiden. Dann werden auch Teile des eigenen Körpers als fremd betrachtet und in der Regel lebenslang vom eigenen Immunsystem angegriffen.

Eine solche Fehlreaktion kennt man beispielsweise von der Multiplen Sklerose (MS). Bei dieser Autoimmunkrankheit attackiert das Immunsystem die Umhüllungen der Nervenzellfortsätze, die für eine schnelle Reizleitung essentiell sind. Eine bekannte Ursache der MS ist eine Kreuzreaktion von Antikörpern, die eigentlich ausschließlich gegen ein virales Herpes-Protein gerichtet sein sollten, gegen Gewebe-Antigene dieser Nervenzell-Umhüllungen.[50] Nun konnten US-amerikanische Forscher zeigen, dass 21 der 50 von ihnen untersuchten Gewebe-Antigenen, die bekanntermaßen Angriffsziele bei verschiedenen weiteren Autoimmunkrankheiten des Menschen sind, mäßige bis starke Reaktionen mit Antikörpern aufwiesen, die gegen SARS-CoV-2 gerichtet sind.[51] Antikörper, die unser Immunsystem gegen das Corona-Virus entwickelt, neigen also dazu, auch körpereigene Strukturen anzugreifen bzw. mit diesen kreuzzureagieren. Laut den Autoren besteht damit ein hinreichend starker Hinweis auf die Gefahr der Entwicklung einer Autoimmunität, wie beispielsweise gegen das Bindegewebe sowie das Herz-Kreislauf-, Magen-Darm- oder Nervensystem. Sie warnen daher vor der derzeit stattfindenden Massenimpfung, die schließlich genau das Entstehen von SARS-CoV-2-Antikörpern zum Ziel hat: „Wir leben in kritischen Zeiten, in denen sich die Welt möglicherweise auf die sehr reale Möglichkeit zubewegt, Immunpässe [also die Pässe der Genesenen und Geimpften] zu verlangen, die durch eine vorherige Infektion mit SARS-CoV-2 oder eine Impfung erworben wurden, bevor man reisen oder vielleicht sogar arbeiten darf. [...] Die Förderung und Umsetzung eines solch aggressiven „Immunpass"-Programms auf der ganzen Welt ohne gründliche und sorgfältige Sicherheitsstudien könnte der Menschheit einen enormen Preis in Form einer weiteren Epidemie aufbürden, dieses Mal eine steigende Flut von Autoimmunkrankheiten und das damit verbundene jahrelange Leiden." Hinweise darauf, dass nicht nur virale Infekte, sondern auch Impfungen zu Autoimmunkrankheiten führen können, gibt es übrigens schon lange. Sie werden in Verbindung gebracht mit der Narkolepsie (Neigung zu Schlafattacken), dem Guillain-Barré-Syndrom (potenziell lebensbedrohliche Autoimmunerkrankung des peripheren, motorischen Nervensystems), der Multiplen Sklerose, dem systemischen Lupus erythematodes (schubförmig verlaufende Autoimmunerkrankung des Bindegewebes) oder dem posturalen orthostatischen Tachykardie-Syndrom (Störungen der Herzschlagfrequenz).[52] Zwei italienische Forscher schreiben deshalb in ihrem Übersichtsartikel mit dem Titel „Kann Autoimmunität durch Impfung hervorgerufen werden?", dass folgende Autoimmunreaktionen als zuverlässig mit einer Impfung in Verbindung stehend gelten: das Guillain-Barré-Syndrom nach der Schweinegrippe-Impfung von 1976, Immunthrombozytopenie nach der Masern-/Mumps-/Röteln-Impfung und die Myoperikarditis nach der Pockenimpfung.[53] Das sind alles Symptomatiken, die jetzt im Zusammenhang mit den neuen Corona-Impfstoffen ebenfalls mit erschreckender Häufigkeit berichtet werden. Die renommierte italienische Rheumatologin Rossella Talotta gab deshalb in einem offenen Brief an den Herausgeber des Fachmagazins *Clinical Immunology* zu bedenken, „dass zumindest Personen mit einem gestörten Immunsystem den COVID-19-mRNA-Impfstoff nur dann erhalten sollten, wenn die Vorteile dieses Ansatzes die Risiken eindeutig überwiegen, und dies auch nur nach einer sorgfältigen Bewertung von Fall zu Fall".[54]

Zu einem großen und stetig wachsenden Personenkreis mit einem derart gestörten Immunsystem gehören zum Beispiel Rheumatiker. Als israelische Mediziner die Wirksamkeit des Pfizer/BioNTech-Impfstoffes bei 670 Patienten mit rheumatischen Autoimmunerkrankungen untersuchten, stellten sie erwartungsgemäß fest, dass deren Behandlung mit Immunsuppressiva die Wirksamkeit der Impfung deutlich mindert.[55] Immunsuppressiva sind Substanzen, welche die Funktionen des Immunsystems hemmen. Sie werden bei Autoimmunkrankheiten eingesetzt, um das Fortschreiten der Selbstzerstörung durch das eigene Immunsystem aufzuhalten. Doch die verminderte Immunität gegen Corona unter Immunsuppressiva-Therapie war nicht das einzige Problem, das man bei den Rheumatikern entdeckte. Während es in der 121 Personen umfassenden Kontrollgruppe, die nur einen Scheinimpfstoff (Placebo) erhielt, keine schwerwiegenden unerwünschten Ereignisse gab, kam es in der Gruppe der Geimpften in zwei Fällen zu einer Entzündung der mittleren Augenhaut (Uveitis), was zu einem Grünen Star (Glaukom) oder Grauen Star (Linsentrübung) führen kann. Neben einigen weiteren unerwünschten Wirkungen der Impfung gab es einen

Fall von Perikarditis (Herzbeutelentzündung) und sechs Fälle (etwa ein Prozent) von Herpes Zoster (Gürtelrose). Insbesondere Herpes Zoster zeugt von einem stark angegriffenen und dadurch erschöpften Immunsystem. (Es ist daher ein großes Glück für die Menschheit, dass gegen diese schwere Nebenwirkung der Corona-Impfstoffe ein weiterer mRNA-Impfstoff bei Pfizer/BioNTech in der Entwicklung ist – vielleicht wird man dann in Zukunft alle drei Monate gleich doppelt geimpft.[56]) Es starben auch eine Patientin und ein Patient nach der zweiten Impfstoffdosis. Die Patientin erlag einer blitzartig und heftig verlaufenden Entzündung der Blutgefäße der Haut mit massiven Blutungen und einer darauffolgenden Sepsis (Blutvergiftung). Der Patient starb an einem Herzinfarkt, allerdings nach entsprechender Vorgeschichte. Wenn man bedenkt, dass allein in Deutschland etwa 1,5 Millionen[57] Menschen an Rheuma leiden und dennoch auf der Impfliste stehen, und nur einer der beiden Todesfälle, also einer von 670, tatsächlich Folge der Impfung war, wären hochgerechnet allein aus diesem Personenkreis mit fast zweieinhalbtausend Todesfällen zu rechnen, und dies halbjährlich mit jeder Impfwelle – von den vielen anderen Autoimmunkrankheiten ganz zu schweigen.

Autoimmunreaktionen sind übrigens nicht so selten, wie man uns glauben machen möchte. So musste AstraZeneca nach Rücksprache mit den Behörden im April 2021 einen sogenannten Rote-Hand-Brief zusammen mit ihrem COVID-19-Impfstoff *Vaxzevria* an Ärzte und Apotheker verschicken. Mithilfe des Rote-Hand-Briefes werden Fachkreise über neu erkannte, bedeutende Arzneimittelrisiken sowie über Maßnahmen zu ihrer Minderung informiert. In AstraZenecas Rote-Hand-Brief heißt es: „Ein kausaler Zusammenhang zwischen Impfungen mit *Vaxzevria* und dem Auftreten von Thrombosen in Kombination mit Thrombozytopenie [Mangel an Thrombozyten (Blutplättchen) im Blut] wird als plausibel angesehen.“[58] Das ist äußerst problematisch, denn Blutplättchen sind für die Blutgerinnung essentiell. Basierend auf Daten aus klinischen Studien wurde das Auftreten einer Thrombozytopenie infolge von sogenannten Auto-Antikörpern, also von Antikörpern, die als unerwünschte Impfreaktion gegen körpereigene Proteine gebildet werden, als „häufig“ eingestuft. „Häufig“ bedeutet bei Medikamentennebenwirkungen, dass immerhin bis zu zehn Prozent der Behandelten von dieser Autoimmunreaktion und einem chronischen Mangel an Blutplättchen betroffen sein können. Doch ein solches gegen Blutplättchen gerichtetes Autoimmun-Phänomen ist nicht nur ein Problem des AstraZeneca-Impfstoffs. So häuften sich in Israel, wo ausschließlich der Pfizer/BioNTech Impfstoff verabreicht wird, Fälle der thrombotisch-thrombozytopenischen Purpura (TTP), einer schweren Erkrankung, bei der sich im ganzen Körper kleine Blutgerinnsel bilden. Diese blockieren die Blutversorgung lebenswichtiger Organe wie beispielsweise des Gehirns, des Herzens oder der Nieren. „Wir haben in einem Monat so viele Fälle wie normalerweise in einem ganzen Jahr, und das ist nicht logisch“, sagte Dorit Blickstein, Hämatologin am Shamir Medical Center, Zerifin, Israel, „also begannen wir zu fragen, was alle Patienten gemeinsam hatten. Und es stellte sich heraus, dass alle innerhalb eines Zeitraums von 5 bis 28 Tagen den [einzigen] in Israel akzeptierten und existierenden Coronavirus-Impfstoff erhalten hatten.“[59] Inzwischen haben sie und einige Kollegen vier solche Fälle exemplarisch analysiert und publiziert.[60] Im Schnitt waren die Patienten gerade einmal 33 Jahre alt, was, ähnlich wie bei der Myokarditis, dafür sprechen könnte, dass vor allem junge Immunsysteme zu heftigeren unerwünschten Reaktionen neigen.

Das zunehmende Risiko einer Autoimmun-Thrombophilie, die sehr wahrscheinlich auch Ursache der TTP nach der COVID-19-Impfung ist, könnte auch die steigende Anzahl der Fälle von Thrombosen erklären, so das Fazit einer Übersichtsstudie mit dem passenden Untertitel „The straw that breaks the camel's back?"[61] Frei übersetzt: Der Tropfen, der das Fass zum Überlaufen bringt? *Thrombophilie* (von altgriechisch *thrombos*, Klumpen und *phileein*, lieben) bezeichnet die Neigung Thrombosen zu entwickeln. Diese kann genetisch oder durch eine Autoimmunkrankheit bedingt sein. Die veränderten Eigenschaften von Blutzellen, Blutplasma, Blutströmung und/oder Gefäßwänden führt zu Gefäßverschlüssen. Geschieht dies beispielweise im Gehirn, führt dies zu Hirninfarkten.

Eine weitere chronische Erkrankung, die in Zusammenhang mit der COVID-19-Impfung gebracht wurde, ist der Morbus Basedow, eine durch Autoimmunität verursachte Überfunktion der Schilddrüsen. Es wurde belegt, dass sich diese Erkrankung, falls sie bereits vor einer COVID-19-Impfung bestand, verschlimmern kann.[62] Erste Fallstudien weisen aber auch darauf hin, dass sie durch eine COVID-19-Impfung verursacht werden kann.[63] Zwei mexikanische Forscher, die diesen Zusammenhang als erste belegten, schrieben dazu in ihrer Arbeit: „Es wurde gezeigt, dass Impfstoffe eine Immunantwort auslösen, die zu einem breiten Spektrum von Autoimmunerkrankungen führt, dazu gehören auch autoimmune Schilddrüsenerkrankungen. Unsere Patienten erfüllten dafür die diagnostischen Kriterien; sie wurden einem Impfstoff ausgesetzt und entwickelten innerhalb weniger Tage klinische Manifestationen einer Schilddrüsenüberfunktion mit dem Auftreten von Antikörpern gegen die Schilddrüse, obwohl sie vor der Impfung gesund waren."[64] Mitte August 2021 berichtete die EMA in ihrem monatlichen Sicherheitsupdate über weitere unerwünschte Wirkungen der mRNA-Impfstoffe.[65] Es handelte sich dieses Mal um eine akute entzündliche Hautreaktion, das sogenannte Erythema multiforme, sowie um die beiden Nierenerkrankungen Glomerulonephritis und nephrotisches Syndrom. Alle drei Erkrankungen werden mit Autoimmunphänomenen in Verbindung gebracht. Zerstörte Nieren – entweder infolge eines direkten Angriffs des eigenen Immunsystems (nephrotisches Syndrom) oder indirekt durch Verstopfen ihrer Filter durch Immunkomplexe (Glomerulonephritis) aufgrund anderer Autoimmunprozesse fernab – sind somit ein weiteres gesundheitliches Langzeitrisiko des Impfens.

Um Impfunwilligen dennoch die Angst vor der Vielzahl verschiedener Autoimmunkrankheiten als Impfnebenwirkungen und den in der Regel damit einhergehenden katastrophalen Langzeitfolgen zu nehmen, erklärte der Biochemie-Professor Klaus Cichutek, Chef des Paul-Ehrlich-Instituts, am 20. Oktober 2021 gegenüber dem ZDF: „Langzeit-Nebenwirkungen, die erst nach Jahren auftreten, sind bei Impfstoffen generell nicht bekannt".[66] Das ist eine geschickte, wenn auch irreführende Formulierung, denn gemeinhin ist eine „Langzeitnebenwirkung" bzw. ein „Langzeitschaden" nicht etwas, das erst lange Zeit nach einer Maßnahme wie einer Impfung auftritt. Langzeitschäden sind Schäden, die zeitgleich oder kurz danach auftreten, aber dann eben jahrelang, eventuell sogar lebenslang bestehen oder bei Krankheiten wie einer Autoimmunität sogar lebenslang immer weiter voranschreiten können. Entsprechend schreibt Petra Falb, Gutachterin in der Zulassung für Impfstoffe beim österreichischen Bundesamt für Sicherheit im Gesundheitswesen, dass es bei manchen Impfungen in seltenen Fällen durchaus zu jahrelangen Impfschäden gekommen sei. „Wenn beispielsweise früher eine Pockenimpfung eine Gehirnentzündung auslöste, konnte das dauerhafte Schäden hinterlassen. Doch die Gehirnentzündung selbst war relativ schnell nach der Impfung aufgetreten."[67]

Impfbedingte Infektionsverstärkung

Geimpfte bieten den Nährboden für neue Virus-Varianten, die aufgrund evolutionsbiologischer Gesetzmäßigkeiten unweigerlich darauf selektiert werden, um deren Impfschutz zu umgehen. Bei einer kompletten Durchimpfung haben nur noch diese Varianten die Möglichkeit, sich weiter auszubreiten. Die Impfung erzeugt aber nicht nur Varianten, die den Impfschutz umgehen, sie könnte auch zur „Züchtung" von noch weitaus gefährlicheren Mutationen führen, die eine besondere Konsequenz des Impfens für ihre Zwecke nutzen. Um dies zu verstehen muss man wissen, dass bei einer Immunisierung nicht nur neutralisierende Antikörper entstehen, die das Virus eindämmen und helfen, es zu vernichten. Es können auch sogenannte „infektionsverstärkende Antikörper" gebildet werden, die das Virus vor einem Zugriff des Immunsystems schützen. Infektionsverstärkende Antikörper hemmen somit nicht die Vermehrung des Virus, wie es neutralisierende Antikörper tun, sondern fördern sie sogar und können so zu einem gewaltigen Problem für Geimpfte werden. Wissenschaftlich bezeichnet man diesen Effekt der Infektionsverstärkung als *Antibody-Dependent Enhancement* (ADE).[68] Das ADE war Ursache für das Scheitern früherer Impfstoffprogramme, wie zum Beispiel gegen das Respiratorische Syncytial-Virus oder das Dengue-Virus.[69] Es verhinderte aber auch schon die klinische Entwicklung von Impfstoffen gegen die Vorläufer von COVID-19, wie das Schwere Akute Respiratorische Syndrom (ausgelöst durch SARS-CoV-1) oder das im Mittleren Osten aufgetretene Respiratorische Syndrom (ausgelöst durch MERS-CoV). Hier hatten die experimentellen Impfstoffe in Tiermodellen ADE ausgelöst.[70] Dass sich ADE auch beim SARS-CoV-2-Impfprogramm entwickeln kann, hatte man schon vor Beginn der ersten klinischen Studien gewusst, aber bewusst in Kauf genommen, so das Fazit eines Berichts der *Coalition for Epidemic Preparedness Innovations* (CEPI), einer weltweit agierenden, öffentlich-privaten Partnerschaft zwischen Regierungen, WHO, EU-Kommission, Impfstoff-Industrie und privaten Geldgebern: „Die Sachverständigengruppe ist der Ansicht, dass der Nachweis einer gewissen Krankheitsverstärkung [ADE] durch einen Impfstoffkandidaten nach einer viralen Provokation in Tiermodellen nicht zwangsläufig ein No-Go-Signal für die Entscheidung darstellen sollte, ob frühe Versuche zur klinischen Entwicklung eines COVID-19-Impfstoffs durchgeführt werden sollen."[71] Höchst problematische Ergebnisse aus Tierversuchen waren somit kein Hinderungsgrund, die Impfstoffe am Menschen zu testen.

Glücklicherweise zeigten infektionsverstärkende Antikörper eine geringere Affinität (Anziehungskraft) als die neutralisierenden Antikörper für den ursprünglichen Wuhan-Stamm des Corona-Virus.[72] Wäre es umgekehrt gewesen, wäre das Impfprogram (möglicherweise) sofort gescheitert. Doch seither wurde der Wuhan-Stamm völlig durch andere Varianten ersetzt, allen voran durch Delta, wobei diese Variante womöglich sehr bald durch Omikron (Stand Januar 2022) überflügelt werden wird. Schon die Delta-Variante stellte das Verhältnis der Affinitäten auf den Kopf, wie man in einer Studie herausfand. „Im Falle der Delta-Variante haben die neutralisierenden Antikörper eine geringere Affinität für das Spike-Protein, während die infektionsverstärkenden Antikörper eine auffallend höhere Affinität aufweisen", so die Autoren der Studie. Und weiter: „Daher kann ADE ein Problem für Personen darstellen, die Impfstoffe auf der Grundlage der ursprünglichen Spike-Sequenz des Wuhan-Stamms erhalten.»[73] Und das waren, jedenfalls bis zum Zeitpunkt des Schreibens dieses Buches im Januar 2022, immer noch alle Geimpften. Die Forscher forderten aufgrund ihrer Erkenntnisse, dass „unter diesen Umständen Impfstoffe der zweiten Generation mit Spike-Protein-Formulierungen in Betracht gezogen werden sollten, denen strukturell konservierte ADE-bezogene Epitope fehlen". Epitope sind der Teil eines Virus, den unser Immunsystem als fremd erkennt und gegen den es effizient Antikörper entwickelt; manche dieser Epitope favorisieren die Entstehung der infektionsverstärkenden Antikörper. Offensichtlich hatten die Entwickler der Impfstoffe „der ersten Generation" diese Gefahr nicht berücksichtigt bzw. beseitigt.

Die Eigenschaft der Delta-Variante – eine höhere Affinität zu den infektionsverstärkenden Antikörpern zu besitzen bei gleichzeitig geringerer Affinität zu den neutralisierenden Antikörpern – könnte nun zwei beunruhigende Phänomene erklären: Erstens entdeckten Wissenschaftler der Clinical Research Group der renommierten Oxford University bei Impfdurchbrüchen mit der Delta-Variante im Juni 2021 eine über 250-fach höhere Viruslast und damit Infektiosität gegenüber der Viruslast mit früheren Virus-Varianten, als es noch keine Impfung gab.[74] Zweitens hielten Infektionen mit der Delta-Variante mit bis zu 33 Tagen auch wesentlich länger an, als man es noch vom Wuhan-Stamm kannte. Auf diese besondere Problematik der Geimpften wies Dr. Jens-Peter Keil vom Dietrich-Bonhoeffer-Klinikum am 23. November 2021 in einem Interview mit dem *NDR* hin: „Wir sehen dieselbe Entwicklung wie im letzten Jahr, das Problem ist eigentlich eher, dass auch inzwischen viele Geimpfte positiv werden. Und diese Geimpften haben auch einen deutlich längeren Krankenhausbehandlungsbedarf."[75] Das erhöht die Herausforderung für die Kliniken, denn ein längerer Behandlungsbedarf erhöht die Auslastung, zumal die Zahl an infizierten Geimpften steigt.

Sorge bereiten mir zukünftige Veränderungen im Spike-Protein, die zu Virus-Varianten führen, die eine noch höhere Affinität zu den infektionsverstärkenden Antikörpern der Geimpften besitzen als Delta. Für Omikron fehlen dazu noch die Informationen. Doch aufgrund der extrem hohen Zahl an Veränderungen, die diese Variante im Spike-Protein besitzt, wodurch sie den Impfschutz umgeht, und weil sich Omikron in Geimpften sogar erheblich „wohler" fühlt als in Ungeimpften (siehe Kapitel 2), lautet für mich die Frage deshalb längst nicht mehr: „Wird es sie geben?", sondern eigentlich nur noch: „Wann ist es soweit?" oder vielleicht sogar: „Ist es schon passiert?" Schon jetzt haben Geimpfte mit Omikron ein gewaltiges Problem. Treten gefährlichere Varianten mit einer ADE-Eigenschaft auf, könnte es möglicherweise schnell tödlich enden – zumindest machte sich die politische Führung in Israel schon am 11. November 2021 für diesen Ernstfall bereit, wie die internationale Nachrichtenagentur *Reuters* berichtete.[76] Danach verschanzten sich der israelische Ministerpräsident Naftali Bennett und hochrangige Mitarbeiter in einem nuklearen Kommandobunker, um den Ausbruch einer – zwar fiktiven, aber durchaus möglichen – impfstoffresistenten COVID-19-Variante zu simulieren. Eine solche Eventualität bezeichneten sie als „den nächsten Krieg". Bennett erklärte dazu, dass man ihn über die spezifischen Szenarien der schon in die Dezemberferien des laufenden Jahres projizierten, imaginären zehnwöchigen Krise, im Unklaren gelassen hatte, um die Herausforderung der eintägigen Übung zu erhöhen. Man gab der neuen Corona-Variante den letzten Buchstaben im griechischen Alphabet: „Omega". Dies vielleicht, um sich besser in eine für das Pandemie-Kriegsspiel passende, apokalyptische Endzeitstimmung versetzen zu können, denn an dieser für die Menschheit möglicherweise letzten COVID-19-Variante würden dann auch Kinder erkranken, die von den bisherigen Varianten weitgehend verschont geblieben waren. Bennetts Fazit: „Die wichtigste Lektion ist: Schnell handeln, hart handeln." Das Waffenarsenal reiche von Schul- bis zu Grenzschließungen und von Quarantäne bis zu den schon bekannten Lockdowns, schrieb *DerStandard*, und dass

Bennett seine Erkenntnisse ausgewählten Amtskollegen verraten wolle – darunter Großbritanniens Premier Boris Johnson.[77]

Die Angst der politischen Elite vor Corona-Varianten, die sich bei Geimpften entwickeln und die sich mit ADE die möglicherweise gefährlichste Schwäche des Impfprogramms zunutze machen, ist nachvollziehbar und meines Erachtens berechtigt. Deshalb wäre die wichtigste Lektion beim Handeln, dem gesamten Impfprogramm weltweit schnell und hart ein Ende zu setzen. Dann bliebe wenigstens zu hoffen, dass sich die infektionsverstärkenden Antikörper genauso schnell abbauen würden wie diejenigen, die Geimpfte möglicherweise für kurze Zeit schützen.

Impftote sind unerwünscht

Die ersten Todesfälle nach Impfung, die die Welt im Februar 2021 aufhorchen ließen, waren 23 ältere Personen in Norwegen.[78] Obwohl sie zur ersten Zielgruppe der Impfung gehörten, weil sie als besonders vulnerabel galten, starben sie kurz nach Verabreichung des COVID-19-Impfstoffs von Pfizer/BioNTech. Bei der sofort durch die norwegische Arzneimittelbehörde NOMA (für *Norwegian Medicines Agency*) durchgeführten Untersuchung der Toten kam man zu dem Schluss, dass bei den älteren Impflingen unerwünschte Nebenwirkungen wie Fieber, Erbrechen und Durchfall zum tödlichen Ausgang beigetragen haben könnten. Die Verstorbenen hatte man als gebrechlich eingestuft. Deshalb gab es laut Steinar Madsen, dem medizinischen Direktor der NOMA, keinen sicheren Zusammenhang zwischen diesen Todesfällen und dem Impfstoff: „Es handelt sich um sehr seltene Vorkommnisse, und sie traten bei sehr gebrechlichen Patienten mit sehr schweren Erkrankungen auf. Wir fordern nun die Ärzte auf, die Impfung fortzusetzen, aber sehr kranke Menschen, deren Grunderkrankung durch die Impfung verschlimmert werden könnte, zusätzlich zu untersuchen."[79] Das heißt, wenn jemand, der Vorerkrankungen hat, infolge der Impfung stirbt, diese sozusagen nur das berüchtigte Fass zum Überlaufen brachte, wird die Impfung nicht als Todesursache betrachtet. Wenn ich also einen älteren Menschen, der ein schwaches Herz hat, erschrecke oder ihn eine Treppe hochscheuche, und dieser daraufhin einen tödlichen Herzinfarkt erleidet, wäre dies entsprechend dieser neuen „Impflogik" nicht meiner Aktion geschuldet, sondern rein auf die Grunderkrankung zurückzuführen. Das ist völlig anders bei einer Corona-Infektion, bei der man auch ohne COVID-Symptomatik als *an* bzw. *mit* Corona verstorben gilt, unabhängig von Vorerkrankungen oder der womöglich tatsächlichen Todesursache. So kommt es zu einer Überschätzung der Gefährlichkeit von Corona und zugleich zu einer Unterschätzung der Gefährlichkeit der Impfung, was den Impfstoffherstellern und -verkäufern in die Hände spielt. So sieht das wohl auch Pfizer in der Stellungnahme zu den norwegischen Impftoten: „Pfizer und BioNTech sind die gemeldeten Todesfälle nach Verabreichung von BNT162b2 bekannt. Die norwegischen Behörden haben die Immunisierung von Pflegeheimbewohnern priorisiert, bei denen es sich zumeist um sehr alte Menschen mit Grunderkrankungen handelt, von denen einige unheilbar krank sind. Die NOMA bestätigt, dass die Zahl der bisherigen Vorfälle nicht alarmierend ist und den Erwartungen entspricht."[80]

Welch ein Zynismus, auch wenn man bedenkt, dass wir aufgefordert werden, unsere Kinder, von Teenagern bis hin zu Neugeborenen, einem Impfrisiko auszusetzen, um die betagten Menschen in Pflegeheimen vor COVID-19 zu bewahren (Omikron ist sicherlich kein ausreichender Grund dafür). Bei jeder Chemotherapie hofft man, durch die Behandlung noch ein paar Tage, Wochen oder Monate mehr an Lebenszeit zu gewinnen, auch wenn man schon unheilbar an Krebs erkrankt ist. Bei der Impfung scheint es aber völlig in Ordnung zu sein, wenn sie die Lebenszeit verkürzt, solange es in einem statistisch akzeptablen und weitgehend unauffälligen Umfang stattfindet. Doch die Zahlen *wurden* statistisch auffällig. So verzeichnete die WHO schon im Juli 2021 etwa 4,1 Tote auf eine Million gegen das Corona-Virus geimpfte Personen. Damit waren es überproportional viele im Vergleich zu Polio mit nur 0,212 Impftoten pro eine Million Geimpfter oder zu Tuberkulose mit sogar nur 0,03 Impftoten pro eine Million Geimpfter.[81] Eine Impfung gegen Corona war somit bisher 19-mal tödlicher als eine Impfung gegen Polio und 137-mal tödlicher als gegen Tuberkulose. „Bisher" deshalb, weil diese Zahlen erst die Auswirkungen nach der zweiten Impfung repräsentieren, aber auch deshalb, weil Impftote aufgrund der vielen Langzeitfolgen wahrscheinlich erst nach einiger Zeit zu beklagen sein werden.

Wie viele an der Impfung gestorben sind und noch sterben werden, wird die Welt vielleicht nie erfahren, denn aufseiten der Pharmaindustrie und der Politik, also der Impfstoffhersteller und Impfstoffverkäufer, besteht kein Interesse, Todesfälle in Zusammenhang mit der Corona-Impfung als solche zu deklarieren oder sie zumindest zu untersuchen. Aufgrund dessen befürchtet Prof. Peter Schirmacher, Chefpathologe an der Heidelberger Universität, dass die Dunkelziffer an Menschen, die wegen einer Corona-Impfung sterben, höher sein könnte als angenommen.[82] Dafür gibt es viele Gründe. So könnte es laut Schirmacher passieren, dass der leichenschauende Arzt keinen Kontext mit der Impfung herstellt, einen natürlichen Tod bescheinigt und der Verstorbene ohne Obduktion beerdigt wird. Oder, so Schirmacher, bescheinigt er zwar eine unklare Todesart, doch weil die Staatsanwaltschaft kein Fremdverschulden sieht, gibt sie die Leiche ohne Obduktion zur Bestattung frei.[83] Doch schon aus wissenschaftlichen Gründen wäre es wichtig, genau abzuklären, wie viele Todesfälle ursächlich mit der Impfung in Verbindung stehen. Zudem seien, so Schirmacher, gerade bei der Corona-Impfung langfristige Folgeprobleme aufgrund einer gestörten Blutgerinnung oder Autoimmunreaktion zu beachten, die sich durchaus auch langfristig tödlich auswirken könnten. In Heidelberg hatte man, als Schirmacher sich zu dieser Problematik äußerte, bereits mehr als 40 Menschen obduziert, die binnen zwei Wochen nach einer Impfung verstorben waren. Etwa 30 bis 40 Prozent dieser Todesfälle seien auf die Impfung zurückzuführen gewesen. Laut Schirmacher würde somit die Häufigkeit tödlicher Impffolgen deutlich unterschätzt – eine Ansicht, die ihm viel Groll einbrachte aus Lagern, die direkt oder indirekt vom Impfprogramm profitieren.

Eine wissenschaftlich publizierte Post-Mortem-Untersuchung an 18 Personen, die entweder am Tag der Impfung oder ebenfalls bis zwei Wochen danach verstorben waren, bestätigte Schirmachers Befunde.[84] Laut der Studie starben zwei Personen „sehr wahrscheinlich" an der Impfung (11 Prozent) und weitere zwei (11 Prozent) „möglicherweise" aufgrund der Impfung. Nur in weiteren zwei der 18 Fälle (11 Prozent) hielten die Forscher einen Zusammenhang für „sehr unwahrscheinlich". Bei den restlichen 12 Fällen (67 Prozent) konnten sie zwar „keinen Beweis" für einen Zusammenhang mit der Impfung finden, einen solchen aber auch nicht ausschließen. In den meisten Fällen ging die Todesursache vom Herzkreislaufsystem aus. Es handelte sich um Herzinfarkte, Thrombosen, massive Blutungen oder Herzmuskelentzündungen, und damit um die typischen unerwünschten Nebenwirkungen der Corona-Impfungen. Das jüngste „sehr wahrscheinliche" Impf-Todesopfer, das im Rahmen der Studie obduziert wurde, starb an massiven Hirnblutungen und war gerade einmal 32 Jahre alt. Dabei liegt laut den Daten des zuvor genannten *Meta-Research Innovation Center* in der Altersgruppe von 30 bis 39 Jahren die Sterberate nach Infektion bei nur 0,031 Prozent und ist damit denkbar gering, zumal es im Einzelfall, wie am Anfang dieses Kapitels besprochen, vielleicht nie zu einer Infektion gekommen wäre.[85] Beim Impfen ist man alle sechs Monat, in Zukunft vielleicht sogar alle drei Monate (Stand Januar 2022), einem Risiko ausgesetzt, was zu berücksichtigen wäre, wollte man Impf- und Infektionsrisiken tatsächlich ernsthaft vergleichen. Auch Hirnvenenthrombosen bei Frauen werden immer häufiger in wissenschaftlichen Journalen berichtet. Eine Übersichtsarbeit, die Anfang August 2021 publiziert wurde, errechnete eine 39-prozentige Mortalitätsrate bei den 49 öffentlich gemachten Fällen.[86]

Was das Corona-Virus nicht schaffte, nämlich für eine Übersterblichkeit zu sorgen, gelang möglicherweise dem Impfprogramm. Es kam seit dessen Beginn nämlich nicht nur, wie zuvor gezeigt, zu einer signifikanten Erhöhung an Notfällen im Bereich des Herzkreislauf- und Nervensystems, sondern auch gegenüber den vier Vorjahren zu einer zunehmenden Übersterblichkeit in Deutschland, wie die folgende Grafik für das Jahr 2021 illustriert.[87]

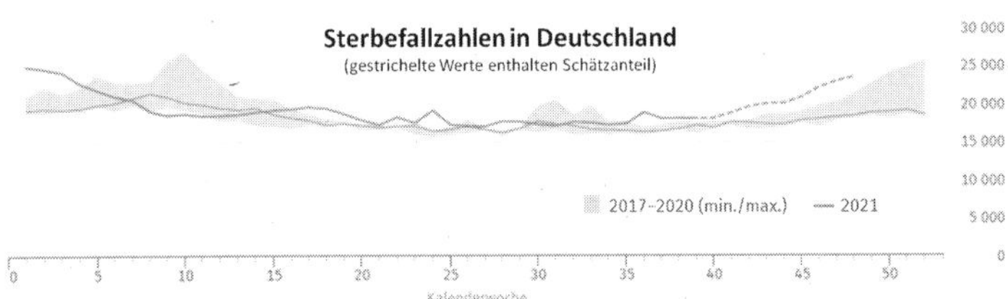

Seit April 2021 lag die Sterblichkeit in der deutschen Bevölkerung über dem mittleren Wert der Jahre 2017 bis 2020, wie das Statistische Bundesamt am 14. Dezember 2021 mitteilte.[88] Im November 2021 erreichte sie mit einem Plus von 20 Prozent einen absoluten Höchststand, und man konnte erwarten, dass sie weiter kontinuierlich steigen würde. So lag die Übersterblichkeit in der 48. Kalenderwoche (29. November bis 5. Dezember) sogar bei 28 Prozent über dem mittleren Wert der Vorjahre. Doch an einem Mehr an COVID-19-Toten kann dies nicht gelegen haben. So gab es laut RKI im November 2020 genau 8.591 Personen, die in Verbindung mit Corona starben, im selben Monat 2021 jedoch nur 7.503, also etwa 13 Prozent weniger, für die Kalenderwoche 48 waren es im Vergleich sogar 17 Prozent weniger.[89] Dies zeigt auch die folgende Grafik.[90]

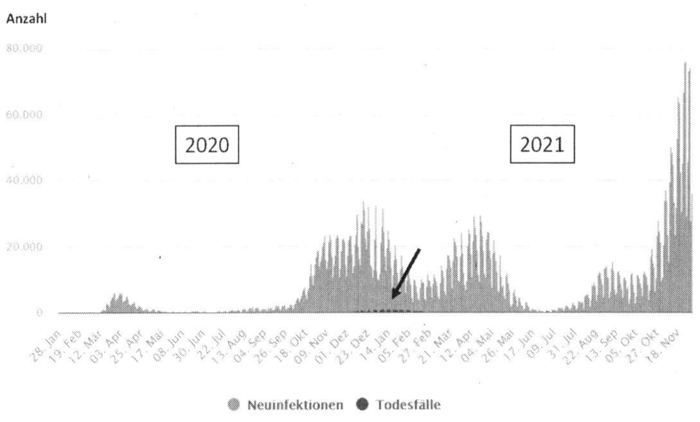

Während die COVID-19-Todesfälle im Winter 2020/2021 in der Grafik gerade noch zu erkennen sind (schwarzer Pfeil), sind seit Auftreten der Delta-Variante im darauffolgenden Frühjahr bei etwa gleich hoher Infektionswelle und auch Anfang Winter 2021 trotz deutlich höherer Infektionszahlen, grafisch keine COVID-19-Todesfälle zu erkennen.

Um einer möglichen Ursache auf den Grund zu gehen, untersuchten zwei Statistiker im Auftrag der Physikerin Dr. Ute Bergner, die ehemals der FDP-Fraktion im Thüringer Landtag angehörte und inzwischen zur Partei „Bürger für Thüringen" wechselte, ob es einen Zusammenhang zwischen der Impfquote und der beobachteten Übersterblichkeit in den Kalenderwochen

36 bis 40 des Jahres 2021 in den 16 Bundesländern gab. Doch anstatt einer negativen Korrelation (mehr Impfungen/weniger Tote), die zu erwarten gewesen wäre, würde das Impfen tatsächlich Leben retten, entdeckten die beiden Wissenschaftler einen positiven Zusammenhang: Je höher die Impfquote in einem Bundesland, desto höher die Übersterblichkeit im Vergleich zu den anderen Bundesländern.[91] Dies bedürfe dringender Klärung, forderten daraufhin die beiden Statistiker, denn diese positive Korrelation sei beunruhigend, schließlich zielten die politischen Maßnahmen darauf ab, die Impfquote zu erhöhen.[92]

Bei den eingangs genannten sechs Todesfällen bei Kindern ging es nur um Fälle in Deutschland, die in Verbindung zur Impfung stehen. Europaweit sind die Todeszahlen laut EMA natürlich größer. So wurden bis Mitte November 2021 in der Altersklasse 12 bis 17 Jahre 41 Todesfälle in Verbindung mit der Corona-Impfung berichtet, wie die folgende Grafik zeigt.[93]

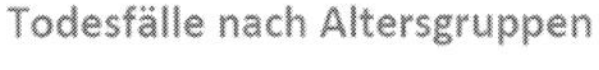

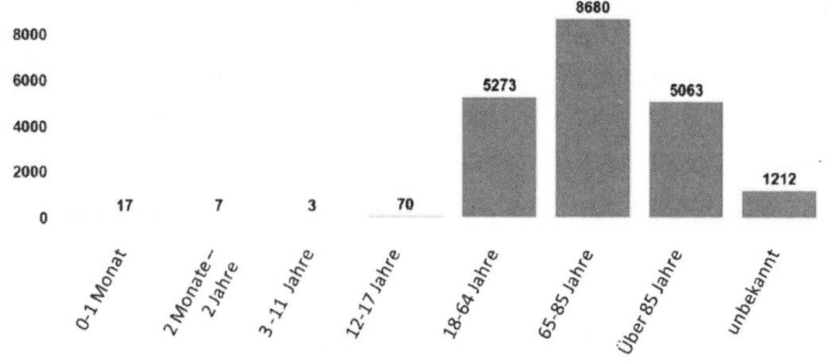

Wie schon zuvor bei den schwerwiegenden Nebenwirkungen gezeigt, sollte man auch hier die Todesfälle in Zusammenhang mit der Impfung bei den beiden Altersgruppen 0 bis 1 Monat und 2 Monate bis 2 Jahre beachten. Könnte für diese Todesfälle das Impfen von Schwangeren bzw. Stillenden verantwortlich sein, da bis zu diesem Zeitpunkt in diesen Altersgruppen noch nicht direkt gegen Corona geimpft wurde? Eine enorm wichtige Frage, die es zu klären gilt. Zumal auch hier von einem Underreporting auszugehen ist, so dass die tatsächlichen Zahlen um ein Vielfaches höher sein könnten. Drei Impftote gab es bei den 3- bis 11-Jährigen. Doch diese Zahl könnte im Jahr 2022 enorm ansteigen, denn erst im November 2021 gab die EMA grünes Licht für den Pfizer/BioNTech-Impfstoff für 5- bis 11-jährige Kinder, obwohl die Zahlen laut Bericht über die zugrundeliegende Studie mit nur 1.305 Kindern, von denen etwa die Hälfte ein Placebo bekam, nicht ausreichten, um seltene Nebenwirkungen auszuschließen.[94]

Laut den Meldedaten von VAERS vom 31. Dezember 2021 gab es für alle Impfstoffe, die zwischen 1990 und 2020 weltweit im Einsatz waren, nur eine relativ geringe durchschnittliche Anzahl von Todesfolgen. Der Mittelwert lag bei 282 gemeldeten Todesfällen pro Jahr. VAERS verbuchte für das Jahr 2021 hingegen über 21.382 Todesfälle, die zum größten Teil in Verbindung einer Corona-Impfung gemeldet wurden, wie die folgende Grafik zeigt.[95]

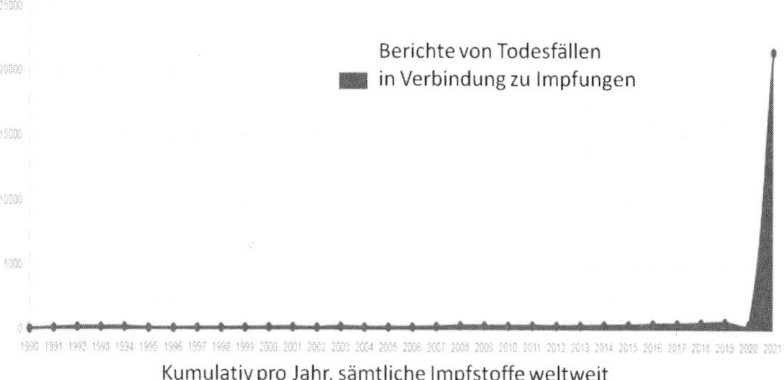

Diese enorme Zahl an Todesfällen ist um über Faktor 75 höher als der jährliche Durchschnittswert an Todesfällen durch alle Impfstoffe, die in über 30 Jahren weltweit verabreicht wurden. Oder anders berechnet: Die Corona-Impfung hatte in einem Jahr fast zweieinhalb Mal so viele Todesfallberichte bei VAERS erzeugt wie alle Impfstoffe zusammen, die über einen Zeitraum von 31 Jahren zuvor zum Einsatz gekommen waren. Aufgrund einer wissenschaftlichen Analyse der Qualität der Reports lässt sich sagen, dass mindestens 81 Prozent der gemeldeten Todesfälle tatsächlich auf die Impfung zurückzuführen sind, bei nur etwa 14 Prozent konnte dies ausgeschlossen werden.[96] Das ist wichtig zu wissen, denn schließlich ist ein aufgrund der Impfung Verstorbener rein äußerlich nicht von einem an einer anderen Krankheit Verstorbenen zu unterscheiden. So scheint in den meisten Fällen die Impfung eher wie ein Brandbeschleuniger zu wirken, der eine schon vorhandene gesundheitliche Schwäche intensiviert – oft mit tödlichen Konsequenzen. Da Impftote unerwünscht sind, könnte es deshalb passieren, dass die Ursachen des Ablebens auf Vorerkrankungen des Verstorbenen zurückgeführt werden – dies übrigens völlig anders als bei COVID-19-Opfern, wo infolge eines positiven PCR-Tests schon ein „im Zusammenhang mit Corona verstorben" genügt, um als Corona-Opfer registriert zu werden. Doch die enorme Anzahl der Todesfälle, die laut der oben genannten Untersuchung sehr wahrscheinlich auf die Impfung zurückzuführen sind, deutet darauf hin, dass es noch nie lebensgefährlichere Impfstoffe gab als die gegen Corona.

In dieser erschreckenden Statistik fehlen noch die etwa dreieinhalb Tausend Fehlgeburten, die VAERS separat ausweist. Zudem sind natürlich noch keine Todesfälle aufgrund der zu erwartenden Langzeitfolgen der Corona-Impfungen erfasst. Ebenso nicht berücksichtigt ist das Underreporting. Läge dieses tatsächlich bei einem Faktor von 100, wie man es bei VAERS annimmt, könnten bis Ende 2021 schon weit über zwei Millionen Menschen weltweit infolge der Corona-Impfung gestorben sein. Aufgrund des hohen

Underreporting – bei VAERS schätzt man, wie schon zuvor erwähnt, dass nur knapp ein Prozent aller schweren Impfereignisse berichtet werden – ist das Impfprogramm gegen Corona sehr wahrscheinlich für die Übersterblichkeit verantwortlich, die in Deutschland in der zweiten Jahreshälfte 2021 zu beobachten war. Doch diese war kein rein deutsches Phänomen. So erklärte der Leiter des in Indianapolis, Indiana, ansässigen Versicherungsunternehmens *OneAmerica*, dass die Sterblichkeitsrate bei Menschen im erwerbsfähigen Alter im Vergleich zur Zeit vor der Pandemie um erschreckende 40 Prozent gestiegen sei.[97] „Wir erleben derzeit die höchsten Sterberaten, die wir in der Geschichte dieser Branche je gesehen haben – nicht nur bei *OneAmerica*", bestätigte der CEO des Unternehmens, Scott Davison, während einer Online-Pressekonferenz der Handelskammer von Indiana. „Die Daten sind für alle Akteure in diesem Geschäft gleich." *OneAmerica* ist nicht irgendwer, sondern ein 100-Milliarden-Dollar-Versicherungsunternehmen mit rund 2.400 Mitarbeitern. Davison sagte, dass der Anstieg der Todesfälle eine „riesige, riesige Zahl" darstelle und dass es nicht ältere Menschen seien, die sterben, sondern „hauptsächlich Menschen im arbeitsfähigen Alter von 18 bis 64", die Angestellte von Unternehmen seien, die Gruppenlebensversicherungen durch *OneAmerica* hätten. „Und was wir gerade im dritten Quartal gesehen haben und was sich im vierten Quartal fortsetzt, ist, dass die Sterberaten um 40 % höher sind als vor der Pandemie", erklärte er weiter. Lebensversicherer leben von Zahlen und arbeiten mit Wahrscheinlichkeiten, doch was seit der Impfung passiert, sei jenseits des Zufalls: „Um Ihnen eine Vorstellung davon zu geben, wie schlimm das ist, würde eine Katastrophe [für das Versicherungswesen], die nur einmal in 200 Jahren auftritt, einen Anstieg von 10 % gegenüber der Zeit vor der Pandemie bedeuten", sagte Davison. „Also sind 40 % einfach unerhört, wobei die meisten der gemeldeten Todesfälle nicht als COVID-19-Todesfälle eingestuft werden."

Zudem stellte das Unternehmen gleichzeitig einen „Aufschwung“ bei den Invaliditätsansprüchen fest, wobei es sich zunächst um kurzfristige Invaliditätsansprüche gehandelt habe, während jetzt der Anstieg bei den langfristigen zu verzeichnen sei. Auf derselben Pressekonferenz, auf der Davison sprach, sagte Brian Tabor, der Präsident der *Indiana Hospital Association*, dass die Krankenhäuser im ganzen Bundesstaat mit Patienten „mit vielen verschiedenen Erkrankungen“ überschwemmt würden und dass sich „leider die Gesundheit der durchschnittlichen Hoosiers [Bezeichnung eines Bewohners des Bundesstaates Indiana] während der Pandemie verschlechtert hat“. Er bestätigte die von Davison genannte außerordentlich hohe Sterblichkeitsrate. Sie würde mit den Zahlen übereinstimmen, die in den Krankenhäusern des Bundesstaates verzeichnet werden. „Die Zahl der Krankenhauseinweisungen im Bundesstaat ist jetzt höher als vor der Einführung des COVID-19-Impfstoffs vor einem Jahr und sogar höher als in den letzten fünf Jahren, sagte Dr. Lindsay Weaver, Indianas oberste medizinische Leiterin, eine Woche zuvor auf einer Pressekonferenz mit Indianas Gouverneur Eric Holcomb.

Das beginnende Massensterben infolge des globalen Impfprogramms erscheint unbegreiflich, es wird aber noch unbegreiflicher, wenn man bedenkt, dass so gut wie niemand jemals an Corona hätte sterben müssen, es also gar keinen Grund für diese völlig hausgemachte Katastrophe gab. Es war von Anfang an eine völlig gesunde und natürliche Alternative verfügbar, von der auch jetzt noch alle profitieren würden und niemand zu Schaden käme. Es geht dabei darum, alle Menschen effizient und nachhaltig zu schützen, ohne sie einem Impfrisiko auszusetzen. Die einfache wie kostengünstige Lösung heißt: Immunologische Herdengesundheit.

KAPITEL 5:

Immunologische Herdengesundheit – der einzige Weg aus der viralen Krise

Die Mikrobe [das Virus] ist nichts, das Milieu [das Immunsystem] ist alles
vermutlich Antoine Béchamp (1816–1908)[1]

„Erdunkelungskrankheiten"

Antoine Béchamp war französischer Arzt, Chemiker und Pharmazeut und erbitterter Gegenspieler des französischen Chemikers, Physikers und Biochemikers Louis Pasteur (1822–1895). Während Pasteur, wie auch sein deutscher Kollege, der Mediziner, Mikrobiologe, Hygieniker und Nobelpreisträger Robert Koch (1822–1895), auf dem Erreger als Hauptursache für die Entstehung von Krankheiten beharrte (beide leisteten entscheidende Beiträge zur Vorbeugung gegen Infektionskrankheiten mithilfe von Impfungen), propagierte Béchamp im Gegensatz zu ihnen das Milieu bzw. den Wirt als primäre Ursache. Mit seinem Zitat machte er schon vor weit mehr als hundert Jahren darauf aufmerksam, dass in erster Linie das Immunsystem verantwortlich dafür ist, wenn sich aus einer an sich harmlosen Infektion eine Krankheit entwickelt. Kaum ein Virus demonstriert dies derzeit besser als SARS-

CoV-2, schließlich war schon die ursprüngliche Wuhan-Variante für über 95 Prozent der Infizierten völlig harmlos und rief bei nur 0,15 Prozent eine tödliche Erkrankung hervor. Die Delta-Variante ist um Faktor 45 harmloser, und Omikron scheint sogar noch weniger gefährlich zu sein. Die einzig plausible Erklärung für die im Vergleich zur Zahl der Infizierten wenigen tragischen Fälle ist daher, dass die eigentliche Gefahr vom Milieu ausgehen muss, also vom Immunsystem der Betroffen.

Jeder von uns ist ständig mit unzähligen Arten von Mikroorganismen in direktem Kontakt. Sie leben auf den inneren und äußeren Oberflächen unseres Körpers, auf der Haut, in der Mundhöhle, im oberen Atemtrakt oder in den verschiedenen Abschnitten unseres Darms. Man spricht von der Haut-, Mund- oder Darmflora. Diese vielfältige Gemeinschaft von Billionen von Bakterien und vielen anderen Mikroben macht uns jedoch nicht krank, sondern spielt sogar eine sehr wichtige Rolle bei der Abwehr von Krankheitserregern.[2] Je größer die Vielfalt dieser sogenannten Kommensalen, umso gesünder sind wir.[3] *Commensalis* ist das lateinische Wort für *Tischgenosse.* Kommensale wirken unter anderem auf das Immunsystem des Wirts ein, um Schutzreaktionen auszulösen, die eine massive Vermehrung von potentiell schädlichen mikrobiellen Krankheitserregern verhindern. Zudem konkurrieren sie mit diesen um Nährstoffe und Lebensraum. Einige produzieren sogar selbst antimikrobielle Produkte. Zu diesen Kommensalen gehören aber auch potentiell gesundheitsgefährdende Keime, wie beispielsweise die Pneumokokken (*Streptococcus pneumoniae*). Bis zu 65 Prozent der Kinder und 10 Prozent der Erwachsenen sind symptomlose Träger von *S. pneumoniae.*[4] Da Pneumokokken schwere Lungen- oder sogar Hirnhautentzündungen verursachen können, wäre jeder dieser Träger eine enorme Gefahr für sein Umfeld, wenn man hier dieselben Kriterien anwenden würde, die heute für das Corona-Virus gelten. Ein weiteres Beispiel sind Meningokokken (*Neisseria meningitidis*). Wie die Pneumokokken haben auch sie sich gut an ein kommensales Leben in den nasalen Schleimhäuten des Menschen angepasst.[5] Nur unter bestimmten Bedingungen können Meningokokken lebensgefährliche Erkrankungen wie eine Sepsis (Blutvergiftung) oder eine akute Meningitis (Hirnhautentzündung) auslösen. Mit einem so hochsensitiven Nachweisverfahren wie der PCR könnte man bei jedem Menschen diese und noch viele weitere kommensale Keime und Viren aufspüren, die zur natürlichen Flora gehören und potentiell pathogen (krankheitsverursachend) sind. Infolge der positiven PCR-Resultate könnte man genauso, wie man heutzutage einen COVID-19-Fall definiert, alle Menschen weltweit als *multimorbid* deklarieren, dass sie also *gleichzeitig an verschiedenen Krankheiten leiden*, selbst wenn sie völlig gesund sind bzw. keine Symptome aufweisen – ein Fest für die Pharmaindustrie. Doch das wäre natürlich völliger Unsinn, zumal von diesen Keimen keine Gefahr ausgeht, solange sie von all den anderen Keimen und vor allem von unserem Immunsystem in Schach gehalten werden und uns sogar schützen. Denn durch ihre ständige Präsenz halten sie unsere Immunabwehr in einer Art Alarmzustand und sorgen auf diese Weise dafür, dass es weniger wahrscheinlich zu einer überhandnehmenden Vermehrung und somit zu einer Erkrankung kommen kann.[6] Man muss also nicht jeden Mikroorganismus bekämpfen, nur weil man es kann oder glaubt es zu können. Viel wichtiger ist es, darauf zu achten, dass sich das Milieu nicht in einer Weise verändert, dass es gefährlich für uns werden könnte.

In der Medizin bezeichnet man diese dynamische, selbstregulierende Balance als *Homöostase*. Der altgriechische Begriff *homoiostásis* bedeutet *Gleichstand*. In diesem trotz ständiger Änderung stabilen Gleichgewicht müssen sich die Kräfte aller unserer Körpersysteme befinden, damit wir gesund bleiben. Wenn sich eine Infektionskrankheit entwickelt, liegt es in den meisten Fällen eben nicht am jeweiligen Mikroorganismus, sondern vielmehr an den Umwelt- oder Lebensbedingungen, durch die dann der Organismus bzw. unser Immunsystem aus der Balance gerät. Schon der Urvater der Medizin, Hippokrates von Kos (460–370 v. Chr.), wies auf eine völlig natürliche, jahreszeitliche Veränderung hin, die Krankheiten Vorschub leisten kann, als er sagte: „Wer die Heilkunst in der rechten Weise ausüben will, der muss zunächst die Jahreszeiten in ihrer Wirkung betrachten." Insbesondere im Winter kommt es gehäuft zu viralen Infekten der Atemwege. Wir nennen sie gemeinhin Erkältungskrankheiten, weil es zu dieser Jahreszeit typischerweise kälter ist, und sehen im Absinken der Temperaturen auch gleich deren Ursache: Man erkältet sich. Doch spätestens seit dem Jahr 1981 müsste man sie aufgrund der Erkenntnisse des Arztes und Epidemiologen Robert Edgar Hope-Simpson bezüglich der saisonal wiederkehrenden globalen Grippewellen besser als „Erdunkelungskrankheiten" bezeichnen. Hope-Simpson fand heraus, dass „die Epidemien wie Wellen sich jedes Jahr über die Erdoberfläche hin und her bewegen in einer gewundenen Kurve, die parallel zur Mittsommerkurve der vertikalen Sonneneinstrahlung verläuft, ihr aber etwa sechs Monate hinterherhinkt." In seiner richtungsweisenden Publikation führte er dann weiter aus: „Allein der Breitengrad bestimmt weitgehend den Zeitpunkt der Epidemien im Jahreszyklus, eine Beziehung, die auf eine ziemlich direkte Wirkung irgendeiner Komponente der Sonneneinstrahlung hindeutet, die sich positiv oder negativ auf das Virus, den menschlichen Wirt oder ihre Interaktion auswirkt."[7] Doch was sich hinter dem jahreszeitlichen Stimulus verbarg, blieb zunächst unentdeckt. Erst etwa 25 Jahre nach Hope-Simpsons Publikation, im Jahr 2006, konkretisierte sich die Erkenntnis, die eine internationale Gruppe von Ärzten und Wissenschaftlern folgendermaßen formulierte: „Wir kommen zu dem Schluss, dass Vitamin D bzw. ein Vitamin-D-Mangel Hope-Simpsons ‚saisonaler Stimulus' sein könnte."[8] Es wird im Winter zwar kälter, aber eben auch dunkler. Die Sonne scheint, selbst an Tagen, wenn es wolkenlos und nebelfrei ist, wesentlich kürzer als in den Sommermonaten; zudem fällt ihr Licht wesentlich schräger ein. Diejenige Komponente der Sonnenstrahlung, die dadurch besonders verändert bzw. auf nahezu null reduziert wird, ist der Anteil an sogenanntem UV-B. Aufgrund der winterlichen Verdunkelung entwickelt sich ein saisonaler, teils gravierender Mangel an einem für die Funktion unserer Immunabwehr essentiellen hormonellen Wirkstoff: Vitamin D3.

Kulturbedingter Vitamin-D-Mangel

Infolge der industriellen Revolution arbeiteten im 18. Jahrhundert immer mehr Menschen in dunklen Produktionshallen. Es häuften sich Krankheiten wie Knochenerweichung (Osteomalazie) oder Knochenschwund (Osteoporose) bei Erwachsenen. Bis Ende des 19. Jahrhunderts litten auch bis zu 90 Prozent der Kinder an einer Störung der Knochenentwicklung (Rachitis). Dies vor allem aufgrund der zunehmenden Luftverschmutzung in den Städten und dem damit einhergehenden Mangel an Sonnenlicht. Zu Beginn des 20. Jahrhunderts wurde erkannt, dass Rachitis durch Sonnenlicht geheilt bzw. verhindert werden kann, weil es in der Haut die Synthese von Vitamin D3 anregt, dessen Mangel ursächlich für alle diese Knochenkrankheiten ist. Seither sorgten weitere kulturelle Veränderungen, wie immer mehr Büroarbeit, die Erfindung von Sonnencremes oder eine Ernährung, die immer ärmer an Vitamin-D-reichem Fisch ist dafür, dass der Vitamin-D3-Mangel ein pandemisches Ausmaß erreichen konnte. Dabei ist der globale Mangel noch gravierender, als in der breiten Öffentlichkeit bekannt, denn das Knochensystem benötigt von allen Organsystemen die geringsten Mengen an Vitamin D3.

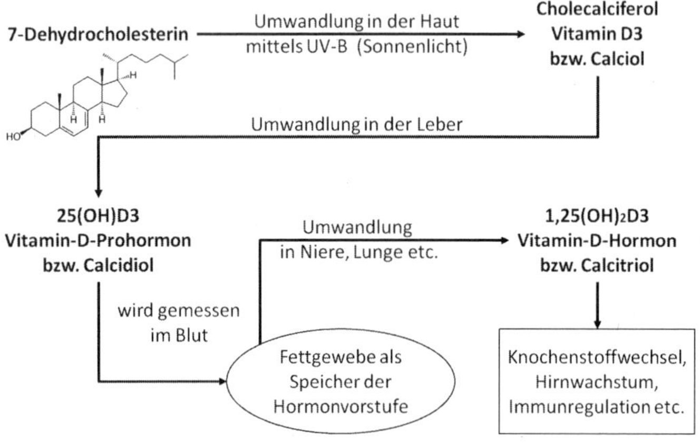

Wie die obige Grafik zeigt, wird der UV-B-Anteil des Sonnenlichts, also die Ultraviolettstrahlung in einem Wellenlängenbereich von etwa 270 bis 315 Nanometer, beim Auftreffen in der Haut dazu genutzt, um eine Vorstufe des Cholesterins, das 7-Dehydrocholesterin, biochemisch in Vitamin D3 (Calciol) umzuwandeln. Fallen die Sonnenstrahlen im Winter in den höheren, nördlichen und entsprechend in den tieferen, südlichen Breiten nur noch schräg ein, wird der UV-B-Anteil in der ozonreichen Stratosphäre nahezu vollständig herausgefiltert. Es findet dann keine Eigensynthese von Vitamin D3 mehr statt und es wird zu einem echten Vitamin, denn es muss, wie alle anderen Vitamine, mit der Nahrung zugeführt werden. Ein Paradebeispiel dafür, wie man rein durch Ernährung ausreichend Vitamin D3 zuführen kann, liefern uns die Inuit, die hoch im Norden nicht nur im arktischen Winter, sondern das gesamte Jahr über so gut wie keine UV-B-Strahlung abbekommen. Trotz dieser Tatsache haben sie gesunde Knochen, weil sie ihren Gesamtbedarf an Vitamin D3 über eine fischreiche Ernährung decken. Insbesondere fettreicher Fisch aus kalten Gewässern ist eine exzellente Vitamin-D-Quelle. So enthalten 100 Gramm Hering etwa 1.000 IE (Internationale Einheiten) an Vitamin D3, Forelle etwa 880 IE und Lachs etwa 650 IE. Schon Anfang des 19. Jahrhunderts wurde Öl aus der Leber des Kabeljaus, der sogenannte Lebertran, als Mittel gegen Krankheiten wie Rachitis, aber auch gegen Nachtblindheit oder Rheuma angewandt. Lebertran ist ein wahres Vitamin-D-Konzentrat mit 12.000 IE Vitamin D3 pro 100 Milliliter.

Wie ebenfalls in der Grafik zu sehen, wird Vitamin D3 in der Leber zu 25-(OH)-D3, dem Vitamin-D3-Prohormon (Calcidiol), umgewandelt und danach im Fettgewebe gespeichert. Unser Vorrat an Vitamin-D3-Prohormon korreliert mit der Menge, die im Blut zirkuliert, weshalb man 25-(OH)-D3 beim Bestimmen des Vitamin-D3-Spiegels misst, also die Blutkonzentration des Vitamin-D-Prohormons. Aus diesem entsteht dann, je nach Bedarf, in einem weiteren Umwandlungsschritt, der in den Nieren, aber auch in der Lunge und in vielen weiteren Organen stattfinden kann, 1,25$(OH)_2$D3, das biologisch wirksame Vitamin-D-Hormon (Calcitriol).

Der Vitamin-D-Spiegel wird, je nach Labor, in unterschiedlichen Einheiten angegeben, in Nanogramm pro Milliliter (ng/ml) bzw. Mikrogramm pro Liter (µg/l), was demselben Wert entspricht, oder in Nanomol pro Liter (nmol/l). Dabei entspricht 1 ng/ml etwa 2,5 nmol/l. Ich werde im Weiteren den Vitamin-D-Spiegel stets in nmol/l angeben. Falls Ihre eigenen Messwerte in ng/ml bzw. µg/l vorliegen, müssten Sie diesen Wert also mit 2,5 multiplizieren, um ihn in nmol/l umzurechnen. Die Wirkstoffmenge wird, wie ich es oben schon für Fisch und Lebertran getan habe, meist in internationalen Einheiten (IE) angegeben, seltener in Mikrogramm (µg). Eine IE entspricht etwa 0,025 µg an Vitamin D3. 40 IE wären also in etwa 1 µg. Ich werde im Weiteren nur IE als Mengenangabe für Vitamin D3 verwenden. Die Dosierungen von Vitamin D3, die in klinischen Studien zum Einsatz kamen, sowie Vitamin-D-Spiegel, die in solchen Studien gemessen wurden, habe ich entsprechend umgerechnet, damit die Ergebnisse leichter zu vergleichen sind.

Vitamin-D-Rezeptoren befinden sich im Zellkern unserer Körperzellen, wo sich auch unser Erbgut befindet. Nachdem der Rezeptor das Vitamin-D-Hormon gebunden hat, reguliert er die Aktivität mehrerer hundert Gene. Mittlerweile ist bekannt, dass nicht nur knochenbildende Zellen (Osteoblasten) Vitamin-D-Rezeptoren besitzen, sondern nahezu alle unsere Körperzellen. Vitamin D nimmt somit Einfluss auf die Funktion aller Organsysteme.[9] Dieser Mikronährstoff ist somit nicht nur essentiell für das Wachstum unserer Knochen und deren Erhalt, sondern auch für das Hirnwachstum oder eine gesunde Immunabwehr. Ein Mangel an Vitamin D3 hat deshalb negative Auswirkungen auf sämtliche Körperfunktionen. Erstaunlicherweise hat unser Knochensystem, bei dem historisch als erstes ein Mangel an Vitamin D auffiel, von allen Organsystemen den geringsten Bedarf. Es ist ein großes Problem, wenn man sich daran orientiert, wo doch alle anderen Organsysteme wesentlich höhere Konzentrationen benötigen. Werte um 50 nmol/l werden für die Knochengesundheit als ausreichend betrachtet und sind weiterhin Zielwert in der medizinischen Praxis. Studien zeigten jedoch, dass beispielsweise zur Vermeidung einer Depression oder einer Alzheimer-Demenz höhere Konzentrationen an Vitamin D3 nötig sind.[10] Um das Herzinfarktrisiko zu senken, sollte der Zielwert bei etwa 70 nmol/l liegen, also etwa 20 nmol/l höher als für Knochengesundheit.[11] Wenn es um den gesamten Körper oder letztendlich um Langlebigkeit geht, sind sogar Blutwerte bis zu 175 nmol/l von Vorteil.[12]

Ein Problem von Vitamin D in der Praxis ist aber nicht nur der viel zu niedrige Zielwert von 50 nmol/l an 25-(OH)-Vitamin-

D3, sondern auch, dass nach Lehrmeinung dieser mit täglich zugeführten 800 IE Vitamin D3 zu erreichen sei – ohne winterliche Eigensynthese oder zumindest noch vorhandene Restspeicher aus den vorangegangenen Sommermonaten.[13] Wie man jedoch seit dem Jahr 2014 weiß, lag dieser Zufuhrempfehlung ein Rechenfehler von etwa Faktor drei zugrunde, der bis heute (Stand Januar 2022) nicht korrigiert wurde.[14] Nach den Ergebnissen einer Studie zur Krebsvorbeugung muss ein Erwachsener täglich 50 IE einnehmen, um den Vitamin-D-Spiegel um etwa 1 nmol/l anzuheben.[15] Hätte man leere Vitamin-D-Speicher und tatsächlich keine Eigenproduktion, wie das im Winter in Nordeuropa oft der Fall ist, käme man mit einer Supplementierung von 800 IE nur auf einen Vitamin-D-Spiegel von 16 nmol/l. Damit liegt man weiterhin unter dem empfohlenen Zielwert für die Knochengesundheit und läuft höchste Gefahr, einen schweren COVID-19-Verlauf zu erleiden (dazu gleich mehr). Allein um die nötigen 50 nmol/l zu erreichen, die für die Knochengesundheit notwendig sind, wären jedoch ohne Eigenproduktion täglich etwa 2.500 IE zuzuführen.

Aber selbst diese Menge ist noch zu gering, um nicht aufgrund eines leicht zu behebenden Vitamin-D-Mangels krank zu werden. Um Krebserkrankungen zu verhindern, liegt der optimale Vitamin-D-Spiegel bei etwa 100 bis 150 nmol/l und damit um das Zwei- bis Dreifache höher.[16] Eine ausreichende Supplementierung mit Vitamin D3 würde laut den Ergebnissen einer Metastudie des DKFZ (Deutsches Krebsforschungszentrum) allein in Deutschland jährlich den Tod von über dreißigtausend Krebspatienten verhindern.[17] Die meisten Krebsleiden sind auf eine unzureichend funktionierende Immunabwehr zurückzuführen. Genetisch veränderte und damit entartete Zellen, was Krebszellen nun mal sind, werden entweder vom Immunsystem nicht früh genug erkannt oder nicht effizient genug eliminiert. Somit wäre dieser hohe Zielwert für die Krebsvorsorge auch derjenige, der sehr wahrscheinlich für einen optimalen Infektionsschutz anzustreben wäre. Doch davon sind wir in der breiten Bevölkerung weit entfernt. Selbst wenn man nur den für Knochenwachstum und -stabilität relativ niedrigen Vitamin-D-Spiegel betrachtet, der schließlich um Faktor zwei bis drei unter dem für eine optimale Immunfunktion von 100 bis 150 nmol/l liegt, hat schon etwa die Hälfte der Weltbevölkerung, also etwa vier Milliarden Menschen mit Werten unter 50 nmol/l eine sogenannte Vitamin-D-Insuffizienz und etwa eine Milliarde mit Werten unter 25 nmol/l sogar einen schweren Vitamin-D-Mangel.[18] Würde man beim Zielwert des Vitamin-D-Spiegels den Bedarf aller Organsysteme zugrundelegen, allen voran den unseres Immunsystems, so wären sogar weit über 90 Prozent der Menschheit im Jahresmittel chronisch unterversorgt. Ein noch wesentlich höherer Prozentsatz ergäbe sich in den Wintermonaten, wenn beispielsweise in Nordeuropa die Vitamin-D3-Eigensynthese auf null absinkt, und spätestens zu Beginn des Frühjahrs, wenn die letzten Reserven verbraucht sind. Aber in dieser Zeit weisen nicht nur immer mehr Menschen einen Mangel auf, er ist bei einer größeren Anzahl der Menschen auch noch um einiges gravierender als in den Sommermonaten. Zu den vielen zuvor genannten kulturellen Veränderungen (weniger Fisch, weniger Sonne), die für einen globalen Mangel an Vitamin D3 verantwortlich sind, kommen die veralteten Vorgaben, die den Vitamin-D-Bedarf immer noch nur am Knochensystem ausrichten. Aus mir unerklärlichen Gründen ist bisher keine Fehlerkorrektur vorgenommen worden, um die viel zu geringen Dosierungsempfehlungen zu korrigieren. Meines Erachtens ist das die schwerwiegendste „kulturelle" Voraussetzung für unzählige „Erdunkelungskrankheiten". Die bekannteste Vitamin-D-Mangelkrankheit war bis zum Auftreten von COVID-19 die saisonale Grippe.

Zytokinsturm – schwere Infektionsverläufe trotz geringer Virulenz

„Schwere Influenza", schrieben chinesische Wissenschaftler im Jahr 2016, „ist für den Menschen nach wie vor ungewöhnlich."[19] Erst ein gravierender Mangel an Vitamin D3 bzw. an dem daraus gebildeten Vitamin-D-Hormon macht das Influenza-Virus gefährlich. Die zu einem solchen Mangel führende jahreszeitliche Veränderung des Milieus ist ebenso von Bedeutung für die nahen Verwandten von SARS-CoV-2, also NL63, OC43, 229E oder HKU. Sie verursachen sehr häufig grippale Infekte weltweit. Solche Atemwegsinfekte können aufgrund falsch positiver PCR-Testung mit COVID-19 verwechselt werden. Dies könnte, wie in Kapitel 1 besprochen, zum Teil das weitgehende Verschwinden der saisonalen Grippe in den Wintern 2020/21 und 2021/22 erklären. Aber auch die Zahl der SARS-CoV-2-Infektionen und der schweren Krankheitsverläufe steigt mit der zunehmenden Kürze der Tage, was auf denselben saisonalen Mangel hinweist wie bei den zuvor genannten Atemwegsinfektionen.[20] Doch worin liegt die Gefährlichkeit bzw. worin besteht die Virulenzerhöhung eines Vitamin-D-reduzierten Milieus? „Komplikationen oder gar der Tod infolge dieser Infektionen", so die oben zitierten chinesischen Grippe-Experten weiter, „sind häufig mit einer übermäßigen Produktion proentzündlicher Zytokine [Botenstoffe] verbunden, was auch als ‚Zytokinsturm' bezeichnet wird." Die Schwere der klinischen Verläufe steht somit in direkter Beziehung zur Menge der durch das Immunsystem freigesetzten Zytokine.[21] Damit ist jährlich für die etwa 650.000 Grippetoten weltweit ein inadäquat reagierendes Immunsystem verantwortlich, und nicht das Virus selbst. Dies macht einen schweren Grippe-Verlauf letztendlich zu einer Vitamin-D-Mangelkrankheit.

Auch bei den ersten Fällen in Wuhan zeigte sich eine enge Korrelation zwischen der Menge an freigesetzten proentzündlichen Zytokinen und der Schwere der Krankheitsverläufe.[22] Ein durch das Immunsystem ausgelöster Zytokinsturm wurde rasch als der gemeinsame Nenner *aller* schweren und tödlichen Corona-Infektionen erkannt, unabhängig von Vorerkrankungen oder dem Alter der Patienten.[23] Die Verfasser eines schon im April 2020 in *Nature Reviews Immunology* erschienenen Übersichtsartikels wiesen schon damals darauf hin, dass „eine innere Fehlfunktion des Immunsystems, die zu chronischen Entzündungen führt, das Risiko einer schweren [Corona-]Infektion erhöht".[24] Pierre Miossec, Immunologe an der Universität von Lyon, beschrieb in einem Artikel mit dem Titel *Den Zytokin-Sturm bei COVID-19 verstehen: Beitrag bereits bestehender chronischer Entzündung*, dass „der Zytokinsturm bei schweren COVID-19-Verläufen eher aus der Entzündung resultiert, als aus dem Virus selbst".[25] Die Tatsache, dass die Mehrzahl der Infektionen völlig harmlos verläuft, bescheinigt dem Virus eine geringe Virulenz. Erst wenn es aufgrund eines Vitamin-D-Mangels zur Überproduktion und Freisetzung einer ganzen Armada von proentzündlichen Zytokinen kommt, führt dies bei Infektion zu schweren, lebensbedrohlichen bis tödlichen Verläufen.

Zum Verständnis: Als Zytokine werden zunächst hunderte verschiedener Botenstoffe bezeichnet, mit denen unser Immunsystem sich selbst reguliert. Zytokine übermitteln Informationen zwischen den verschiedenen Zelltypen des Immunsystems und auch den Zellen anderer Körpersysteme wie des Herzkreislauf- oder des Blutgerinnungssystems. Zytokine dirigieren und regeln auf diese Weise sämtliche Aktivitäten im Kampf gegen schädliche Mikroorganismen oder Krebszellen, aber auch das Reparieren von Gewebeschäden nach einer Verletzung. Manche Zytokine sind entzündungshemmend, also antientzündlich, andere wiederum entzündungsfördernd, also proentzündlich. Zu Beginn einer Infektion wird durch die proentzündlichen Zytokine die Immunabwehr mobilisiert. Sobald die Eindringlinge vernichtet wurden, sorgen antientzündliche Zytokine dafür, dass die immunologische Reaktion beendet wird und nicht chronisch weiterläuft, was uns schaden würde. Die Homöostase bzw. eine gesunde Balance zwischen den gegensätzlich agierenden Zytokinen ist sehr bedeutsam, damit wir trotz immer wieder neuer Infektionen weder schwer noch dauerhaft erkranken.

Ist aufgrund eines gravierenden Mangels an einem für die Funktion des Immunsystems essentiellen Mikronährstoff wie beispielsweise an Vitamin D3 diese Balance in Richtung Produktion und Freisetzung proentzündlicher Zytokine verschoben, dann befinden wir uns in einer chronischen Entzündungslage, die für viele Zivilisationskrankheiten mit verantwortlich ist. Kommt dann zusätzlich eine Infektion hinzu, kann sich im betroffenen Organ ein Zytokinsturm entwickeln. Dieser verursacht unter anderem eine übermäßige Durchlässigkeit der Blutgefäße. Es kommt zu Schwellungen bis hin zu Einblutungen und damit zu erheblichen Funktionsstörungen. Im Falle einer viralen Infektion des Lungengewebes führt eine derart gestörte Balance zu einer massiven Einschränkung der Lungenfunktion. Manche der Zytokine erhöhen zudem die Blutgerinnung, was dazu führen kann, dass Blutgerinnsel entstehen, die auch die Lungendurchblutung und somit den Gasaustausch zusätzlich erheblich beeinträchtigen. Aktivieren proentzündliche Zytokine auch noch den Umbau des Lungengewebes in Bindegewebe, haben wir das Vollbild eines sogenannten *akuten Atemnotsyndroms*, englisch *Acute Respiratory Distress Syndrome* (ARDS). Infolge des Zytokinsturms droht dann der völlige Lungenfunktionsverlust.[26]

Zytokine agieren als Gewebshormone und wirken in der Regel lokal. Kommt es bei einem Zytokinsturm jedoch zu einer massiven Ausschüttung von Botenstoffen, können diese über den Blutweg auch in anderen Organen fernab des primären Infektionsgeschehens den Krankheitsprozess beschleunigen, indem sie dort die Gerinnungsneigung verstärken, Blutgerinnsel (Thrombosen) verursachen und so für lebensgefährliche Durchblutungsstörungen sorgen. Wissenschaftler bezeichnen diese gesamtkörperliche Auswirkung eines überreagierenden Immunsystems deshalb sogar als *Zytokin-Hurrikan*.[27] Es droht ein kompletter Funktionsverlust vieler weiterer, lebenswichtiger Organe. Ein solches Multiorganversagen ist neben dem isolierten Lungenversagen (ARDS) häufig die Todesursache bei COVID-19.[28]

Jeder Mangel an einem essentiellen Mikronährstoff kann das Immunsystem in ein proentzündliches Milieu verwandeln und so einen Zytokinsturm wahrscheinlicher machen. Allerdings besteht eine auffallend häufige Korrelation zwischen schweren Krankheitsverläufen und den saisonal niedrigen Vitamin-D-Spiegeln. Darauf wiesen schon im Februar 2020, also kurz nach Beginn der Corona-Pandemie, der Präsident der Europäischen Gesellschaft für Endokrinologie, Andrea Giustina, und seine Kollegin Anna Maria Formenti, im *Britisch Medical Journal* hin.[29] Die beiden Hormonspezialisten brachten die hohe COVID-19-Sterberate in Italien mit einer Vitamin-D-Defizienz in Verbindung und warnten, dass Patienten primär aufgrund eines niedrigen Vitamin-D-Spiegels ein hohes Risiko haben, schwer bis tödlich an COVID-19 zu erkranken. Die beiden Wissenschaftler zeigten in ihrem Artikel auf, dass bei 76 Prozent der italienischen Frauen im Alter von 60 bis 80 Jahren der Vitamin-D-Spiegel im Durchschnitt unter 30 nmol/l lag, bei 27 Prozent der Frauen dieser Altersgruppe sogar unter 12,5 nmol/l – also etwa um das Zehnfache unter dem Wert von 100 bis 150 nmol/l, der optimal für ein gut funktionierendes Immunsystem wäre. Dabei hat ein Vitamin-D-Spiegel unter 50 nmol/l schon dramatische Konsequenzen. COVID-19-Patienten, die bei Aufnahme in ein Krankenhaus Vitamin-D-Spiegel unter diesem „normalen" Zielwert aufwiesen, hatten laut den Ergebnissen einer belgischen Studie eine um Faktor 3,87 erhöhte Wahrscheinlichkeit, an Corona zu sterben, als Infizierte mit Werten darüber. Dies war unabhängig vom Alter der Patienten, dem Vorliegen einer chronischen Lungenerkrankung, einer Erkrankung der Herzkranzgefäße, von Bluthochdruck oder Diabetes.[30] Aus diesen und aus weiteren wissenschaftlichen Gründen machten internationale Experten schon im April 2020 ausdrücklich darauf aufmerksam, dass „der Grad des Schutzes ansteigt, wenn der Vitamin-D-Spiegel ansteigt".[31] In ihrer wissenschaftlichen Publikation mit dem Titel *Nachweis, dass eine Vitamin-D-Supplementierung das Risiko für Influenza und COVID-19-Infektionen und Todesfälle verringern könnte* empfahlen sie, „dass Personen mit Grippe- und/oder COVID-19-Risiko einige Wochen lang 10.000 IE/Tag Vitamin D einnehmen sollten, um die Vitamin-D-Spiegel schnell zu erhöhen, gefolgt von 5.000 IE/Tag." Laut den Wissenschaftlern sollte es das Ziel sein, „die Vitamin-D-Spiegel auf 100 bis 150 nmol/l zu bringen", weil dies mit der besten Immunabwehrfunktion einhergehe. Bei einer Corona-Infektion, so die Empfehlung der Wissenschaftler, könnten sogar höhere Werte hilfreich sein.

In Großbritannien reagierte man auf diese Erkenntnisse, jedoch nur mit dem sprichwörtlichen Tropfen auf den heißen Stein. So erhielten 2,7 Millionen bedürftige Menschen von der Regierung für den Winter 2020/2021 zwar ein kostenloses Vitamin-D-Präparat zur täglichen Einnahme, aber nur mit gerade einmal 400 IE. Es wurde Menschen angeboten, die auf der Liste der klinisch extrem gefährdeten Personen standen, sowie Menschen, die in Wohn- und Pflegeheimen in England lebten.[32] Man erkannte zwar das Problem, mit einer durchschnittlichen Erhöhung des Vitamin-D-Spiegels um gerade einmal etwa 8 nmol/l löste man es jedoch nicht. Dabei war zu diesem Zeitpunkt schon seit zwei Jahrzehnten bekannt, dass diese Dosierung viel zu gering ist, wenn ein gravierender Mangel vorliegt.[33] Es war zwar besser als nichts, aber definitiv nicht ausreichend, um schwere COVID-19-Verläufe zu verhindern. Die Empfehlungen der oben genannten Spezialisten wurden entweder, wie in England, nicht ernst genommen, oder aber, wie in den meisten Ländern, völlig ignoriert – mit katastrophalen Folgen. Wie zuvor erwähnt, gehen Vitamin-D-Spiegel unter 50 nmol/l, im Vergleich zu Werten darüber, mit einer vierfach erhöhten Sterberate einher. Doch leider liegen die Werte vieler Patienten noch sehr viel weiter darunter, was das Risiko noch mehr erhöht. So zeigte beispielsweise eine Studie, die am Universitätsklinikum Heidelberg mit 185 symptomatischen COVID-19-Patienten durchgeführt wurde, dass unabhängig von Alter, Geschlecht oder schon bestehenden Begleiterkrankungen, ein Vitamin-D-Spiegel unter 30 nmol/l, gegenüber einem Wert darüber, das Risiko eines schweren Krankheitsverlaufs um das Achtfache erhöht und das Risiko, an COVID-19 zu sterben, sogar um das etwa Achtzehnfache.[34] Wissenschaftler des Deutschen Krebsforschungszentrums (DKFZ) berechneten aufgrund dieser Studienergebnisse und der Verteilung der Höhe der Vitamin-D-Spiegel in der deutschen Bevölkerung und bei den bisherigen Corona-Opfern, dass neun von zehn Menschenleben allein durch eine rechtzeitige Korrektur ihres Vitamin-D-Spiegels hätten gerettet werden können.[35] Sie forderten daher, sofort zu handeln, auch wenn es zu diesem Zeitpunkt nur ein paar wenige, aber dennoch wegweisende (siehe unten) klinische Studien bezüglich der Wirkung einer Vitamin-D-Supplementierung auf COVID-19 gab. „Angesichts der Dynamik der COVID-19-Pandemie und der erwiesenen Sicherheit der Vitamin-D-Supplementierung erscheint es daher höchst fragwürdig und möglicherweise sogar unethisch," so die DKFZ-Forscher, „die Ergebnisse weiterer [klinischer] Studien abzuwarten."

Immunologische Schutzfunktionen von Vitamin D

Es ist sehr unwahrscheinlich, dass eine derart hohe Korrelation, sprich eine achtzehnfache Erhöhung des Risikos, aufgrund eines Vitamin-D-Mangels an COVID-19 zu sterben, nur Zufall war. Sie kann daher nicht als bedeutungslos eingestuft werden, zumal die hohe Zahl der immunologischen Funktionen, mit denen das Vitamin-D-Hormon Einfluss auf Entzündungsgeschehen und Infektionsverläufe nimmt, darauf hindeutet, dass dieser Zusammenhang kausaler Natur war. Der Vitamin-D-Mangel könnte also die vermeidbare Ursache der schweren Verläufe sein. Manche dieser Funktionen stehen in direktem Zusammenhang mit der besonderen Biologie des Corona-Virus und haben somit auch Bedeutung für das globale Impfprogramm. So fanden schon im Jahr 2005 Wissenschaftler am Deutschen Forschungszentrum für Biotechnologie in Braunschweig heraus, dass Vitamin D durch seinen regulatorischen Einfluss auf das Immunsystem sehr effizient dafür sorgt, dass es bei Infektionen nicht zu einem Zytokinsturm kommt.[36] Ein wesentlicher Mechanismus, der dafür verantwortlich ist, ist eng mit dem Spike-Protein des Corona-Virus verknüpft und wurde schon im vorherigen Kapitel angesprochen. Damit SARS-CoV-2 in unsere Körperzellen eindringen kann, bindet es mit seinen Spikes an ACE2. Dies ist ein Protein in der Zellmembran und findet sich in hoher Konzentration unter anderem in der Lunge, im Herzen, in der Niere, in der Innenauskleidung der Blutgefäße (den Endothelzellen) und im Darm. Wie im vorherigen Kapitel ausgeführt und die folgende Grafik illustriert, ist ACE2 ein Enzym (eine Art biologischer Katalysator), welches das Hormon Angiotensin II in seinen biologischen Gegenspieler, das Hormon Angiotensin-(1,7) umwandelt.

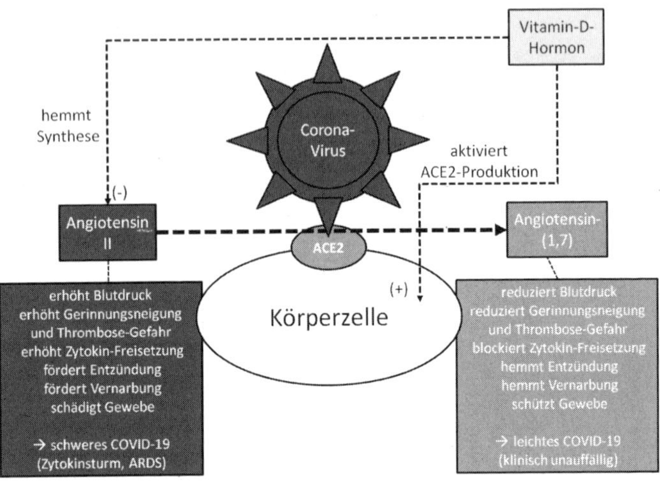

Angiotensin II erhöht den Blutdruck, steigert die Blutgerinnung und erhöht die Freisetzung proentzündlicher Zytokine. Dessen Abbauprodukt Angiotensin-(1,7) hingegen senkt den Blutdruck, hemmt die Blutgerinnung und vermindert die Freisetzung proentzündlicher Zytokine. ACE2 spielt somit eine entscheidende Rolle, eine gesunde Balance zwischen den beiden Hormonen und damit die Homöostase aufrechtzuerhalten. Doch sobald das Corona-Virus mittels seiner Spikes an ACE2 (seinen Rezeptor) bindet, blockiert es dessen enzymatische Funktion. Dieser Funktionsverlust des ACE2 führt zu einer Dysbalance zwischen Angiotensin II und Angiotensin-(1,7). Diese wiederum erhöht den Blutdruck, fördert die Blutgerinnung bis hin zu einer verstärkten Thromboseneigung, setzt verstärkt proentzündliche Zytokine frei, mit der Gefahr einer Gewebeschädigung und letztendlich eines Zytokinsturms. Ein Funktionsverlust von ACE2 durch Bindung des Spike-Proteins kann daher einen schweren COVID-19-Verlauf fördern, der über einen Zytokinsturm in einem ARDS, also einem akuten Lungenversagen, münden kann.[37] Wie ebenfalls in der Grafik zu sehen, hemmt das Vitamin-D-Hormon die Synthese von Angiotensin II und damit die gesamte Liste seiner ARDS-fördernden pathologischen Mechanismen.[38] Zugleich aktiviert das Vitamin-D-Hormon die zelluläre Produktion von ACE2 und damit auch die von Angiotensin-(1,7).[39] Aufgrund dieser molekularen Zusammenhänge schützt Vitamin D3 bei einer Corona-Infektion vor einem Zytokinsturm und sorgt dadurch für einen leichten Krankheitsverlauf. Umgekehrt verursacht ein Mangel an Vitamin D3 schwere bis tödliche COVID-19-Verläufe.

Aufgrund derselben, proentzündlichen Problematik erhöht eine mangelhafte Versorgung mit Vitamin D3 jedoch auch das Risiko von Impfkomplikationen. Schließlich ist es das Ziel der Corona-Impfungen, unsere Körperzellen durch das injizierte Genmaterial dazu zu bringen, große Mengen an viralem Spike-Protein zu produzieren. Dieses soll dann auf deren Zelloberfläche als virales Antigen dem Immunsystem angeboten werden, um die Produktion von antiviralen Antikörpern anzuregen. Da durch die Impfung erzeugte Spike-Proteine dort ebenso wie Corona-Viren mit ACE2 interagieren können, erklären sich sehr viele der im vorherigen Kapitel beschriebenen, unerwünschten Nebenwirkungen. Dazu gehören eine Schädigung der Innenauskleidung der Blutgefäße (Endothelien) sowie erhöhte Thromboseneigung. Deshalb rate ich jedem, unbedingt rechtzeitig vor einer Corona-Impfung seinen Vitamin-D-Speicher aufzufüllen, um die ACE2-Produktion zu aktivieren (siehe vorherige Grafik). Da bewiesen ist, dass eine gute Vitamin-D-Supplementierung Ungeimpfte vor schweren Verläufen schützt (siehe weiter unten), ist es auch sehr wahrscheinlich, dass dies auch die mittlerweile sehr hohe Rate an lebensgefährlichen Impfdurchbrüchen senken würde. Das wirft natürlich die Frage auf, warum man sich dann überhaupt impfen lassen sollte.

Neben den hier geschilderten ACE2-bezogenen Mechanismen hat Vitamin D3 viele weitere wichtige Funktionen, die für eine gesunde Immunabwehr entscheidend sind. So wurde im Jahr 2010 gezeigt, dass ohne Vitamin D die sogenannten T-Zellen unseres Immunsystems nicht funktionieren.[40] T-Zellen entwickeln sich im Thymus, daher das T, und sind der Schlüssel zu einer an neue Erreger angepassten (adaptiven) Immunantwort. Um diese zu gewährleisten, besitzen T-Zellen eine Art Antikörper in ihrer Zellmembran, den sogenannten T-Zell-Rezeptor. Dieser entsteht durch Rekombination des Erbguts der T-Zellen, durch die er sich und damit die jeweilige T-Zelle auf einen bestimmten Virus spezialisiert. Sie erinnern sich: Das Spike-Protein stört im Zellkern genau diesen Rekombinationsmechanismus, was somit eine adaptive Immunantwort hemmt und paradoxerweise genau das Gegenteil einer effektiven Immunisierung bewirkt. Auch dies könnte, neben den im vorherigen Kapitel besprochenen statistischen Effekten, eine Erklärung dafür sein, weshalb die Wirkung der Impfstoffe von so ungewöhnlich kurzer Dauer ist: Es werden nur wenige Corona-spezifische T-Zellen ausgebildet. Zudem entwickeln T-Zellen nach genetischer Reifung ihres T-Zell-Rezeptors sich nicht nur weiter zu Killer-T-Zellen, die mithilfe dieses Rezeptors gezielt Jagd auf das Virus machen, sondern auch zu Helfer-T-Zellen, die sich mittels ihres T-Zell-Rezeptors langfristig an das Virus erinnern. Ohne effiziente Rekombination gibt es keine effizienten T-Zell-Rezeptoren, und damit weder eine gute Immunabwehr noch eine langfristige immunologische Erinnerung. Helfer-T-Zellen werden aber dazu benötigt, sogenannte B-Zellen (das B steht für englisch *bone marrow*, weil sie im *Knochenmark* entstehen) zu instruieren, im Blut zirkulierende Antikörper zu erzeugen, die ebenfalls spezifisch gegen dieses Virus gerichtet sind. Diese entstehen übrigens ebenfalls mittels Rekombination des B-Zell-Erbguts, was ebenfalls durch das Spike-Protein gehemmt wird. Doch es genügt auch schon ein Mangel an Vitamin D3, um alle diese lebenswichtigen immunologischen Mechanismen der Virus-Abwehr außer Kraft zu setzen oder zumindest zu stören.

An dieser Stelle ist noch anzumerken, dass manche Subvarianten der Helfer-T-Zellen, wie die Th1-Zellen, potente Aktivatoren einer Entzündungsreaktion sind, indem sie proentzündliche Zytokine freisetzen. Das Vitamin-D-Hormon balanciert deren Entwicklung gegenüber anderen Helfer-T-Zelltypen und schützt uns auch auf diese Weise vor einem Zytokinsturm.[41]

Ein weiterer Wirkungsort des Vitamin-D-Hormons, der im Hinblick auf Infektionen des Lungengewebes von großer Bedeutung ist, sind die Lungenbläschen (Alveolen). Sie stellen den Bereich der Lunge dar, in dem der lebenswichtige Gasaustausch (Sauerstoff rein – Kohlendioxid raus) stattfindet. Damit die Alveolen nicht kollabieren (medizinisch: atelektieren), produzieren die dort ansässigen kubischen Alveolarepithelzellen den sogenannten *Surfactant*, einen Anti-Atelektasefaktor. Diese Zellen haben aber außerdem eine immunologische Schutzfunktion. Wie alle anderen Zellen des Immunsystems synthetisieren sie sehr effizient aus dem Vitamin-D-Prohormon 25(OH)D3 das Vitamin-D-Hormon 1,25$(OH)_2$D3. Das dafür nötige Enzym, die 1-alpha-Hydroxylase, ist in diesen kubischen Alveolarepithelzellen ständig aktiv, wohingegen das Enzym, welches das Vitamin-D-Hormon abbaut, weitgehend inaktiv ist. Dadurch haben diese Lungenzellen schon im Ruhezustand ständig hohe Konzentrationen an bioaktivem Vitamin-D-Hormon. Interessanterweise wird diese schon hohe Aktivität der zur Vitamin-D-Hormon-Produktion nötigen 1-alpha-Hydroxylase noch weiter gesteigert durch die Anwesenheit von doppelsträngiger RNA.[42] Diese entsteht immer nur dann, wenn sich RNA-Viren, wie das Grippe-Virus oder das Corona-Virus vermehren. Auf diese Weise steigert die Viren-Produktion die Vitamin-D-Hormon-Produktion und verstärkt so wiederum das genetische Virus-Abwehrprogramm der kubischen Alveolarepithelzellen. Es überrascht daher nicht, dass man mittels Metastudien herausfand, dass eine Erhöhung des

Vitamin-D-Spiegels ein sicheres Mittel ist, um einen symptomatischen Infekt der Atemwege deutlich zu reduzieren.[43] Jede Erhöhung des Vitamin-D-Spiegels um 25nmol/l reduziert die Wahrscheinlichkeit einer akuten Infektion um etwa sieben Prozent.[44]

Vitamin D als kausaler Corona-Schutz

Niedrige Vitamin-D-Spiegel gingen in der zuvor beschriebenen klinischen Beobachtungsstudie mit einem achtzehnfach höheren Sterberisiko durch COVID-19 einher. Dieser dramatische Effekt könnte auf den vielen biologischen Mechanismen beruhen, mittels derer das Vitamin-D-Hormon unsere immunologische Abwehr in einem stabilen Gleichgewicht (Homöostase) hält und dadurch lebensgefährliche Zytokinstürme verhindert. Doch letztendlich sind dies alles nur gute Hinweise darauf, weshalb uns eine gute Vitamin-D-Versorgung vor den Komplikationen einer Corona-Infektion bewahren kann. Den ultimativen Beweis dafür, dass ein Mangel an Vitamin D tatsächlich die wesentliche Ursache für schwere bis tödliche COVID-19-Verläufe ist, können jedoch nur sogenannte prospektive, kontrollierte klinische Studien liefern. *Prospektiv* bedeutet *vorausschauend* und in diesem Kontext, dass eine Vitamin-D3-Gabe verordnet und dann beobachtet wird, wie sich dies auf das Infektionsgeschehen auswirkt. *Kontrolliert* bedeutet, dass es neben der Interventionsgruppe noch eine zweite Gruppe als Kontrolle gibt, die als Vergleich dient und in diesem Fall kein Vitamin D erhält. Sind diese klinischen Studien präventiver Natur, könnte man mit ihnen zeigen, ob die Einnahme von Vitamin D schwere Infektionsverläufe verhindert. Sind diese klinischen Studien therapeutischer Natur, könnten sie zeigen, ob trotz einer bereits eingetretenen symptomatischen Infektion ein schwerer Krankheitsverlauf verhindert wird. In beiden Fällen benötigt man für eine spätere statistische Auswertung eine signifikante Anzahl an Patienten, die nach dem Zufallsprinzip (randomisiert) in zwei Gruppen eingeteilt werden. *Signifikant* bedeutet in diesem Zusammenhang, dass die Zahl an Versuchspersonen ausreichend ist, um bei der Auswertung eine statistisch verlässliche Aussage machen zu können.

Doch die zuvor erwähnte Beobachtungsstudie mit dem achtzehnfachen Unterschied in der Wahrscheinlichkeit, einen schweren Verlauf bei schwerem Vitamin-D-Mangel zu erleben, wies schon darauf hin, dass eine erfolgreiche Studie – falls dieser Zusammenhang kausal ist – eigentlich gar keine große Teilnehmerzahl benötigt. Der jeweilige Effekt einer Vitamin-D-Prophylaxe oder, falls es schon zu einer symptomatischen Infektion gekommen sein sollte, einer Vitamin-D-Therapie, müsste enorm sein. Und dies war tatsächlich der Fall: In einer spanischen Studie wurden die Kriterien einer kontrollierten prospektiven Studie angewandt. Insgesamt wurden 76 Patienten im Studienzeitraum mit einer RT-PCR-bestätigten Corona-Infektion ins Krankenhaus eingeliefert, die die klinischen Kriterien einer akuten Atemwegsinfektion mit dem radiologischen Muster einer viralen Lungenentzündung erfüllten.[45] Die Erkrankung war bei den Patienten schon so weit fortgeschritten, dass sie stationär aufgenommen werden, aber noch nicht so weit, dass sie schon beatmet werden oder auf die Intensivstation mussten. Alle Patienten erhielten gemäß dem Klinikprotokoll die beste verfügbare Therapie. Direkt am Tag der Aufnahme wurden sie mittels elektronischer Randomisierung, also nach dem Zufallsprinzip, im Verhältnis zwei zu eins in zwei Gruppen eingeteilt. Die jeweiligen Mitglieder beider Gruppen unterschieden sich bezüglich ihrer Vorerkrankungen oder ihres Durchschnittsalters statistisch nicht signifikant voneinander. In der Interventionsgruppe waren 14 der 50 Patienten 60 Jahre oder älter, was 28 Prozent entspricht, in der Kontrollgruppe hingegen nur fünf der 26, also etwa 19 Prozent.

Die größere, 50 Patienten umfassende Interventionsgruppe erhielt sofort etwa 21 Tausend IE (0,532 mg) des Vitamin-D-Prohormons (Calcidiol). Man wählte die im Blut zirkulierende Speicherform 25(OH)D3, da ein Umwandlungsschritt wegfällt und damit die Wirkung gegenüber einer Vitamin-D3-Gabe schneller einsetzen konnte. (In einer Präventionsstudie würde zum Auffüllen der Speicher hingegen die Gabe von Vitamin D genügen.) Danach, jeweils an Tag 3 und Tag 7 der darauffolgenden Wochen bis zum Tag der Entlassung, erhielt die Vitamin-D-Gruppe immer wieder die Hälfte dieser Menge (0,266 mg). Die kleinere Kontrollgruppe mit 26 Patienten erhielt weder Vitamin D3 noch Vitamin-D-Prohormon. In der Interventionsgruppe verschlechterte sich ein Patient und musste auf die Intensivstation verlegt werden. Das entspricht einer Rate von 2 Prozent. Hingegen verschlimmerte sich die Symptomatik bei 13 Personen in der 26-köpfigen Kontrollgruppe derart, dass sie intensivmedizinisch betreut werden mussten. Das entspricht einer Rate von 50 Prozent. Dieser Unterschied von Faktor 25 ist mit einem Wert von $p < 0{,}001$ (p steht für *probabilty*, zu Deutsch: *Wahrscheinlichkeit*) statistisch signifikant, was bedeutet, dass man weit über tausend solcher Studien durchführen müsste, um durch reinen Zufall ein solch außergewöhnliches Ergebnis zu erhalten. Mit anderen Worten: Es ist somit extrem wahrscheinlich bzw. so gut wie sicher, dass der klinische Erfolg auf die therapeutische Intervention mit Vitamin-D-Prohormon zurückzuführen war. Anzumerken ist auch, dass kein Patient der Interventionsgruppe starb, auch nicht derjenige, der auf die Intensivstation verlegt worden war. Er konnte das Krankenhaus gesund verlassen, ebenso wie alle anderen Patienten aus seiner Gruppe, die ohne weitere Komplikationen entlassen wurden. Von den 13 Patienten der Kontrollgruppe, die auf der Intensivstation aufgenommen werden mussten, starben jedoch zwei, das sind 13 Prozent.

Um die Bedeutung dieses Resultats hervorzuheben, genügt ein Blick auf das Ergebnis der großen klinischen Interventionsstudie, die in Israel mit dem Pfizer/BioNTech-Impfstoff durchgeführt wurde. Um nur einen einzigen Todesfall durch COVID-19 zu verhindern, mussten etwa 26.000 Personen geimpft werden.[46] Zwar untersuchte man den Einfluss der Intervention auf schon erkrankte Menschen, wie in der spanischen Vitamin-D-Studie, dennoch war der schützende Effekt der Impfung so gering, dass in diesem Fall fast 600.000 Menschen ein Impfrisiko eingehen mussten, um ihn statistisch zu erfassen und sichtbar zu machen. Obwohl die Interventionsstudie mit Vitamin-D-Prohormon vergleichsweise klein war, war der klinische Effekt sehr groß. Dies bedeutet, dass der Unterschied in der Wahrscheinlichkeit, einen schweren bis tödlichen Verlauf zu haben, so erheblich war, dass er vor allem auf die Vitamin-D-Therapie zurückzuführen sein muss. Die Studie bestätigt damit die ursprüngliche These, dass Vitamin D vor schweren Verläufen mit Todesfolge schützt. Deshalb wäre es aus meiner Sicht unethisch, weitere Studien dieser Art durchzuführen, auch wenn das immer wieder gefordert wird, selbst von den Autoren dieser spanischen Studie. Unethisch aus einem ganz persönlichen Grund, der sehr wahrscheinlich auch für Sie gilt: Wer würde als COVID-19-Patient freiwillig an einer weiteren Studie dieser Art teilnehmen, wenn er eine 50-prozentige Gefahr läuft, randomisiert in die Kotrollgruppe zu kommen und damit einen schweren bis tödlichen Krankheitsverlauf zu riskieren? Ohne Vitamin-D-Schutz dem Corona-Virus ausgeliefert zu sein, wünscht man weder sich noch anderen. Der weitere wissenschaftliche Erkenntnisgewinn ergibt sich schließlich auch ohne weitere Studien einfach dadurch, dass man alle Menschen ausreichend mit Vitamin D versorgt, was völlig ungefährlich wäre (dazu gleich mehr), woraufhin man höchst wahrscheinlich beobachten könnte, wie das Corona-Problem völlig verschwindet. Eine große Kontrollgruppe aus Patienten, die ohne Vitamin-D-Schutz an COVID-19 verstarben, gibt es ja leider schon – und die wächst mit jedem Tag, an dem nicht endlich im Sinne der Patienten gehandelt wird.

Zero-Point – Corona-Virus wird zum „zahnlosen Tiger"

Hier stellt sich nun die Frage, ab welcher Dosierung bzw. bei welchem Vitamin-D-Spiegel so gut wie keine schweren Verläufe mehr zu erwarten wären. Da es nach der schon im Jahr 2020 publizierten spanischen Studie – auch wenn ich es für ethisch bedenklich halte – noch weitere Vitamin-D-Studien zu COVID-19 gab, war es einer Gruppe von drei deutschen Wissenschaftlern tatsächlich möglich, diesen Zielwert zu errechnen. Sie veröffentlichten das Ergebnis ihrer „Zero-Point"-Studie, wie ich sie im Weiteren nennen werde, am 14. Oktober 2021 unter dem Titel: „COVID-19-Sterberisiko korreliert umgekehrt mit dem Vitamin-D3-Status, und eine Sterblichkeitsrate nahe Null könnte theoretisch bei 50 ng/ml 25(OH)D3 [125 nmol/l] erreicht werden: Ergebnisse einer systematischen Überprüfung und Meta-Analyse."[47]

Eine Meta-Analyse ist ein statistisches Verfahren, das die Ergebnisse mehrerer Studien zur selben Fragestellung zusammenfasst, um daraus ein aussagekräftigeres Ergebnis errechnen zu können. Für diese Studie nutzten die Wissenschaftler zwei voneinander unabhängige Datensätze. Ein Datensatz stützte sich auf die in der jeweiligen Bevölkerung von 19 Ländern dokumentierten, langfristigen durchschnittlichen Vitamin-D3-Spiegel. Der andere Datensatz umfasste insgesamt 1.601 Krankenhauspatienten mit COVID-19 aus mehreren Studien. Bei 784 von ihnen wurde der Vitamin-D-Spiegel innerhalb eines Tages nach der Aufnahme gemessen, bei 817 Patienten war der Vitamin-D-Spiegel vor ihrer Corona-Infektion schon bekannt. Die statistische Auswertung zeigte eine starke Korrelation zwischen der Todesrate durch SARS-CoV-2 und dem Vitamin-D-Spiegel: Ab einem Schwellenwert von 75 nmol/l sank die Sterblichkeitsrate erheblich. Darüber hinaus zeigte die weitere Analyse, dass die Korrelationsgerade die X-Achse bei etwa 125 nmol/l schneidet, was bedeutet, dass bei diesem Vitamin-D-Spiegel die Gefahr, an COVID-19 zu sterben – zumindest statistisch – auf praktisch null sinkt. *Statistisch* deshalb, weil man mit größter Wahrscheinlichkeit zwar keinen Zytokinsturm mehr erlebt und deshalb auch nicht mehr schwer erkranken wird, aber bei schweren Vorerkrankungen und möglicherweise hohem Alter schon ein leichter Schnupfen gefährlich werden kann. Ein Sterberisiko von null ist leider keinem Menschen vergönnt. Zudem könnten in der klinischen Praxis manche Menschen zusätzliche gravierende Mängel an anderen essentiellen Mikronährstoffen aufweisen, die das Immunsystem in seiner Funktion behindern (dazu später mehr). Letztendlich könnten in seltenen Fällen aufgrund einer genetischen Veranlagung manche Menschen auch höhere Vitamin-D-Spiegel benötigen, doch wären sie mit 125 nmol/l sicherlich weit weg von den viel zu niedrigen Konzentrationen, die schwere Verläufe sehr wahrscheinlich machen.

Das evolutionsbiologische Optimum

Das immunologische Optimum eines Vitamin-D-Spiegels von 125 nmol/l steht nicht nur im Einklang mit allen klinischen Studien, die derzeit vorliegen, es liegt auch sehr nahe an unserem evolutionsbiologischen Optimum. „Vitamin-D-Mangel ist der häufigste Nährstoffmangel und wahrscheinlich die häufigste Krankheit der Welt. Es gibt eine Vielzahl von Ursachen für

Vitamin-D-Mangel, aber die Hauptursache ist die mangelnde Erkenntnis, dass der Körper eine 5- bis 10-fach höhere Zufuhr benötigt, als derzeit vom Institute of Medicine und anderen Gesundheitsbehörden empfohlen wird," schrieb der Vitamin-D-Experte Michael F. Holick vom Boston University Medical Center schon im Jahr 2012. Den Grund für den hohen Bedarf sah er in unserer Historie: „Es ist wahrscheinlich, dass unsere Vorfahren, die als Jäger und Sammler täglich dem Sonnenlicht ausgesetzt waren, mehrere tausend IE Vitamin D pro Tag produzierten."[48]

Tatsächlich liegen die Vitamin-D-Spiegel bei den Mitgliedern noch traditionell lebender Völker in der Region, in der die Wiege der Menschheit stand, also im östlichen Afrika, sehr nahe bei dem Zielwert, der den besten Infektionsschutz verleiht: Sowohl die in Tansania als Hirten lebenden Massai als auch die dort ansässigen Hazda, die noch als Wildbeuter leben, haben einen durchschnittlichen Vitamin-D-Spiegel von etwa 115 nmol/l.[49] Dieser schützt sie in einem infektiösen Umfeld, in dem sie ohne moderne medizinische Hilfe seit Jahrtausenden überleben. Interessanterweise konnte gezeigt werden, dass schwangere Massai mit 147,7 nmol/l überdurchschnittlich hohe Vitamin-D-Spiegel haben.[50] Dieser völlig natürliche Wert liegt trotz ihrer dunklen Hautfarbe, welche die Vitamin-D-Synthese hemmt, etwa um das Dreifache höher als der Wert, den deutsche Fachgesellschaften empfehlen.

Vitamin D vermindert epidemische Ausbreitung

Unser Immunsystem kann nicht verhindern, dass wir uns infizieren. Ebenso wenig wie Airbags in unserem Auto verhindern können, dass wir von einem anderen Auto angefahren werden. Doch unser Immunsystem kann wie ein Airbag dafür sorgen, dass wir keinen größeren Schaden nehmen, falls es zu einer Infektion kommt. Zum einen, indem es angemessen auf die Eindringlinge reagiert und keinen Zytokinsturm entfacht. Zum anderen dadurch, dass infektiöse Mikroorganismen schneller eliminiert werden. Durch Letzteres reduziert das Immunsystem die Ausbreitung der Infektion und schützt auch unsere Mitmenschen, die gesamte Herde sozusagen. Dies zu überprüfen war Ziel einer US-amerikanischen Studie.[51] Die Daten stammten von etwa 192.000 Patienten, die aus unterschiedlichsten medizinischen Gründen von Mitte März bis Mitte Juni 2020 Krankenhäuser aufsuchten und allesamt mittels RT-PCR routinemäßig auf das Corona-Virus getestet wurden. Die Testergebnisse der einzelnen Personen wurden mit ihrem Vitamin-D-Spiegel verglichen. Im Durchschnitt wurden 9,3 Prozent positiv auf Corona getestet, der mittlere Vitamin-D-Spiegel lag bei 79,25 nmol/l. Von den 39.190 Patienten, die einen „mangelhaften" Vitamin-D-Spiegel von unter 50 nmol/l hatten, wurden 12,5 Prozent positiv auf Corona getestet. „Ausreichende" Werte von 75 bis 85 nmol/l hatten 27.870 Patienten. In dieser Gruppe waren aber auch nur noch 8,1 Prozent Corona-positiv. Die 12.321 Patienten mit sehr guten Vitamin-D-Spiegeln von über 137,5 nmol/l hatten mit 5,9 Prozent die niedrigste Infektionsrate, wie die folgende Grafik illustriert.

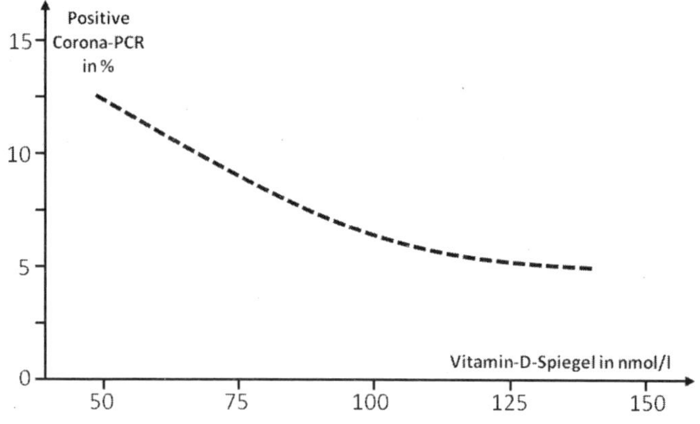

Der Zusammenhang zwischen niedrigeren Infektionszahlen bei höheren Vitamin-D-Spiegeln war hier mit $p < 0{,}001$ statistisch ebenso signifikant wie der bei der spanischen Interventionsstudie. Er war ebenfalls unabhängig von Breitengrad oder Ethnien und zutreffend für alle Altersgruppen beider Geschlechter. Der beste Herdenschutz lag bei Werten über 125 nmol/l und damit genau in dem Bereich, den die zuvor besprochene „Zero-Point“-Studie als optimalen Zielwert herausfand. Diese Ergebnisse, so die Autoren der Studie, sollten dazu Anlass geben, die Rolle einer Vitamin-D-Supplementierung zur Verringerung des Risikos einer SARS-CoV-2-Infektion und einer COVID-19-Erkrankung zu untersuchen. Das heißt, sie forderten aufgrund ihrer Beobachtung eine prospektive klinische Untersuchung mit der Frage, ob die Gabe von Vitamin D3 die Zeit verkürzt, in der man infektiös ist.

Eine solche klinische Studie wurde noch im selben Jahr durchgeführt und die Resultate im November 2020 veröffentlicht.[52] Für die Untersuchung wurden 40 Personen, die mittels RT-PCR positiv auf Corona getestet waren, nach dem Zufallsprinzip in eine 16-köpfige Interventionsgruppe und eine 24-köpfige Kontrollgruppe eingeteilt. Zu Beginn der Studie lag der durchschnittliche Vitamin-D-Spiegel bei 21,5 nmol/l in der Interventions- bzw. 23,8 nmol/l in der Kontrollgruppe. Die Teilnehmer der Interventionsgruppe erhielten sieben Tage lang täglich 60.000 IE Vitamin D mit einem therapeutischen Zielwert von über 125 nmol/l, die Kontrollgruppe erhielt ein Placebo. Diejenigen Teilnehmer in der Interventionsgruppe, die nach sieben Tagen den Zielwert nicht erreicht hatten, bekamen weiterhin täglich 60.000 IE Vitamin D. Drei Wochen nach Beginn der Studie wurde mittels RT-PCR der Infektionsstatus überprüft. In der Interventionsgruppe wurden 62,5 Prozent Corona-negativ getestet, in der Kontrollgruppe hingegen nur 20,8 Prozent, also dreimal weniger. Sowohl die zuvor besprochene US-amerikanische Beobachtungsstudie als auch diese klinische Interventionsstudie kommen somit zu dem nahezu selben Resultat. Bei einem Vitamin-D-Spiegel von etwa 125 nmol/l, gegenüber dem deutlich niedrigeren Wert von 50 nmol/l und darunter, wie er in unserer Gesellschaft üblich ist, erniedrigt sich bei einer Corona-Pandemie die durchschnittliche Anzahl der Virusträger um etwa Faktor drei. Die Behebung des globalen Vitamin-D-Defizits wäre also eine entscheidende Maßnahme, um die Infektionszahlen weltweit zu senken. An dieser Stelle möchte ich noch einmal bemerken, dass eine Impfung gegen Corona genau das Gegenteil einer Vitamin-D-Supplementierung bewirkt, nämlich eine Erhöhung der Inzidenz, wie für die Delta-Variante und insbesondere für Omikron gezeigt (siehe Kapitel 2).

Aufgrund dessen, dass zur Erhöhung des Vitamin-D-Spiegels um ein nmol/l etwa 50 IE nötig sind, würde ich einem Erwachsenen täglich 5.000 IE Vitamin D empfehlen, stets zu einer fetthaltigen Mahlzeit eingenommen. Nach einem Monat konstanter Einnahme würde ich den Vitamin-D-Spiegel bestimmen lassen und die Dosierung entsprechend anpassen.

Primum non nocere, secundum cavere, tertium sanare

Aufgrund von diesen sechs unterschiedlichen Untersuchungsansätzen wissen wir, wie wichtig eine ausreichende Versorgung mit Vitamin D für die immunlogische Gesundheit im Allgemeinen ist und für Herdengesundheit in Bezug auf Corona im Speziellen. Zu diesen gehören:

1. Beobachtungsstudien, die darauf hinweisen, dass ein höherer Vitamin-D-Spiegel mit einer achtzehnfach geringe-

ren Wahrscheinlichkeit einhergeht, an einer Corona-Infektion zu sterben.

2. Die Vitamin-D-Grundlagenforschung, die eindeutige Beweise liefert, dass Vitamin D essentiell ist für die immunologische Homöostase und ein Mangel an Vitamin D die Zytokinstürme wahrscheinlicher macht.
3. Interventionsstudien, die zeigen, dass selbst dann, wenn das Corona-Virus schon eine Lungenentzündung verursacht hat, schwere Verläufe um Faktor 25 reduziert werden.
4. Metaanalysen, die zu dem Ergebnis kommen, dass bei einem Vitamin-D-Spiegel von 125 nmol/l so gut wie keine schweren oder tödlichen Infektionsverläufe mehr zu erwarten sind.
5. Evolutionsbiologische Studien, die einen Vitamin-D-Spiegel von etwas mehr als 125 nmol/l als natürlichen Zielwert feststellten.
6. Epidemiologische Beobachtungs- und Interventionsstudien, die belegen, dass sich bei höheren Zielwerten das coronare Infektionsgeschehen deutlich reduziert.

Alle sechs völlig unterschiedlichen Untersuchungsansätze führten somit zu demselben Ergebnis, dass ein optimaler Vitamin-D-Spiegel, der mit großer Sicherheit schwere bis tödliche Infektionsverläufe verhindert, etwa um Faktor zwei bis drei über dem derzeit allgemein empfohlenen Wert liegt. Dieses Wissen in die medizinische Praxis zu integrieren wäre die dringlichste Aufgabe eines gesunden Gesundheitssystems. Für dieses sollte schließlich immer noch das oben angeführte Zitat *primum non nocere, secundum cavere, tertium sanare* des römischen Arztes Scribonius Largus aus dem Jahr 50 n. Chr. gelten, zu Deutsch: „erstens nicht schaden, zweitens vorsichtig sein, drittens heilen“. Deshalb sollte es nach Ansicht der Autoren der zuvor besprochenen „Zero-Point“-Studie die Pflicht der Ärzteschaft sein, zum Vermeiden von Krankheit und schweren Verläufen Medikamente oder Nahrungsergänzungsmittel einzusetzen, solange sie helfen könnten (tertium sanare), dies innerhalb der Grenzen der Dosierung, die für den genannten Blutspiegel erforderlich ist (secundum cavere) und keine bekannten Risiken birgt (primum non nocere). Alle drei Punkte treffen auf Vitamin D zu, dennoch fühlen sich immer noch die wenigsten Ärzte verpflichtet, diesen Krankheitsschutz ihren Patienten anzubieten. Vielmehr wird das Wissen entweder ignoriert oder behauptet, es gebe keine Alternativen zum Impfprogramm. So beteuerte beispielsweise Daniel Zickler, Internist und Oberarzt auf der Corona-Intensivstation an der Berliner Charité gegenüber dem *Spiegel*: „Trotz aller Hightech-Medizin ist diese Erkrankung [COVID-19] einfach nicht gut zu behandeln. Wir haben weiter keine Therapie dagegen. Wir können nur ausgefallene Organe ersetzen."[53]

Argumente, die gegen den Einsatz von Vitamin D hervorgebracht werden

Wenn Sie sich mit Vitamin D schützen wollen, empfehle ich Ihnen eine Spiegel-Bestimmung und danach eine Korrektur auf 125 nmol/l, indem Sie 50 IE pro nmol/l Differenz pro Tag zuführen, dann nach sechs bis acht Wochen nochmals eine Überprüfung und eine weitere Anpassung, wenn nötig. Es kann aber sein, dass Ihr Arzt oder Ihre Ärztin mit diesem Vorgehen nicht einverstanden ist, weil er oder sie nicht davon überzeugt ist, dass Vitamin D von Bedeutung ist. Dies sind die wesentlichen Argumente, mit denen ich selbst direkt oder indirekt schon sehr häufig konfrontiert wurde und die auch Ihnen begegnen könnten:

1. „Es gibt keine Studien zu Vitamin D in Bezug auf COVID-19"

Dieses Argument hören leider viele, es ist jedoch nicht korrekt, wie Sie nun wissen. Es ist nahezu gleichbedeutend mit „es gibt keine alternative Behandlungsmöglichkeit" zum gewohnten, meist nur symptomatischen Vorgehen bzw. zum Impfprogramm.

2. „Es gibt keine guten Studien zu Vitamin D in Bezug auf COVID-19"

Mit *gut* meint man in der Regel *groß*, weil man *groß* in diesem Zusammenhang mit *gut* gleichsetzt bzw. die schon vorhandenen Studien für *zu klein* hält. Doch bei klinischen Studien ist, wie zuvor erläutert, genau das Gegenteil der Fall. Große Studien sind nur notwendig, wenn der zu erwartende therapeutische oder krankheitspräventive Effekt klein ist oder wenn man, wie bei Impfstudien, auch seltene Nebenwirkungen ausschließen können muss. Schließlich werden beim Impfen in der Regel gesunde Menschen behandelt. Hier benötigt man viele Studienteilnehmer, um den geringen Unterschied im möglichen Behandlungserfolg bzw. in der Nebenwirkungsrate mit statistischen Methoden herausarbeiten zu können. Wenn ich, um ein extremes Beispiel zu wählen, mittels einer klinischen Studie herausarbeiten will, ob „Hände weg" von einer heißen Herdplatte eine gute präventive Maßnahme gegen eine Verbrennung ist, dann muss die Zahl der Probanden nicht sonderlich groß sein, um ein eindeutiges Ergebnis zu erzielen, für das man eine Empfehlung aussprechen kann. Wenn zum Beispiel eine neue Chemotherapie im Mittel 100 Tage Lebenszeit verspricht, anstatt 98 mit der herkömmlichen Vorgehensweise, die Streubreite im Einzelfall jedoch 50 bis 100 Tage beträgt, benötigt man viele tausend Patienten, um den kleinen eventuellen Nutzen mit statistischen Methoden sichtbar zu machen. Dies gilt nahezu für alle klinischen Studien in der Arzneimittel-Industrie, da sie in der Regel keine kausale Therapie testen, sondern nur neue Medikamente, die symptomatisch wirken. Der zu erhoffende Effekt ist deshalb meist sehr klein. Doch werden paradoxerweise solche Studien aufgrund ihrer Größe als qualitativ besonders wertvoll erachtet, wobei in vielen Fällen genau das Gegenteil der Fall ist. Ein Beispiel dafür wären die klinischen Studien zur Wirksamkeit der Corona-Impfstoffe. Zu diesen schrieb Peter Doshi vom *BMJ*: „Keine der derzeit laufenden Studien zielt darauf ab, eine Verringerung schwerwiegender Folgen wie Krankenhauseinweisungen, Inanspruchnahme der Intensivpflege oder Todesfälle festzustellen. Auch werden die Impfstoffe nicht daraufhin untersucht, ob sie die Übertragung des Virus unterbrechen können."[54] Der Grund dafür liegt in dem zu geringen Effekt, der mit einer Impfung zu erzielen ist. „Krankenhauseinweisungen und Todesfälle durch COVID-19 sind in der untersuchten Population einfach zu selten," so Doshi, „als dass ein wirksamer Impfstoff in einer Studie mit 30.000 Personen statistisch signifikante Unterschiede nachweisen könnte. Dasselbe gilt für die Fähigkeit des Impfstoffs, Leben zu retten oder die Übertragung zu verhindern: Die Studien sind nicht darauf ausgelegt, dies herauszufinden." Wäre ein Medikament sehr wirksam bzw. der lebensrettende Effekt sehr hoch, wäre dies schon in relativ kleineren Studien zu sehen. Solche reichen in der Regel eben auch aus, wenn ein Wirkstoff, wie in diesem Fall für Vitamin D3 gezeigt, die tatsächliche Ursache schwerer COVID-19-Verläufe behebt.

3. „Vitamin D wirkt nicht"

Diese Aussage wird meist aufgrund einer Studie aus Brasilien gemacht: Bei COVID-19-Patienten brachte eine einmalige Gabe von Vitamin D3 gegenüber einer Kontrollgruppe keine statistisch signifikante Verbesserung.[55] Deshalb fassten die Autoren ihre Ergebnisse wie folgt zusammen: „Eine einzelne hochdosierte Vitamin-D-Gabe konnte bei hospitalisierten COVID-19-Patienten im Vergleich zu Placebo die Dauer des Krankenhausaufenthaltes nicht signifikant verkürzen. Diese Ergebnisse unterstützen deshalb keine hochdosierte Vitamin-D-Gabe als Therapie einer mittelschweren bis schweren COVID-19-Infektion." Das scheint der zuvor besprochenen spanischen Studie, die eine starke Vitamin-D-Wirkung zeigte, vollends zu widersprechen. Doch leider haben die Autoren der brasilianischen Studie nicht auf die spanische Studie und deren Resultate hingewiesen, obwohl diese ein halbes Jahr zuvor veröffentlicht worden war. Diese zu diskutieren wäre aus wissenschaftlichen Gründen erforderlich gewesen, wo sich doch die Ergebnisse derart unterscheiden. Da sie es nicht taten, müssen wir nun dieser Frage nachgehen. Also was könnte nun der Grund für die unterschiedlichen Ergebnisse sein? Hierfür gibt es zwei offensichtliche Erklärungen.

Zunächst bekamen die Patienten der spanischen Interventionsgruppe nicht Vitamin D3, sondern das Vitamin-D-Prohormon. Dies ist, wie zuvor besprochen, bei einem therapeutischen Einsatz, wenn die Krankheit schon fortgeschritten ist, sehr sinnvoll, denn es fällt ein Umwandlungsschritt weg: Vitamin-D-Prohormon wirkt sofort, eine Vitamin-D3-Gabe, wie sie die brasilianischen Patienten bekamen, jedoch erst nach einigen Tagen. (So führte beispielsweise in einer entsprechenden Studie kranker Patienten, die in Österreich durchgeführt wurde, selbst eine einmalige Vitamin-D3-Gabe von 540.000 IE erst nach drei Tagen zu Vitamin-D-Spiegeln um etwa 100 nmol/l.)[56] Zwar wurde bei der brasilianischen Studie der Vitamin-D-Spiegel (also das Vitamin-D-Prohormon) gemessen, allerdings erst bei Entlassung, sodass völlig unklar ist, wie lange es bei den mit

Vitamin D3 behandelten COVID-19-Patienten dauerte, bis sich deren Vitamin-D-Spiegel tatsächlich ausreichend erhöht hatten. Da die Patienten ähnlich geringe Ausgangswerte hatten wie diejenigen aus der österreichischen Studie, aber nur 200.000 IE verabreicht bekamen, also um das 2,7-Fache weniger, könnte es sogar eine Woche oder länger gedauert haben als bei der spanischen Studie, wo die Vitamin-D-Spiegel aufgrund dessen, dass man das Vitamin-D-Prohormon, also die im Blut zirkulierende Form verabreichte, sofort anstiegen.

Zudem wurde den Patienten der spanischen Studie nicht nur einmal, sondern mehrfach bis zu ihrer Entlassung, das Vitamin-D-Prohormon verabreicht. Es wurde also nicht nur dafür gesorgt, dass ihr Vitamin-D-Spiegel sich sofort erhöhte, sondern auch, dass er während des gesamten Krankenhausaufenthalts hoch blieb. Tatsächlich bestätigte eine französische Studie, dass Vitamin D3 signifikant gegen einen schweren COVID-19-Verlauf nützt, wenn es präventiv eingesetzt wird, nicht jedoch, wenn es als einmalige Einzelgabe therapeutisch verabreicht wird, also sobald die Krankheit schon ausgebrochen und, wie bei den Patienten in der brasilianischen Studie, schon weit fortgeschritten ist.[57] Allerdings war der präventive Schutz in der französischen Studie, obwohl statistisch signifikant, nicht so hoch wie er hätte sein können. Die präventiven Vitamin-D3-Einnahmen lagen nur zwischen 900 und 1.700 IE pro Tag, was nur zu einem Vitamin-D-Spiegel führen konnte, der mindestens um Faktor drei unter dem „Zero-Point“ lag. Zusammenfassend lässt sich also sagen, dass Vitamin D3 präventiv wirkt. Therapeutisch hingegen, wenn COVID-19 schon so weit fortgeschritten ist, dass Patienten sogar schon stationär aufgenommen werden müssen, schützt aufgrund der derzeitigen Studienlage jedoch nur eine mehrfache Verabreichung von Vitamin-D-Prohormon.

4. „Die Datenlage zu Vitamin D ist unsicher“

Laut einer in der *ÄrzteZeitung* veröffentlichten Stellungnahme des Bundesinstituts für Risikobewertung (BfR), die in etwa zeitgleich mit dem Beginn der globalen Impfkampagne erfolgte, sei Vitamin D zwar generell hilfreich gegen Atemwegsinfekte, aber ob es spezifisch gegen COVID-19 wirke, dafür sei die Datenlage noch unsicher.[58] Laut BfR habe bisher auch nicht gezeigt werden können, dass Menschen, die gut mit Vitamin D versorgt sind, von einer zusätzlichen Vitamin-D-Gabe profitieren. Dies stimmt allerdings nur, wenn *gut versorgt* bedeutet, einen Vitamin-D-Spiegel im Bereich von 100 bis 150 nmol/l zu haben. Darüber hinaus ist dann sehr wahrscheinlich, wie auch das BfR konstatiert, kein weiterer Nutzen mehr zu erwarten: Wir sind am „Zero-Point“ angekommen. Allerdings ist die Schlussfolgerung höchst fragwürdig: „Eine generelle Empfehlung zur Einnahme von Vitamin-D-Präparaten zur Vorbeugung einer Sars-CoV-2-Infektion“, so das BfR weiter, „oder eines schweren Verlaufs einer Covid-19-Erkrankung ist daher derzeit nicht begründbar.“ Die Argumentationskette, *ein über das Maß hinaus bringt nichts, also ist Vitamin D sinnlos*, ist zwar geschickt, wenn man verhindern möchte, dass Vitamin D zur Prävention schwerer COVID-19-Verläufe eingesetzt wird, aber letztendlich lebensgefährlich für alle, die dies bräuchten. Die Irreführung kommt meines Erachtens einer massiven Risikoerhöhung gleich, denn geht man von einem Zielwert um 125 nmol/l aus, ist der größte Teil der Bevölkerung erheblich unterversorgt mit Vitamin D. Dies gilt insbesondere für diejenigen Personen, die man den Risikogruppen zuordnen muss. Wenn also Ärzte als die primären Leser der *ÄrzteZeitung*, die meist kaum Zeit haben, sich selbst mit wissenschaftlichen Studien zu beschäftigen, dieser irreführenden Aussage Glauben schenken, dann laufen deren Patienten Gefahr, aufgrund einer Vitamin-D-Unterversorgung einen Zytokinsturm zu erleiden und diesen möglicherweise nicht zu überleben. Vielleicht sollte das Bundesinstitut sich die Zeit nehmen, das Risiko zu bewerten, das es selbst mit solchen Aussagen für die deutsche Bevölkerung darstellt.

5. „Vitamin D ist gefährlich"

Die weitverbreitete Angst vor einer Vitamin-D-Überdosierung ist so berechtigt wie vor jeder anderen Art einer Überdosierung, ob mit Kochsalz, Zucker oder Kaffee. Allerdings ist bei Vitamin D das Problem in unser heutigen Gesellschaft – ebenso wie bei einigen weiteren essentiellen Mikronährstoffen – nicht eine Überdosierung, sondern eine Unterdosierung, die aufgrund dieser geschürten Angst in Kauf genommen wird. Dies hat fatale Konsequenzen, wie uns die Corona-Pandemie mit den vielen vermeidbaren Todesopfern unter Geimpften wie Ungeimpften tagtäglich vor Augen führt. Homöostase wird nur erreicht, wenn man weder über- noch unterversorgt ist. Doch bei den Empfehlungen zur ausreichenden Vitamin-D-Versorgung wurden drei gravierende Fehler gemacht.

Erstens orientierte man sich am vergleichsweise geringen Bedarf des Knochensystems. Zweitens wurde der Irrtum bei der Berechnung, wie viele IE an Vitamin D nötig sind, um selbst diesen zwei- bis dreifach zu geringen Zielwert von 50 nmol/l zu erreichen, nicht korrigiert. Drittens wird die dadurch oft zu niedrige Zufuhr an Vitamin D mit einer erhöhten Zufuhr an Kalzium kompensiert, da das Behandeln einer Osteoporose immer noch der Hauptgrund ist, weshalb man sich in vielen ärztlichen Praxen über den Vitamin-D-Spiegel überhaupt Gedanken macht. Doch erst diese Kombination kann gesundheitliche Probleme verursachen, wie Kalziumablagerungen in den Blutgefäßen und insbesondere in der Niere. Ohne Kalziumergänzung führt selbst eine sehr hohe Vitamin-D-Supplementierung nicht zu einer Gefäßverkalkung. Eine erhöhte Zufuhr an Kalzium und damit auch Kombinationspräparate mit Vitamin D sind unsinnig, weil Vitamin D3 selbst eine erhöhte Kalziumaufnahme im Darm stimuliert. Besser, als für eine künstlich erhöhte Zufuhr an Kalzium zu sorgen, wäre, einen eventuell unzureichenden Vitamin-K2-Spiegel zu korrigieren. Schließlich konnte gezeigt werden, dass insbesondere ein Vitamin-K2-Defizit verantwortlich ist für das sogenannte „Kalzium-Paradoxon", das durch eine geringe Kalziumablagerung in den Knochen bei gleichzeitig erhöhter Anreicherung in den Blutgefäßwänden gekennzeichnet ist.[59] „Dieses Wissen", so die Autoren der zuvor genannten „Zero-Point"-Studie, „ist jedoch in der medizinischen Fachwelt noch nicht weit verbreitet, und veraltete Warnungen vor den Risiken einer Vitamin-D3-Überdosierung sind leider immer noch häufig im Umlauf." Doch inzwischen ist klar, dass Vitamin-D-Spiegel zwischen 100 bis 150 nmol/l liegen müssen, um gesund zu bleiben, und dass dazu 4.000 bis zu 10.000 IE täglich nötig sein können, abhängig von den Speichervorräten und der Exposition zur UV-B-Strahlung. „Eine tägliche Zufuhr in dieser Größenordnung ist sicher", so nochmals die Autoren der „Zero-Point"-Studie, „wenn sie mit etwa 200 µg Vitamin K2 kombiniert wird."

6. „Ein gutes Immunsystem schadet bei Corona"

Der Infektionsexperte Christoph Wenisch von der Wiener Klinik namens „Favoriten" argumentierte im September 2021 in der *Ö1*-Sendereihe *Im Journal zu Gast*, ein gutes Immunsystem sei natürlich generell gut, reiche aber nicht aus, um COVID-19 zu verhindern.[60] Es sei sogar, so der Mediziner, „anscheinend schlecht für den Verlauf". Seine Erklärung: „[...] ein besonders gut reagierendes Immunsystem tut oft zu viel reagieren." Das ist in etwa so, wie zu behaupten, ein schnelles Auto sei gut und funktioniere deshalb ohne Bremsen besonders gut. Der Fahrer kann zwar auf Hindernisse nur noch mit Beschleunigung reagieren und danach nicht mehr abbremsen, was nach Wenischs Logik dann eben besonders gut, aber eben auch schon wieder schlecht wäre: Weil es so gut ist und ungebremst immer schneller wird, kann es aufgrund dieser möglichen „Überreaktion" eben auch schaden.

Genauso, wie ein gut funktionierendes Auto beides können muss, sowohl beschleunigen als auch bremsen, benötigt ein gutes Immunsystem die Balance zwischen pro- und antientzündlichen Zytokinen. Kann es aufgrund eines Vitamin-D-Mangels nur noch proentzündlich agieren, also beschleunigen, und nicht mehr antientzündlich, also bremsen, dann verfügt man eben nicht über ein gesundes Immunsystem, sondern über eines, das bei Infektion „überreagiert", was sich in einem lebensgefährlichen Zytokinsturm äußert. Vor einem guten Immunsystem zu warnen ist letztendlich nur ein plumper Versuch, Menschen, die aufgrund einer ausgewogenen Lebensweise vor einem Zytokinsturm geschützt sind, ihr Argument zu nehmen und sie zum Impfen zu bewegen.

Es wird von schulmedizinischer Seite nahezu nichts unterlassen, um Menschen davon abzuhalten, sich ausreichend mit Vitamin D zu versorgen. Wenn die Argumente nicht greifen, dann hilft bei manchem eine finanzielle Hürde. So werden von unserem Gesundheitssystem die Kosten für Corona-Tests und Impfungen übernommen, die Kosten für eine einfache Messung des Vitamin-D-Spiegels hingegen nicht, geschweige denn für eine Korrektur bei vorliegendem Mangel. Man muss schon Anzeichen einer Osteoporose aufweisen, was, wie Sie nun wissen, sehr geringe Vitamin-D-Spiegel voraussetzt, damit die gesetzlichen Krankenkassen die Kosten einer Vitamin-D-Messung übernehmen. Doch bei solch einem niedrigen Vitamin-D-Spiegel ist die Gefahr eines Zytokinsturms erheblich bzw. ständig präsent. An dieser völlig fehlgeleiteten praktischen Vorgehensweise haben auch die öffentlichen Aufrufe zur Vitamin-D-Prophylaxe von Ärzten und Wissenschaftlern bisher nichts geändert. Dennoch möchte ich an dieser Stelle einige Beispiele erwähnen:

- Schon im Oktober 2020 kam eine größere Gruppe US-amerikanischer Ärzte und Wissenschaftler in einer Übersichtsarbeit zu dem Schluss, dass bei allen Patienten mit viralen Atemwegsinfektionen, insbesondere COVID-19, eine Bestimmung des Vitamin-D-Spiegels und Behandlung eines eventuellen Vitamin-D-Mangels helfen würde, die Genesungszeit zu verkürzen sowie das Behandlungsergebnis zu verbessern.[61]
- Im Dezember 2020 fasste die Turiner Akademie für Medizin ihre Empfehlung zur Verwendung von Vitamin D für Prävention und Therapie von Corona-Infektionen in einem Dokument zusammen, das von 156 italienischen Ärzten und Forschern unterzeichnet wurde.[62] Prof. Giancarlo Isaia, Präsident dieser Akademie, äußerte die Hoffnung, dass nach der Region Piemont auch andere Regionen Italiens so bald wie möglich eine ähnliche Position einnehmen.
- Im Februar 2021 gab es einen dringenden Appell Schweizer Ärzte, Vitamin D präventiv und therapeutisch einzusetzen: „Wem die Gesundheit seiner Bürger wirklich am Herzen liegt, darf die Fakten zu Vitamin D nicht weiter vernachlässigen!“

- Im Dezember 2021 informierte Dr. Joseph A. Ladapo als Leiter des Gesundheitsministeriums von Florida über die Webseite *Healthier You*, zu Deutsch *Gesünderes Du*, über Möglichkeiten zur Verbesserung von Lebensgewohnheiten – von Bewegung bis hin zur Verbesserung der Ernährung: „Dies ist eine Ressource für Floridianer jeden Alters, um aktiv zu werden, nach draußen zu gehen, die Ernährung zu verbessern, einschließlich der Vitamin-D-Zufuhr, oder sich über COVID-19 zu informieren."[63]

Vitamin D in effizienter Kombination

Selbst wer nicht alle Fakten zu Vitamin D kennt, könnte immer noch argumentieren, dass es auf keinen Fall schaden kann, ein entsprechendes Defizit zu korrigieren: Wenn es etwas nützt, hätte man viel gewonnen, wenn es nichts nützt, würde es nicht schaden. Diese Logik erinnert an die sogenannte Pascalsche Wette. Blaise Pascal (1623–1662), berühmter französischer Mathematiker und christlicher Philosoph, argumentierte Mitte des 17. Jahrhunderts, dass jeder Mensch sich letztendlich aus Gründen der Vernunft dafür entscheiden müsse, an Gott zu glauben, denn dies zu tun würde kaum etwas kosten. Wenn Gott nicht existieren sollte, hätte man also nicht viel investiert, würde er aber existieren und man hätte nicht an ihn geglaubt, würde die ewige Verdammnis drohen. Diese entspräche im Fall einer Corona-Infektion, wenn man nicht an Vitamin D „glaubt" einem Zytokinsturm. Doch selbst dieses an sich logische Argument für den Glauben an Gott wurde mit dem Hinweis widerlegt, dass es auch andere Götter geben mag, die es dem Gläubigen übel nehmen würden, wenn er sich für den falschen Gott entschieden hätte. Dieses Gegenargument zur Pascalschen Wette wurde tatsächlich von Dr. F. Perry Wilson, Associate Professor für Medizin an der berühmten US-amerikanischen *Yale School of Medicine*, am 16.12.2020 in Medscape, einem wichtigen Informationsportal für Ärzte, auch auf Mikronährstoffe angewandt bzw. genutzt, um unter anderem den Einsatz von Vitamin D zu „verteufeln".[64] Seiner Meinung nach sollte man Prävention erst dann betreiben, wenn (irgendwann nach einigen Jahren) genügend klinische Studien durchgeführt worden seien, man also „wisse" und nicht mehr „glauben müsse". Abgesehen davon, dass wir mehr über Mikronährstoffe wissen als über die Corona-Impfstoffe (wo man keine jahrelangen Studien durchführte, um an sie zu glauben), ist es meiner Ansicht nach jedoch sehr unwahrscheinlich, dass die „Götter" Vitamin C und E es uns übel nehmen, wenn wir an den „Vitamin-D-Gott" glauben, indem wir einen Mangel an diesem Mikronährstoff beheben. Zudem, so mein weiteres Gegenargument zu Wilsons Haltung, das ich in meinem Buch „Das Corona-Syndrom" publizierte, kann man *alle* Mängel an Mikronährstoffen ausgleichen, die bekanntermaßen dazu führen, dass unser Immunsystem auf eine Infektion möglicherweise mit einem Zytokinsturm überreagiert.[65] Ich nannte die Kombination an Mikronährstoffen, die man als Nahrungsergänzung zuführen sollte, um sämtliche individuellen Mängel zu korrigieren, einen „Göttlichen Cocktail" – in Anlehnung an die Pascalsche Wette und Wilsons absurde Argumentation. In „Das Corona-Syndrom" finden Sie auch eine ausführliche Beschreibung aller Mikronährstoffe, die unser Immunsystem benötigt, in welchen Nahrungsmitteln sie enthalten sind, wie viel man zuführen sollte und was ausreichende Mengen sind, um eine Homöostase des Immunsystems zu gewährleisten. Hier nur so viel: Bei allen führt ein Mangel dazu, dass bei Infektion die Entwicklung eines Zytokinsturms wahrscheinlicher wird. Aus diesem Grund ist es sinnvoll, nicht nur den Vitamin-D-Spiegel zu überprüfen und eventuell zu korrigieren, sondern alle Blutwerte. Zu den häufigsten Mängeln gehören, leider oft auch bei Personen, die sich gesund und ausgewogen ernähren, ein Mangel an Selen, Zink und an aquatischen Omega-3-Fettsäuren. Allerdings ist von allen Mängeln derjenige an Vitamin D der problematischste, weshalb dessen Korrektur auch den dramatischsten Effekt in klinischen Studien zeigte.

Herdengesundheit versus Herdenimmunität

Bereits vor Beginn der ersten klinischen Impfstudien war bekannt, dass allein eine Vitamin-D-Gabe die meisten schweren bis tödlichen Corona-Infektionen verhindern würde. Dennoch wurde nur gegen einen Scheinwirkstoff getestet. Die neuen Impfstoffe mussten für ihre Notfallzulassung also nicht zeigen, ob sie der bestmöglichen schon existierenden Behandlungsmethode tatsächlich überlegen sind. Wäre diese ethisch korrekte Option gewählt worden, hätte sich das Impfprogramm nicht nur als unterlegen, sondern sehr wahrscheinlich als völlig unnötig erwiesen. Hierzu nur eine kurze Überschlagsrechnung: Laut der im vorherigen Kapitel besprochenen israelischen Studie liegt der halbjährliche Impfschutz für den Pfizer/BioNTech-Impfstoff bei etwa 39 Prozent. Auf die spanische Vitamin-D-Studie übertragen würde das bedeuten, dass man die 50 Prozent an schweren Verläufen in der Kontrollgruppe mittels Impfung auf 30 Prozent hätte reduzieren können. Das wäre zweifellos ein Erfolg gewesen und wäre für sich allein betrachtet Grund genug, diesen Impfstoff zu feiern. Allerdings reduzierte allein eine Vitamin-D-Gabe die Wahrscheinlichkeit schwerer Verläufe auf zwei Prozent, also erheblich mehr, und das ohne vorheriges Impfen. Dies sogar, obwohl es sich hierbei um eine therapeutische und nicht um eine präventive Intervention handelte und man annehmen kann, dass Vitamin D als präventive Maßnahme noch wesentlich effektiver sein müsste. Auch wenn wir hier Äpfel (Therapie mittels Vitamin-D-Prohormon) mit Birnen (Prävention mittels Impfung) vergleichen, so geht es in beiden Fällen um das Verhindern schwerer Verläufe. Hierbei wäre laut spanischer Studie eine Vitamin-D-Korrektur um Faktor 15 effektiver als die Impfung – und frei von unerwünschten Kurz- oder Langzeitrisiken. Würde man zusätzlich noch potentielle Mängel an weiteren essentiellen Mikronährstoffen, wie beispielsweise Zink, Selen oder aquatischen Omega-3-Fettsäuren beheben (eine ausgewogene Ernährung mit viel Vollkorn, Obst und Gemüse vorausgesetzt), wären wir dem Konzept der immunologischen Herdengesundheit ein gutes Stück näher. Doch stattdessen setzte man politisch auf Herdenimmunität mittels Massenimpfung als einzige Option und ignorierte dabei sämtliche Risiken. So wird in den täglichen Corona-Diskussionen der in den öffentlich-rechtlichen Medien präsenten Experten und Politiker, aber auch denen in der breiten Bevölkerung, meist nur „geimpft“ mit „ungeimpft“ verglichen, aber nicht „geimpft“ mit „ungeimpft und ausreichend mit essentiellen Mikronährstoffen versorgt“. Doch kein Impfstoff kann einen Mangel an einem essentiellen Mikronährstoff ausgleichen, weshalb Vitamin D wirkt, die Impfstoffe hingegen so gut wie nicht. Doch indem wir diese biologische Logik ignorieren, machen wir denselben Fehler wie die Pharmaunternehmen in ihren Zulassungsstudien: Wir geben unserem Immunsystem keine Chance, normal zu funktionieren. Dabei hat eine „coronare“ Herdengesundheit gegenüber einer „coronaren“ Herdenimmunität neben ihrer tatsächlichen Machbarkeit und grundsätzlich besseren Wirksamkeit noch viele weitere Vorteile, wie die folgende Tabelle zusammenfasst:

	„Coronare" Herdenimmunität **(Impfung ohne Versorgung mit Mikronährstoffen)**	**Immunologische Herdengesundheit** **(ausreichende Versorgung mit Mikronährstoffen)**
Immunität	***schlechter,*** weil Antikörper-Bildung unterdrückt wird	***besser,*** weil Antikörper-Bildung gefördert wird
Schutz aller Risikogruppen	***nein***	***ja***
Schutz vor neuen Corona-Varianten	***nein***	***ja***
Schutz vor anderen Viren wie Influenza	***nein***	***ja***
Eindämmung der Pandemie	***nein - im Gegenteil*** Geimpfte sind häufiger infektiös als Ungeimpfte	***ja*** um etwa Faktor 3 allein durch ausreichend Vitamin D3
Schutz vor Zivilisationskrankheiten	***nein***	***ja***
Schutz vor Long-COVID	***kaum***[66] da schwere Verläufe nicht effizient verhindert werden	***gut*** keine schweren Verläufe, daher seltener Long-COVID
Zeit bis Wirkungseintritt	***lange*** Escape-Varianten erfordern neue Impfstoff-Entwicklung	***kurz*** ein gut versorgtes Immunsystem ist sofort bereit
jährliche Kosten	***hoch*** mindestens zwei Impfungen pro Jahr, evtl. sogar vier	***niedrig*** gesunde Ernährung, wenige Ergänzungsmittel
Maskenpflicht	***ja***	***nein***
Lockdowns	***nötig***	***unnötig***
Virus-Tests	***ständig***	***nein***
Nebenwirkungen **Risiken**	***viele*** Thrombosen, Infarkte, Autoimmunkrankheiten, Infektionsverstärkung etc.	***keine*** Schutz vor Thrombosen, Infarkten, Autoimmunkrankheiten etc.

Die Nachteile des Konzepts einer Herdenimmunität mittels Impfung sind offensichtlich, die Vorteile einer immunologischen Herdengesundheit mittels ausreichender Versorgung des

Immunsystems mit essentiellen Mikronährstoffen (Stichwort „Homöostase") sind überwältigend. Hinzu kommt, dass eine „coronare" Herdenimmunität nicht erreichbar ist, eine immunologische Herdengesundheit jedoch jederzeit. Deshalb müsste es für jeden neutralen Betrachter völlig unverständlich sein, weshalb man den natürlichen Weg der Herdengesundheit nicht längst beschreitet. Doch auch über weitere Fragen wundern sich meines Erachtens immer noch viel zu wenige, wie zum Beispiel: Wieso finanziert der Staat bzw. das Gesundheitssystem Corona-Tests und Impfung, aber keine einfache Vitamin-D-Spiegelmessung oder eine Korrektur zumindest bei denjenigen, die sich das nicht leisten können? Weshalb werden positiv auf Corona Getestete in der Regel ohne Überprüfung ihres Vitamin-D-Spiegels bzw. ohne dessen meist notwendige Korrektur in Quarantäne geschickt? Wieso riskiert man, dass bei ihnen COVID-19 einen schweren Verlauf nimmt? Was könnte der Grund für die unterlassene Hilfeleistung sein? Die Antwort auf diese Frage ist von enormer Bedeutung, schließlich wird auch von jungen Menschen aufgrund vieler völlig unnötiger schwerer Verläufe verlangt, dass sie sich impfen lassen, um Menschen in Risikogruppen zu schützen.

Eines ist jedoch schon klar: Die Corona-Pandemie hat eine Impf-Pandemie ins Leben gerufen, die aufgrund sehr vieler gesundheitlicher und gesellschaftlicher Auswirkungen weitaus schlimmer zu sein scheint, als das Virus selbst. Nicht nur wegen der kurz- und langfristigen Nebenwirkungen oder der zunächst vorbereitenden und dann weiter begleitenden Zwangsmaßnahmen, sondern auch, weil es eine natürliche Alternative dazu gäbe, die aus unerfindlichen Gründen nicht gefördert, sondern sogar unterdrückt wurde und immer noch wird: die immunologische Herdengesundheit, die den ganzen „coronaren Spuk" sofort beenden würde.

KAPITEL 6:

Impf-Pandemie als neue Weltreligion

Selig sind, die nicht sehen
und doch glauben!
Evangelium nach Johannes 20,29

Gesundheit als oberste Staatsraison?

„Wir vom Robert-Koch-Institut schätzen," so dessen Chef, Lothar Wieler, auf der Bundespressekonferenz am 8. September 2021, „dass durch Impfungen vom Januar bis Juli diesen Jahres [2021] 38 Todesfälle bereits verhindert [wurden]."[1] Diese Zahl ist zwar für die 38 Geretteten ein großes Glück, sie steht jedoch in keinem Verhältnis zu den globalen und nationalen Kollateralschäden aufgrund der Corona-Maßnahmen inklusive der unzähligen Todesopfer weltweit, die allein durch die Vorbereitung auf das Impfprogramm im Jahr 2020 verursacht wurden (siehe Kapitel 3). Dazu kommen die unzähligen Menschen, die an COVID-19 starben, weil man diese Vitamin-D-Mangelkrankheit nicht ursächlich behandelte (und dies auch weiterhin nicht tut, siehe Kapitel 5). Stattdessen setzte man auf experimentelle, gentherapeutische Impfstoffe, die kaum Wirkung zeigen, während ihre gravierenden Nebenwirkungen alle

Statistiken sprengen (siehe Kapitel 4). Wenn es den Regierungen wirklich darum ginge, Menschenleben zu retten, müsste man sich beispielsweise nicht die Frage stellen, warum jedes Jahr weltweit mehr Menschen an Passivrauchen und schlechter Luft sterben als an Corona. Doch auch das scheint niemanden zu interessieren. So atmen laut einem 2019 veröffentlichten Bericht des US-amerikanischen *Health Effects Institutes* mittlerweile 95 Prozent aller Kinder weltweit nur noch verschmutzte Luft ein.[2] Laut dem äthiopischen Generaldirektor der WHO, Dr. Tedros Adhanom Ghebreyesus, vergiften wir durch Abgase Millionen von Kindern [eigentlich waren es aufgrund der Studienlage über zwei Milliarden, Anmerkung des Autors] und ruinieren ihr Leben.[3] Sie leiden vermehrt unter Asthma und Infektionen der Atemwege, an denen laut Statistiken der WHO allein im Jahr 2016 über 600.000 Kinder unter 5 Jahren starben.[4] „Die Luftverschmutzung ist eine der größten Bedrohungen für die Gesundheit von Kindern überhaupt", konstatiert die WHO. Laut deren Untersuchung geht weltweit jeder zehnte Todesfall bei den unter 5-Jährigen auf verunreinigte Luft zurück.[5] Zum Vergleich: An Corona stirbt so gut wie kein Kind dieser Altersklasse, aber der Plan, sie gegen dieses für sie völlig harmlose Virus zu impfen beherrschte schon im Sommer 2021 die Medien.[6] Es scheint ganz so zu sein, als wenn es in der globalen Gesundheitsfürsorge nicht noch viele weitere, weitaus ernstere Probleme gäbe, die zu bewältigen wären, nicht nur in Bezug auf Kinder, sondern auch auf Erwachsene. So gehen neun von zehn Todesfällen weltweit auf einen ungesunden Lebensstil und insbesondere auf eine Fehl- und Mangelernährung zurück. Während in den armen Ländern des globalen Südens immer mehr Menschen verhungern, dominieren in den reichen Ländern des Globalen Nordens die Folgekrankheiten wie Diabetes, schwere Adipositas, Herzkreislauferkrankungen und Krebs auch in Corona-Zeiten das alltägliche Geschehen – auch auf deutschen Intensivstationen. So forderte im Jahr 2019 Bluthochdruck 10,8 Millionen, Abhängigkeit von Tabak 8,7 Millionen, ungesunde Ernährung mit zu wenig Obst und zu viel Salz 7,9 Millionen, Luftverschmutzung 6,7 Millionen und Typ-2-Diabetes mellitus 6,5 Millionen Menschenleben weltweit.[7] Weil alle diese Krankheiten vermeidbar sind, „versagen wir dabei", so der Leiter der Studie, Christopher Murray vom *Institute for Health Metrics and Evaluation* an der *University of Washington in Seattle*, „ungesundes Verhalten zu ändern, besonders im Hinblick auf Ernährung, Kalorienzufuhr und körperliche Aktivität".[8] Fast alle diese Störungen erhöhen laut der Studie aber zugleich die Gefahr, schwer an COVID-19 zu erkranken – ein nicht endendes Fest für die Pharmaindustrie: Die Menschheit wird immer kränker und schafft damit einen nie endenden und stetig wachsenden Bedarf an Standardmedikamenten gegen Zivilisationskrankheiten, die eigentlich Mangelkrankheiten sind, zu denen auch COVID-19 zählt. Doch davon kein Wort in den Medien oder in den Reden der Politiker. Sie sprechen nur noch über Impfzwang zur Prävention einer unter ausreichender Vitamin-D-Gabe völlig harmlosen Infektion, nicht aber über eine Zuckersteuer oder ein Schulfach mit dem Titel „Gesunde Ernährung". Es gibt kein Gesetz gegen das Rauchen im Auto, wenn Kinder anwesend sind. Es könnte jedoch bald ein Gesetz geben, aufgrund dessen sogar Kinder zur Impfung gezwungen werden könnten, um Erwachsene zu schützen. Dabei müssten die Verantwortlichen eigentlich schon längst wissen, dass im Gegensatz zu den Argumenten *gegen* das Rauchen, diejenigen, die *für* die Impfung vorgebracht wurden, wissenschaftlich nicht haltbar sind. Es gibt auch kein Gesetz, das die Massentierhaltung verbietet, obwohl alle Experten wissen, dass diese eine Brutstätte für multiresistente Keime ist, die schon heute jährlich weltweit 700.000 Menschen das Leben kostet; laut WHO könnten es bis 2050 sogar zehn Millionen jährlich sein.[9] Gegen diese mikrobielle Bedrohung, gegen die dann auch Vitamin D nicht mehr helfen wird, und die nur durch eine Abkehr von der Massentierhaltung abzuwenden wäre, wird so gut wie nichts unternommen. Es wird weiterhin gestattet, Antibiotika nicht nur zur Krankheitsprävention oder Therapie der Tiere zu verwenden, sondern auch zur Tiermast, um deren Gewichtszunahme zu beschleunigen.[10] Fleischverzicht oder zumindest eine massive Reduktion des ungesunden Fleischkonsums würde – im Gegensatz zur Massenimpfung gegen Corona – tatsächlich einen wirksamen gesundheitlichen Eigen- und Fremdschutz mit sich bringen. Dazu gehört auch noch der Klimawandel, gegen den keine Regierung etwas ernsthaft unternehmen will. So starben laut einer Studie, die im renommierten Wissenschaftsjournal *Lancet* erschien, allein im Jahr 2019 knapp 1,7 Millionen Menschen an dessen Folgen, Tendenz dramatisch steigend.[11]

Wir hören täglich von Menschen, die „in Verbindung" mit Corona gestorben sind. Gehörten dazu dann nicht auch alle als „Kollateralschäden" durch die Corona-Maßnahmen Verstorbenen? Und sollten die öffentlich-rechtlichen Medien uns nicht ebenso täglich mitteilen, wie viele Menschen gestorben sind aufgrund von schlechter Ernährung, eines Mangels an körperlicher Aktivität oder an Einsamkeit, oder weltweit betrachtet an Fehl- und Mangelernährung oder aufgrund des fehlenden Zugangs zu sauberem Trinkwasser, weil die reichen Nationen ihre nutzlosen Lockdowns, PCR-Tests und Impfstoffe finanzieren müssen? Es kann zwar gut sein, dass uns unwissentlich nur rein zufällige kulturelle Entwicklungen in diese prekäre Situation gebracht haben, trotz aller Verdachtsmomente, die das Gegenteil suggerieren, und dass alle Akteure nur nach bestem Wissen und Gewissen so handeln, wie sie es tun. Aber selbst dann ist bekanntlich der Weg zur Hölle gepflastert mit guten Absichten.

Der Glaube an den heiligen Impfstoff

Wenn es den politisch Verantwortlichen also offensichtlich nicht um das Retten von Menschenleben gehen kann, worum geht es ihnen dann? Vielleicht ist die Antwort völlig banal, und es geht nur um die marktwirtschaftliche „Dreifaltigkeit“ aus Macht, Kontrolle und Profit. Hierbei ist das Mittel zum Zweck die medial geschürte Angst vor Leid und Tod. Die Angst vor dem Tod ist eine Urangst und seit Menschengedenken auch Treiber religiöser Vorstellungen: In allen Weltreligionen, egal ob Buddhismus, Christentum, Hinduismus, Judentum oder Islam, wird den Gläubigen vermittelt, dass der Tod nicht das Ende bedeutet und Erlösung versprochen. Die Mathematik der Macht ist somit simpel: Je mehr Tote, umso größer die Angst und desto stärker der Glaube an die Erlösung. Im Fall von Corona ist es der Glaube an die Impfung. Sie soll uns nicht nur vor Leid und Tod bewahren, sondern uns auch die Freiheit zurückgeben, die uns eigentlich nur ein Mangel an Vitamin D geraubt hat – was aber niemand wissen soll. Denn wo blieben dann Macht, Kontrolle und Profit? „Und das ist doch die entscheidende [frohe] Botschaft,“ die im August 2021 der damalige Bundesgesundheitsminister Jens Spahn verkündete: „Wir impfen Deutschland zurück in die Freiheit.“[12] Der Impfstoff wird zum Freiheits- und Heilsbringer hochstilisiert, selbst dann noch, wenn der letzte Geimpfte aufgrund der auch für ihn geltenden Maskenpflicht und des ständigen Testzwangs gemerkt haben sollte, dass er so gut wie nicht funktioniert. Und das ist eigentlich keine Überraschung, denn kein Medikament kann eine Krankheit besiegen, die durch einen Mangel an einem essentiellen Nährstoff verursacht wird. Das ist schlicht und einfach biologisch völlig unmöglich. Dennoch glaubt man inständig an die Impfung, die aufgrund dieser biologischen Logik ein Wunder vollbringen müsste.

Typisch für einen starken Glauben ist, dass er durch Fakten kaum zu erschüttern ist – im Gegenteil: Sie werden eher als Prüfung des Glaubens betrachtet und stärken, gerade weil man sich ihnen widersetzt, sogar den Zusammenhalt der Glaubensgemeinschaft. Doch sich ständig prüfen zu lassen bzw. sich stärken zu lassen ist auf Dauer anstrengend. Dies könnte der Grund dafür sein, weshalb die „Glaubensführer" versuchen, Fakten, die den Glauben ihrer Herde in Frage stellen könnten, so gut wie möglich mittels Zensur zu unterdrücken oder in einer Flut an anders lautenden Glaubensbotschaften zu verbergen. Ob es den einen oder anderen Gott gibt, lässt sich weder verifizieren noch falsifizieren und ist deshalb der wissenschaftlichen Untersuchung nicht zugänglich. Somit handelt es sich in Bezug auf Gott um eine reine und völlig legitime Glaubensfrage. Doch sobald, wie damals im Christentum des Mittelalters, Dinge behauptet wurden, die tatsächlich überprüfbar waren, so beispielsweise, ob die Erde eine flache Scheibe im Mittelpunkt des Universums ist, half nur noch die Zensur und die Androhung harter Bestrafung all derer, die sich ihres Verstandes bedienten und Fragen stellten. In Bezug zur religiösen Lehre galt es, das Dogma zu schützen, in Bezug auf Corona ist es nun die öffentlich-rechtliche „Lehrmeinung". So ist in Sachen Corona ebenso die Zensur ein probates Mittel, um das „Prüfen" der Gläubigen auf ein erträgliches Maß zu reduzieren. Zensur widerspricht zwar unserem Freiheitsideal, doch sobald genügend Menschen denselben Glauben gefunden haben, der aufgrund seiner Widersprüche nach Zensur verlangt, wird dieser Freiheitsentzug als ethisch legitimiert betrachtet, schließlich geht es hierbei um den Schutz des Gemeinwohls bzw. um den Schutz des allgemeinen Wohlbefindens.

Die „Zehn Gebote"

Man kann uns nicht genug warnen: Wir stehen vor der „coronaren" Apokalypse! Von einem teuflischen Virus befallen, droht der Menschheit unsägliches Leid, massenhaftes Sterben und letztendlich der Untergang – so die täglichen Botschaften der Medien. Die „epidemische Lage von nationaler Tragweite" durch ein Virus, das die Atemwege befällt, bei gleichzeitigem Rückgang der akuten respiratorischen Infektionen scheint paradoxerweise für die meisten Menschen nachvollziehbar zu sein, woraus der Glaube an den befreienden Impfstoff resultiert, der uns erlösen kann. Ein Glück, dass wir bereit waren.

Schon am 12. September 2019, zwei Monate vor dem Ausbruch von Corona und damit gerade noch rechtzeitig, veranstalteten die Europäische Kommission und die WHO gemeinsam einen „Globalen Impfgipfel".[13] Ziel war, die Ausbreitung vermeidbarer Krankheiten mittels Impfungen zu stoppen. Dies galt auch für alle zukünftigen viralen Bedrohungen. Jeder Erdenbürger, so die abschließende Botschaft des Treffens, sollte von der Kraft der Impfung profitieren. Um dies zu gewährleisten, wurden zehn Aufgaben benannt, die von den Regierungen im Speziellen und der Menschheit im Allgemeinen zu erfüllen sind, wenn sie in den Genuss des lebensrettenden Impfens kommen wollen. Aus heutiger Sicht lesen sich diese Aufgaben wie die „Zehn Gebote" einer neuen „Impf-Religion", von denen eines (Nummer 9) das Stoppen der Verbreitung von „ketzerischen" Fehlinformationen über Impfstoffe ist. Zum neuen Glauben an die Allmacht des Impfstoffs über sämtliche virale Gefahren haben sich die Regierungen aller Staaten der Welt zu bekennen. Im Folgenden nun die Lehren aus dem globalen Impfgipfel und die erforderlichen Maßnahmen zur „Beseitigung aller vermeidbaren Krankheiten durch Impfung":

1. Fördere die globale politische Führung und das Engagement für Impfung und Aufbau einer wirksamen Zusammenarbeit und von Partnerschaften – auf internationaler, nationaler, regionaler und lokaler Ebene mit Gesundheitsbehörden, Angehörigen der Gesundheitsberufe, der Zivilgesellschaft, Gemeinschaften, Wissenschaftlern und der Industrie –, um alle Menschen überall durch eine dauerhaft hohe Durchimpfungsrate zu schützen.
2. Stelle sicher, dass alle Länder über nationale Impfstrategien verfügen und diese umsetzen, und stärke die finanzielle Nachhaltigkeit im Einklang mit den Fortschritten auf dem Weg zu einer flächendeckenden Gesundheitsversorgung, die niemanden zurücklässt.
3. Baue leistungsfähige Überwachungssysteme auf für durch Impfung vermeidbare Krankheiten, insbesondere für solche, die unter die globalen Eliminierungs- und Tilgungsziele fallen.
4. Bekämpfe die Ursachen für die zögerliche Haltung gegenüber Impfungen durch Vertrauen in die Impfung sowie in Konzeption und Durchführung evidenzbasierter Maßnahmen.
5. Nutze die Möglichkeiten digitaler Technologien, um die Überwachung der Leistung von Impfprogrammen zu verbessern.
6. Forsche nachhaltig, um kontinuierlich Daten über die Wirksamkeit und Sicherheit von Impfstoffen und die Auswirkungen von Impfprogrammen zu gewinnen.
7. Setze Bemühungen und Investitionen fort, einschließlich neuer Finanzierungsmodelle und Anreize, in Forschung, Entwicklung und Innovation für neue oder verbesserte Impfstoffe und Verabreichungsgeräte.
8. Mindere das Risiko von Impfstoffengpässen durch verbesserte Systeme zur Überwachung der Impfstoffverfüg-

barkeit, zur Vorhersage, zum Einkauf, zur Lieferung und zur Bevorratung sowie durch Zusammenarbeit mit den Herstellern und allen Beteiligten in der Verteilungskette, um die vorhandenen Produktionskapazitäten optimal zu nutzen bzw. auszubauen.

9. Befähige Angehörige der Gesundheitsberufe auf allen Ebenen sowie der Medien, die Öffentlichkeit wirksam, transparent und objektiv zu informieren und falsche und irreführende Informationen zu bekämpfen, u. a. durch Zusammenarbeit mit sozialen Medienplattformen und Technologieunternehmen.
10. Beziehe die Impfung ein in die globale Gesundheits- und Entwicklungsagenda durch eine erneuerte Immunisierungsagenda 2030."

Mitte Oktober 2019, einen Monat nach Verabschiedung dieser zehn globalen Handlungsanweisungen, veranstaltete das US-amerikanische *Johns Hopkins Center for Health Security* (Zentrum für gesundheitliche Sicherheit) gemeinsam mit Partnern aus der Wirtschaft, dem Weltwirtschaftsforum und der Bill & Melinda Gates Stiftung eine Pandemieübung mit der Bezeichnung „Event 201".[14] Ziel der Übung einer breit gefächerten Koalition verschiedener Stakeholdergruppen (Interessengruppen) war es, „einer möglichen schweren Pandemie im Voraus anhaltende Aufmerksamkeit zu schenken, um im Ernstfall Menschenleben zu retten und die wirtschaftlichen und gesellschaftlichen Konsequenzen einzudämmen". Das Hauptinteresse galt der Kommunikationsstrategie und der medialen Zensur. Im Prinzip ging es darum, herauszufinden, ob die Weltgemeinschaft schon dazu bereit war, im Fall der Fälle die oben genannten „Zehn Gebote" so effizient wie möglich umzusetzen. Das Gebot, das im Zentrum der öffentlich einsehbaren Dokumente und Gespräche stand, war die Nummer 9. Die größte

Sorge der Veranstalter war es, im Ernstfall die Kontrolle über die öffentliche Meinung zu verlieren, weshalb man rechtzeitig bzw. präventiv agieren sollte – mittels Zensur: „Regierungen und Privatsektor sollten der Entwicklung von Methoden zur Bekämpfung von Fehl- und Desinformation im Zusammenhang mit den Reaktionen auf die Pandemie größere Priorität einräumen. Die Regierungen werden mit traditionellen und sozialen Medien zusammenarbeiten müssen, um Sofortmaßnahmen zur Abwehr von Fehlinformationen zu erforschen und zu entwickeln. Medienunternehmen ihrerseits sollten sich unserer Meinung nach verpflichten, dafür zu sorgen, dass offizielle Meldungen priorisiert, und wirklich falsche Informationen unterdrückt werden."[15] Doch wer bestimmt, was falsch oder was richtig ist? Und wo bleibt die Meinungs- und Pressefreiheit? Um das Vorgehen zu testen, simulierte man computertechnisch den Ausbruch eines neuartigen zoonotischen [vom Tier auf den Menschen übertragbaren] Coronavirus. Das fiktive Virus würde von Fledermäusen über Schweine auf den Menschen übertragen und sich schließlich rasch von Mensch zu Mensch ausbreiten, was zu einer bedrohlichen Pandemie führen würde. „Der Erreger und die von ihm ausgelöste Krankheit", so die Veranstalter, „sind weitgehend dem SARS-Virus nachempfunden, das jedoch in der Gemeinschaft eher von Menschen mit leichten Symptomen übertragen werden kann." Harmlose Verläufe wurden somit als Notwendigkeit für eine effiziente Ausbreitung betrachtet. Es kam also auf eine gute Mischung zwischen der tödlichen Bedrohung einerseits und leichten Verläufen andererseits an, damit das neue Virus auch tatsächlich „viral" gehen und so eine Pandemie verursachen würde.

Es dauerte dann auch nur noch wenige Wochen, bis im Dezember 2019 in Wuhan mit SARS-CoV-2 ein neues Corona-Virus entdeckt wurde, das auch tatsächlich von Fledermäusen auf den Menschen übertragen wurde. Dass die Simulation einen Monat zuvor so nahe an der Wirklichkeit sein würde, hatte natürlich so niemand vorhersehen können. Dennoch sah das *Johns Hopkins Center for Health Security* gleich im Januar 2020 die Notwendigkeit, zu dieser überraschenden Koinzidenz Stellung zu nehmen: „Kürzlich wurde *das Center for Health Security* gefragt, ob diese Pandemieübung den aktuellen Ausbruch des neuartigen Coronavirus in China vorhersagen konnte. Um das klarzustellen: Das *Center for Health Security* und seine Partner haben während unserer Tabletop-Übung keine Vorhersage getroffen. Für das Szenario haben wir eine fiktive Coronavirus-Pandemie nachgestellt, aber wir haben ausdrücklich darauf hingewiesen, dass es sich nicht um eine Vorhersage handelt. Stattdessen diente die Übung dazu, die Herausforderungen bei der Vorbereitung und Reaktion auf eine sehr schwere Pandemie zu verdeutlichen. Wir sagen jetzt nicht voraus, dass der nCoV-2019- [SARS-CoV-2] Ausbruch 65 Millionen Menschen töten wird. Unsere Tabletop-Übung umfasste zwar ein fiktives neuartiges Coronavirus, aber die Inputs, die wir für die Modellierung der potenziellen Auswirkungen dieses fiktiven Virus verwendet haben, sind mit nCoV-2019 nicht vergleichbar."[16]

Teufelskreis der Impf-Pandemie

Laut Erklärung des RKI vom 27. Februar 2021 sei das neuartige Coronavirus SARS-CoV-2 tödlicher als die Grippe, wobei laut RKI-Präsident Lothar Wieler die Wahrscheinlichkeit, an einer Grippe zu sterben, bei 0,1 bis 0,2 Prozent liege.[17] Doch wie sich im Laufe des Jahres 2020 herausstellte, verursachte das ursprüngliche Corona-Virus aus Wuhan tatsächlich auch nur eine Infektionssterblichkeitsrate von 0,15 Prozent und lag somit im Bereich einer gewöhnlichen Grippe.[18] Dies sorgte jedoch nicht etwa für Erleichterung oder eine Kursänderung. Und auch als die auf das ursprüngliche Wuhan-Virus folgenden Varianten Delta und Omikron sich sogar als noch um einiges weniger gefährlich erwiesen, hatte dies keine gesundheitspolitischen Konsequenzen. Da jedoch keine der bisherigen jährlichen Grippewellen die Weltbevölkerung derart in einen Panikmodus versetzte, stellt sich die Frage, was sich mit Corona geändert hat. Wieso wurde das politische Vorgehen nicht der wissenschaftlichen Realität angepasst? Stattdessen schaffte man einen neuen Brandherd, indem man mitten in der Pandemie Intensivbetten abbaute, um dann den Mangel an ihnen bzw. die Überlastung der Kliniken den Impfunwilligen zuzuschreiben.[19] Und selbst als klar wurde, dass Impfdurchbrüche immer mehr die Szene in den Kliniken beherrschten, durfte an der Wirksamkeit des Impfstoffs nicht gezweifelt werden. Vielleicht sollte genau deshalb der Glaube an den Impfstoff erste Bürgerpflicht werden.[20] Dem, der sich dem Diktat des Impfens nicht unterwarf, drohte nun nicht nur die soziale Ächtung, sondern sogar ein Berufsverbot, was letztendlich bei vielen einer Zerstörung der Existenzgrundlage gleichkam. Impfverweigerern wurde sogar die Beugehaft angedroht.[21]

Warum treiben die Regierungen so vehement die Umsetzung der „Zehn Gebote" voran bei einem Virus, das nicht gefährlicher ist als ein gewöhnliches Grippe-Virus? Bei einem Virus, das vielleicht einfach nur aufgrund kreuzreagierender PCR-Tests die Grippe ersetzt hat, und obwohl eine Corona-Infektion mit einer ausreichenden Vitamin-D-Prophylaxe sehr wahrscheinlich harmloser wäre als ein gewöhnlicher Schnupfen? Dies sind Fragen, die zukünftige Generationen zu klären haben – falls das in Zukunft noch erlaubt sein wird. Ein wesentlicher Faktor, dass es überhaupt so weit kommen konnte, war wohl, wie in Kapitel 1 erläutert, die Änderung zentraler Begriffe und Definitionen im Bereich der Seuchenkunde, sowohl vor als auch während Corona. So beschreiben Inzidenzen nicht mehr eine zeitliche und räumliche Häufung von

Krankheitssymptomen aufgrund von Infektionen, sondern nur noch positive Testresultate. Positiv Getestete müssen deshalb auch keine Symptome haben, um als Erkrankte bzw. COVID-19-Fälle gezählt zu werden. Entsprechend muss eine Pandemie auch nicht mehr mit schweren Erkrankungen einhergehen, womit das ganze Problem erst startete. Um die neue WHO-Definition zu erfüllen, genügt es seit der Definitionsänderung, dass sich ein Virus, das neu und deshalb unserem Immunsystem noch unbekannt ist, global ausbreitet. Sobald die Pandemie einmal ausgerufen ist, verursacht dies die Aktivierung von sogenannten Notfallplänen, selbst wenn der Notfall keiner war, wie schon im Fall der sogenannten Schweingrippe durch das H1N1-Virus im Jahr 2009, als die Pharmaindustrie zum ersten Mal von der Definitionsänderung profitierte: „Alle Länder sollten sofort ihre Pandemievorbereitungspläne aktivieren", forderte die Generaldirektorin der WHO, Dr. Margaret Chan, damals im Mai 2009, „schließlich ist bei einer Pandemie die gesamte Menschheit bedroht."[22] Die Änderung der Pandemie-Definition hatte sofort dramatische Konsequenzen, wie der Medizinhistoriker Peter Doshi vom *Massachusetts Institute of Technology* feststellte: „Schließlich müssen wir uns an den Zweck der ‚Pandemievorsorge' erinnern, die im Wesentlichen auf der Annahme beruhte, dass eine pandemische Influenza eine andere politische Reaktion erfordert als die jährliche, saisonale [gewöhnliche] Influenza. Das Etikett ‚Pandemie' muss zwangsläufig eine Vorstellung von der Schwere des Problems vermitteln, da andernfalls der Grundgedanke hinter der ursprünglichen Politik, ‚Pandemiepläne' zu haben, die sich von den laufenden öffentlichen Gesundheitsprogrammen unterscheiden, in Frage gestellt würde."[23]

Nachdem sich ein schottisches Ehepaar mit dem H1N1-Virus, also dem Influenza-A-Virus infiziert hatte, das für die sogenannte Schweinegrippe verantwortlich war, erhöhte die WHO am 29. April 2009 die Pandemie-Warnstufe von 4 auf 5, auf die vorletzte Stufe, und laut einem CNN-Report ging ein Raunen durch die Welt, schließlich ist Stufe 5 „ein starkes Signal dafür, dass eine Pandemie unmittelbar bevorsteht".[24] Dementsprechend verlangt das Ausrufen der Pandemie das kostspielige Aktivieren einer beschleunigten Entwicklung von Medikamenten und innovativen Impfprogrammen – und das nun selbst bei relativ harmlosen Infekten, solange der ursächliche Krankheitserreger einfach nur neu ist. Dazu Andrej Konstantin Hunko, seit 2009 Mitglied des Deutschen Bundestages, in einer Rede vor der Parlamentarischen Versammlung des Europarates am 24.06.2010: „Hier habe ich geheime Verträge, die in Deutschland zwischen GlaxoSmithKline und dem deutschen Staat unterzeichnet wurden. Als einfacher Abgeordneter darf ich diese Verträge offiziell nicht einsehen. Sie wurden von Whistleblowern in Deutschland ins Internet gestellt. In diesen Verträgen ist genau festgelegt, was zu geschehen hat, wenn Phase 6, also die höchste Warnstufe angekündigt wird: welche Mengen an Impfstoffdosen die Bundesländer kaufen müssen, usw. Solche Verträge wurden von den meisten Staaten abgeschlossen, bevor die Kriterien [das Entfernen der Schwere der Infektion] geändert wurden."[25] Letztendlich starben am H1N1-Virus während der etwa 16 Monate andauernden Pandemie etwa 18.500 Menschen, im selben Zeitraum jedoch 73 Millionen Menschen an anderen Ursachen. Somit gingen 0,025 Prozent aller Todesfälle weltweit auf das neue Virus zurück, insgesamt waren dies etwa um Faktor 50 weniger als bei der gewöhnlichen Grippe. Doch unter enormem Druck bzw. aufgrund der bestehenden Verträge kauften Regierungen weltweit Millionen von Impfstoffdosen. Deutschland zum Beispiel erwarb 34 Millionen Dosen für 280 Millionen Euro. Nur etwa 14 Prozent davon wurden verimpft, der Rest wurde als Sondermüll entsorgt, was ebenfalls hohe Kosten für den deutschen Bürger mit sich brachte. Letztendlich führte die völlig überzogene Reaktion auf eine vergleichsweise harmlose Grippewelle dazu, dass der Europarat die Änderung der Pandemie-Definition als wesentlichen Grund dafür ansah, dass die WHO nun eine Pandemie ausrufen konnte, ohne die Gefährlichkeit einer H1N1-Virus-Infektion nachweisen zu müssen.[26] Hierzu eine Aussage aus seinem Bericht: „Die Art und Weise, wie die H1N1-Grippepandemie nicht nur von der WHO, sondern auch von den zuständigen Gesundheitsbehörden auf der Ebene der Europäischen Union und auf nationaler Ebene gehandhabt wurde, gibt Anlass zur Sorge. Einige der Folgen der getroffenen Entscheidungen und erteilten Ratschläge sind besonders besorgniserregend, da sie zu einer Verzerrung der Prioritäten der öffentlichen Gesundheitsdienste in ganz Europa, zur Verschwendung großer Summen öffentlicher Gelder und auch zu ungerechtfertigten Ängsten und Befürchtungen hinsichtlich der Gesundheitsrisiken für die gesamte europäische Öffentlichkeit geführt haben."[27] Ob die Anschuldigung des Europarats zutrifft oder ob die WHO den Begriff „Pandemie" tatsächlich einfach nur etwas weniger düster definieren wollte, wird möglicherweise niemals geklärt werden. Doch eines ist klar geworden, die Verharmlosung des Pandemie-Begriffs wurde von da an maßgeblich dafür, wie die Weltgemeinschaft in Zukunft auf neue Viren zu reagieren hatte: Mit völlig neuen, innovativen Impfstoffen.

So verkündete eine Allianz aus WHO, UNICEF, dem US-amerikanischen *National Institute of Allergy and Infectious Diseases* (NIAID) und der *Bill and Melinda Gates Foundation* (BMGF) Ende 2010 das „Jahrzehnt der Impfstoff-Zusammenarbeit".[28] „Der [durch die Allianz verabschiedete] *Global Vaccine Action Plan* (GVAP, globaler Aktionsplan für Impfstoffe)", so steht es auf der BMGF-Homepage, „wird eine bessere Koordinierung zwischen allen Interessengruppen – nationalen Regierungen, multilateralen Organisationen, der Zivilgesellschaft, dem Privatsektor und philanthropischen Organisationen – ermöglichen und kritische politische, ressourcenbezogene und andere Lücken aufzeigen, die geschlossen werden müssen, um das lebensrettende Potenzial von Impfstoffen zu nutzen." Im Vorwort dieses globalen Impfprogramms ist zu lesen: „Der Globale Aktionsplan für Impfstoffe (GVAP) ist ein Rahmenwerk, das von der Weltgesundheitsversammlung im Mai 2012 genehmigt wurde, um die Vision des Jahrzehnts der Impfstoffe umzusetzen, indem der universelle Zugang zu Impfungen ermöglicht wird."[29] Die Mission des GVAP ist klar umrissen: Verbesserung der Gesundheit, indem bis im Jahr 2020 und darüber hinaus, alle Menschen den vollen Nutzen von Impfungen erhalten, unabhängig davon, wo sie geboren wurden, wer sie sind oder wo sie leben. Dazu setzte die GVAP für die gesamte Menschheit bis ins Jahr 2020 sechs strategische Ziele:

1. Alle Länder verpflichten sich, der Immunisierung Priorität einzuräumen.
2. Einzelpersonen und Gemeinschaften verstehen den Wert von Impfstoffen und fordern Impfungen als ihr Recht und ihre Verantwortung.
3. Die Vorteile von Impfungen kommen allen Menschen gleichermaßen zugute.
4. Starke Immunisierungssysteme sind ein integraler Bestandteil eines gut funktionierenden Gesundheitssystems.
5. Impfprogramme haben einen nachhaltigen Zugang zu einer vorhersehbaren Finanzierung, einer hochwertigen Versorgung und innovativen Technologien.
6. Innovationen in Forschung und Entwicklung auf nationaler, regionaler und globaler Ebene maximieren den Nutzen von Impfungen.

Es ging dabei aber nicht nur um bekannte, sondern auch um neue, unbekannte Krankheitserreger. So warnte Bill Gates als Initiator des GVAP, die Weltgemeinschaft etwa Mitte des Impf-Jahrzehnts, weil ihm die Entwicklung bzw. Umsetzung offensichtlich nicht schnell genug ging: „Wenn in den nächsten Jahrzehnten mehr als 10 Millionen Menschen sterben, wird es höchstwahrscheinlich eher durch ein hochinfektiöses Virus als durch einen Krieg sein. Keine Raketen, sondern Mikroben."[30] Fünf Jahre später, als im Frühjahr 2020 die WHO abermals eine Pandemie ausrief, befand sich die Welt dann auch schlagartig in einem Krieg gegen einen unsichtbaren, bedrohlichen Feind. Im Folgenden ein paar Beispiele dafür:

„Wir befinden uns im Krieg", sagte der französische Staatspräsident Emmanuel Macron nahezu zeitgleich mehrmals während einer 20-minütigen, im Fernsehen übertragenen Rede.[31] Während er die Franzosen aufforderte, „Ruhe zu bewahren", ordnete er außergewöhnliche Maßnahmen an, die nie zuvor in Friedenszeiten getroffen wurden. Unter anderem durften die Menschen ihre Häuser nur noch zu notwendigen Ausflügen verlassen. „Ab morgen Mittag und für mindestens 15 Tage wird unsere Bewegungsfreiheit stark eingeschränkt", sagte Macron. „Auf dem gesamten französischen Staatsgebiet dürfen wir nur noch das Nötigste tun, z. B. Lebensmittel einkaufen und dabei die Richtlinien einhalten ... wir dürfen nur noch das Nötigste tun, um einen Arzt aufzusuchen, wir dürfen nur noch das Nötigste tun, um zur Arbeit zu gehen, wenn es nicht möglich ist, aus der Ferne zu arbeiten, und wir dürfen nur noch das Nötigste tun, um uns ein wenig körperlich zu betätigen, ohne uns mit Freunden oder der Familie zu treffen." Besuche bei der Familie oder Treffen mit Freunden wurden somit untersagt. „Alle Verstöße werden geahndet", betonte Macron. „Es wird Kontrollen und Überprüfungen geben."

„Diese Krankheit ist so gefährlich und so ansteckend, dass sie ohne drastische Maßnahmen zur Eindämmung ihres Fortschreitens jedes Gesundheitssystem der Welt überfordern würde," erklärte der britische Premierminister Boris Johnson.[32] „Deshalb haben wir gestern die Maßnahmen angekündigt, die wir ergriffen haben – wir raten von allen unnötigen Kontakten ab – Maßnahmen, die," so Johnson, „seit dem Zweiten Weltkrieg beispiellos sind." Und weiter: „Wir müssen wie jede Regierung in Kriegszeiten handeln und alles tun, was nötig ist, um unsere Wirtschaft zu unterstützen." Aber er war zuversichtlich: „Ja, dieser Feind kann tödlich sein, aber er ist auch besiegbar – und wir wissen, wie wir ihn besiegen können, und wir wissen, dass wir ihn besiegen werden, wenn wir als Land die wissenschaftlichen Ratschläge befolgen, die uns jetzt gegeben werden." So verbreitete sich der Glaube, dass nur der Impfstoff uns retten könne. „Und wie hart die kommenden Monate auch sein mögen, wir haben die Entschlossenheit und die Mittel," so Johnson, „den Kampf zu gewinnen."

Der US-amerikanische Präsident Donald Trump erklärte sich, nachdem er den globalen „Aufruf zu den Waffen" gegen das Virus „verschlafen" hatte, am 18. März 2020 zum „Kriegspräsidenten", während sich die USA auf die Bekämpfung des Virus vorbereitete.[33] Anthony Fauci, Immunologe und medizinischer Chefberater des Präsidenten und seit 1984 Direktor des NIAID, stellte nahezu zeitgleich fest, dass „die Amerikaner zu drastischeren Schritten bereit sein müssen".[34]

Um keine Berichte und Informationen zu verbreiten, welche die kriegerischen Maßnahmen gegen das vermeintliche Killervirus erschweren könnten, kam es am 16. März 2020 – ganz im Sinne des neunten Gebotes – zu einer gemeinsamen Erklärung der Betreiber der weltweit größten Informationsplattformen Facebook, Google, LinkedIn, Microsoft, Reddit, Twitter und YouTube: „Wir arbeiten bei der Bekämpfung von COVID-19 eng zusammen. Wir helfen Millionen von Menschen, in Verbindung zu bleiben, während wir gleichzeitig gemeinsam gegen Betrug und Fehlinformationen über das Virus vorgehen, maßgebliche Inhalte auf unseren Plattformen veröffentlichen und wichtige Updates in Abstimmung mit staatlichen Gesundheitsbehörden auf der ganzen Welt austauschen. Wir laden andere Unternehmen ein, sich uns anzuschließen, wenn wir daran arbeiten, unsere Gemeinschaften gesund und sicher zu halten."[35] Alles, was dem Glauben an den Impfstoff in irgendeiner Weise schaden könnte, wurde von nun an zensiert.

Am selben Tag richtete der Generaldirektor der WHO nur eine einfache, aber klare Botschaft an alle Regierungen weltweit. Sie lautete: „Testen, testen, testen."[36] Dieses globale Testen mithilfe eines hypersensiblen Verfahrens wie der PCR, das laut Hersteller nur für die Forschung, aber nicht zur Diagnostik entwickelt wurde, sollte Folgen haben: Die Fallzahlen an falsch positiven oder symptomlosen Virusträgern stiegen. Schon einen Tag später stufte Lothar Wieler das Risiko des Coronavirus für die Bevölkerung von „mäßig" auf „hoch" ein. Dabei variiere es, so der RKI-Präsident, von Region zu Region und könne regional auch „sehr hoch" sein. Der Grund für diese Einschätzung: „Der starke Anstieg der Fallzahlen."[37] Seither befindet sich die Menschheit in einem pandemischen Teufelskreis, den auch die neuen Impfstoffe nicht durchbrechen können. Stattdessen halten sie ihn paradoxerweise sogar weiter in Gang, wie die folgende Grafik illustriert: Wir befinden uns in einer Impf-Pandemie, die durch die Corona-Testungen und G-Regelungen aufrechterhalten wird.

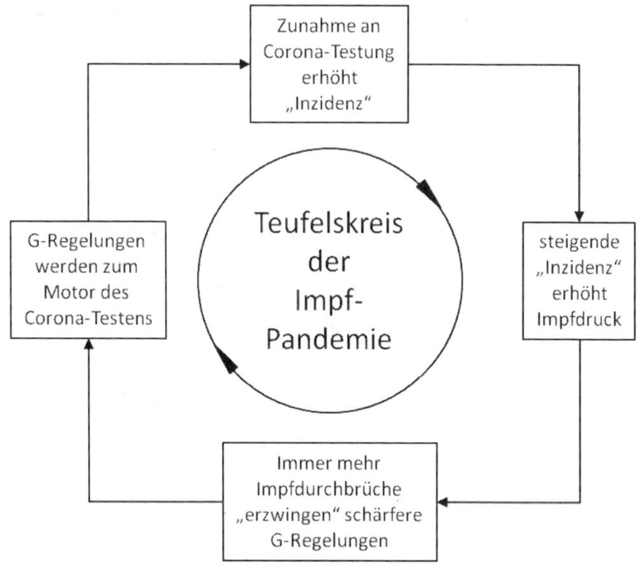

Dieser Zusammenhang war möglicherweise auch dem damaligen Bundesgesundheitsminister klar: Testen ist Treiber der Pandemie, egal ob geimpft oder ungeimpft. Wenn man Geimpfte nicht testet und es irgendwann keine Ungeimpften mehr gibt, die man testen „muss", wäre das Problem, aus heutiger Sicht etwas naiv gedacht, beseitigt. Ende August 2021 hielt es Jens Spahn deshalb noch für problematisch, Geimpfte zu testen. Seine Aussage war fast schon prophetisch: „Dann hört die Pandemie nie auf."[38] Da man nur Ungeimpfte testete, sah man sie als Treiber der Pandemie. Doch in dem Artikel „COVID-19: Stigmatisierung der Ungeimpften ist nicht gerechtfertigt", der im renommierten Wissenschaftsmagazin *The Lancet* erschien, wurde mit überprüften Studienergebnissen darauf aufmerksam gemacht, dass die Ungeimpften eben *nicht* die Treiber des Pandemiegeschehens seien.[39] Vielmehr sei es die zunehmende Rate an Impfdurchbrüchen (bzw. auch die symptomlosen Infektionen der Überzahl an Geimpften, aber eben dennoch nicht Immunen), wie ein weiterer Artikel mit dem Titel „Die epidemiologische Bedeutung der COVID-19-geimpften Bevölkerung nimmt zu" mit Zahlen belegte.[40] So führten immer mehr Impfdurchbrüche mit Todesfolge letztendlich zu verschärften G-Regelungen, unter denen sich dann auch Geimpfte testen lassen mussten, was die Inzidenzen bzw. positiven Testresultate weiter in die Höhe trieb und nach Glaubenslogik weitere Impfungen erforderlich machte, auch wenn diese längst nicht mehr wirkten. Abgesehen davon, dass man mit Vitamin D das Ganze hätte beenden können, geschah weiterhin Unfassbares: Während die Corona-Varianten immer harmloser wurden, geriet die Welt in einen Impfrausch, der immer mehr Schaden verursachte: Die Übersterblichkeit stieg. So erfüllten paradoxerweise die Impfstoffe sämtliche WHO-Kriterien einer Pandemie, selbst diejenigen, die noch vor der Änderung im Jahr 2009 galten. Man müsste nur in der Definition das

Wort Virus mit „fremdem Genmaterial“ ersetzen, und infizieren mit „injizieren“, dann würde es in etwa heißen: „Eine Pandemie tritt auf, wenn ein fremdes Genmaterial, das für virale Bestandteile kodiert, und gegen das die menschliche Bevölkerung keine Immunität besitzt, weltweit injiziert wird und zu einer enormen Zahl von Erkrankungen und Todesfällen führt.“[41] In anderen Worten und wie oben schon gesagt: Aus der Corona-Pandemie entwickelte sich eine Impf-Pandemie, was eine Erklärung für die steigende Übersterblichkeit sein könnte.

Der Glaube an die Impfung führt zur Spaltung der Gesellschaft

Wir befinden uns längst nicht mehr in einem Krieg gegen ein Virus, sondern vielmehr in einem Glaubenskrieg. Auf der einen Seite stehen Menschen, die an die Stärke ihres Immunsystems glauben und deshalb keine Angst vor einer Infektion haben. Sie haben nur Angst davor, zu einer Impfung gezwungen zu werden und ihr Recht auf Freiheit und körperliche Unversehrtheit zu verlieren. Auf der anderen Seite stehen Menschen, die weiterhin an die Corona-Impfung glauben, und deren Glaube an den Impfstoff paradoxerweise immer stärker wird, je schwächer er wirkt und je weniger er ihnen deshalb die Angst vor einer Infektion nimmt. Dazwischen stehen diejenigen, die Angst vor dem Freiheitsverlust haben und sich impfen lassen, auch wenn sie keine Gefahr durch das Virus sehen. Impfrisiken werden in Kauf genommen, um die verlorene Freiheit wiederzugewinnen. Sie bilden womöglich die größte Gruppe.

Während also Ungeimpfte in der Regel keine größere Sorge vor Ansteckung haben, meiden viele Geimpfte, die sich aus Angst vor einer Infektion impfen ließen, trotz Impfschutz Ungeimpfte.

Paradoxerweise hat diese Gruppe von Geimpften allerdings weniger Angst vor anderen Geimpften, obwohl diese, wie für Delta und Omikron gezeigt, ebenfalls und sogar mit höherer Wahrscheinlichkeit als Ungeimpfte, infektiös sind. Das Vertrauen in die Glaubensgemeinschaft scheint somit höher zu sein als in den Impfstoff. Denn würde man tatsächlich glauben, dass die Impfung schützt, dürfte auch ein Ungeimpfter bei einem Geimpften keine Angst vor Infektion verursachen.

Der österreichische Psychologe Alexander Meschnig schrieb über die daraus resultierende Spaltung der Gesellschaft (die den „Kriegsgewinnern", siehe unten, durchaus in die Hände spielt): „Sehen [wir] uns an, wie die Impfung gegen Covid-19 eingeführt und mit welchen Metaphern sie verbunden wird. Was auf den ersten Blick auffällt, ist eine Art religiöse Überhöhung. Die Impfung erscheint wie eine Art Heilige Kommunion, die der Gläubige in Demut annimmt und die ihm die Erlösung bringen soll. Corona hat, wie kritische Beobachter bereits früh anmerkten, von Beginn an religiöse Züge angenommen, verräterisch dafür etwa der Begriff des Leugners, der direkt aus der Sprache der Theologie stammt. So wie der Gottesleugner wird heute der ‚Coronaleugner' mit einer Blasphemie verbunden, die nach Sanktionen und Strafe verlangt. So fordern ja manche bereits offen und unwidersprochen, dass Ungeimpfte keine adäquate medizinische Behandlung mehr erhalten sollen. Umgekehrt verblüfft die geradezu religiöse Emphase, mit der die Impfung gefeiert und entgegen genommen wird. Das erinnert an den Empfang der geweihten Hostie, die die Erlösung von den eigenen Sünden bringt, in diesem Fall: wieder ein freies Leben ermöglicht. Wie ein Gefangener, der seinen engen Käfig verlassen kann, verspricht die Impfung das Ende der Knechtschaft und die Rückkehr in ein normales Leben. Wer diese Analyse für überzogen hält, sehe sich einmal in den sozialen Medien an, wie sich Menschen mit Impftermin gegenseitig feiern und beglückwünschen. Selfies auf Facebook und Instagram mit Pflaster an der Einstichstelle werden massenweise, vor allem von jüngeren Menschen, gepostet und stolz präsentiert."[42]

Unter der Überschrift „Die Erlösung durch eine chemisch-biologische Substanz" weist Meschnig daraufhin, dass die zunehmend säkulare Gesellschaft auf eine neue Religion gewartet haben könnte, indem er fragt: „Hat man in der letzten Zeit jemals solche Gläubigen in unseren Breiten gesehen? Das Impfzentrum wird als eine Art Gotteshaus beschrieben, in dem alle ihre Kommunion (*communio* = Gemeinschaft) erhalten, Alte, Junge, Dicke, Dünne, Väter, Mütter. Die Impfung ist der Schutz vor aller Unbill, die Erlösung, geronnen in einer chemisch-biologischen Substanz. Man muss unweigerlich an das ewige Leben denken. Jeder kann an dieser Erweckung teilnehmen, er muss nur den ‚Piks' empfangen, auf den die Gläubigen sehnsüchtig und etwas aufgeregt warten. Nie gab es mehr Hoffnung. Wer hier nicht mitmachen will, der ist im wahrsten Sinne des Wortes verloren und muss, gegebenenfalls mit Drohungen und Sanktionen, zu seinem Glück gezwungen werden. Denn der Ungläubige gefährdet die Hoffnung auf ein Leben jenseits der Corona-Restriktionen und schadet der Gemeinschaft der Gläubigen."

Tatsächlich sei es, laut einem Bericht auf *zeit.de*, ethisch gerechtfertigt, Ungeimpfte zu diskriminieren, wenn man sie dadurch zum Schutz der Gläubigen zur Kommunion bzw. Impfung zwingt.[43] Es gibt zwar – wissenschaftlich betrachtet – keinen Fremdschutz durch die Impfung, doch einmal abgesehen davon, dass Wissenschaft und Glaube zu oft unvereinbar sind, geht es längst nicht mehr darum. Es geht um Gemeinschaft und damit auch um Konformität: Wer einmal geimpft wurde, wird sich nur unter größten Schwierigkeiten und dem Verlust der sozialen Zugehörigkeit dem ewigen Dauerimpfen entziehen können. Das bewies schon das weltberühmte Konformitätsexperiment des US-amerikanischen Sozialpsychologen Solomon Asch Mitte des letzten Jahrhunderts.[44] Er konnte zeigen, dass das „blinde Vertrauen" in das offensichtlich Falsche umso wahrscheinlicher wird, je kleiner die Testgruppe gegenüber der Mehrheit war. So entscheiden sich Einzelne oder Wenige unter sozialem Gruppenzwang gegen das subjektiv richtige Gefühl oder sogar für ein objektiv falsches Ergebnis. Wenn derjenige, der sich dennoch traut, das Gruppengefühl in Frage zu stellen, vorbeugend zum Feind bzw. Ketzer erklärt wird, wie das bei Corona der Fall ist, stärkt das weiter den Zusammenhalt. So wird sogar der Hass auf Andersdenkende durch die jeweilige Gruppe legitimiert: Schließlich kann, wenn das *Wir* einer Meinung ist, niemand falsch liegen.

Gewinner im Glaubenskrieg

„Auf der Grundlage von Antikörpertests bei Blutspendern haben nun 98,4 % der erwachsenen Bevölkerung Antikörper gegen COVID-19, die entweder auf eine Infektion oder eine Impfung zurückzuführen sind."[45] So steht es im „COVID-19-Impfstoff-Überwachungsreport" der *UK Health Security Agency* aus der Kalenderwoche 50 des Jahres 2021. Demzufolge sollte man meinen, dass damit in Großbritannien doch endlich die Herdenimmunität erreicht sein sollte. Aber das Virus mutiert seiner Natur entsprechend immer weiter, weshalb auch in Großbritannien immer weiter geimpft werden muss, selbst wenn der Impfstoff schon längst den Bezug zu den vielen neuen Virus-Varianten verloren hat, und das gilt weltweit. Die Impf-Pandemie wird deshalb nie aufhören können. So forderte ein israelischer Gesundheitsbeamter Anfang Dezember 2021 seine Landsleute vorsorglich dazu auf, sich auf eine endlose Reihe an Auffrischungsimpfungen vorzubereiten: „Wir werden die 4., die 5., die 6. und die 7. Impfung benötigen."[46] Bis zum Tag des Jüngsten Gerichts, könnte man ergänzen.

Um zu verstehen, weshalb immer weiter geimpft werden muss, hilft ein Blick auf das streng geheime Vertragskonzept, das von der EU mit Pfizer/BioNTech verhandelt und von der Organisation *Transparency International* ins Netz gestellt wurde.[47] Danach akzeptiert Pfizer „unter keinen Umständen eine Rückgabe des Produkts (oder einer Dosis)". Das erklärt vielleicht, weshalb man den Impfstoff nicht einfach wieder zurückschickt, wie man es normalerweise in der Geschäftswelt mit Dingen macht, die nicht wie erwartet funktionieren. Stattdessen wird paradoxerweise noch wesentlich mehr davon gekauft.[48] So wurde schon im Mai 2021 von der EU der Bezug von bis zu weiteren 1,8 Milliarden Dosen des Impfstoffs von BioNTech/Pfizer beschlossen. Via Tweet teilte EU-Kommissionspräsidentin Ursula von der Leyen mit, dass ein „Vertrag für garantierte 900 Millionen Dosen (+900 Millionen Optionen) genehmigt" worden sei. Bis im Jahr 2023 können nun 80 Prozent (der damals angestrebte Prozentsatz zum erfolgreichen Erlangen der Herdenimmunität) der EU-Bürger vier- bis fünfmal weiter geimpft werden. Infolgedessen agieren nun alle europäischen Regierungen, die diesen Vertrag unterzeichnet haben, als Besitzer eines gigantischen Apothekenmonopols und verwenden vielleicht deshalb ihre ganze Staatsmacht darauf, eine Alternative zu unterbinden. Schließlich verpflichteten sich die Staaten, die bestellten Impfdosen auch dann abzunehmen, „wenn bessere Impfstoffe oder wirksamere Medikamente auf den Markt kommen sollten". Ein nebenwirkungsfreies Beheben von Mikronährstoffmängeln hat sich zwar als wesentlich nützlicher erwiesen als jegliche Impfung, doch hat sehr wahrscheinlich eine solche kausale Präventionsstrategie wegen dieser Vertragsklausel keine Chance.

Aber es scheint Pfizer gar nicht in erster Linie um die Gesundheit der Menschen zu gehen, denn dessen Impfstoff erhält nur, wer den Pharma-Giganten vertraglich von jeglicher Haftung für irgendwelche Schäden befreit, die durch diesen verursacht werden könnten. Wird gegen Pfizer/BioNTech irgendwo vor Gericht geklagt, müssen die Vertragspartner (also die Staaten und damit deren Bürger) sämtliche Anwalts- und Gerichtskosten, Vergleichskosten, Entschädigungen etc. übernehmen: Die Käufer müssen Pfizer auch „entschädigen, verteidigen und schadlos halten [...] von und gegen alle Klagen, Ansprüche, Aktionen, Forderungen, Verluste, Schäden, Verbindlichkeiten, Vergleiche, Strafen, Bußgelder, Kosten und Ausgaben [...], die sich aus dem Impfstoff ergeben, mit ihm in Verbindung stehen oder aus ihm resultieren". In den USA gilt dies sehr wahrscheinlich für alle Impfstoffe: „Die Impfstoffhersteller haben nichts zu verlieren, wenn sie ihre experimentellen COVID-19-Impfungen auf den Markt bringen," liest man auf der Webseite der Organisation *Children's Health Defense* (Verteidigung der Gesundheit von Kindern), „selbst wenn sie zu schweren Verletzungen und Todesfällen führen, da sie im Rahmen des 2005 in den USA verabschiedeten PREP-Gesetzes [*Public Readiness and Emergency Preparedness*, zu Deutsch: *Öffentliche Bereitschaft und Notfallvorsorge*] für Verletzungen durch COVID-19-Impfstoffe oder andere Pandemie-Impfstoffe voll entschädigt werden."[49] Anders gesagt: Die Kosten, die auf die Hersteller zukommen könnten, werden von den Staaten übernommen bzw. werden sie nachträglich entschädigt. Auf diese Weise wird das Impfprogramm für die Impfstoffhersteller zur risikolosen Gelddruckmaschinerie. Impfstoffe sind die Waffen in einem endlosen Krieg gegen einen unsichtbaren und zugleich wandelbaren Feind. Dieser Krieg ist nicht zu gewinnen, solange wir unserem Immunsystem keine Chance dazu geben. So sorgt das endlose Wettrüsten bei den pharmazeutischen „Waffenherstellern" für ebenso endlos gefüllte Auftragsbücher, zumal jeder Erdenbürger alle drei bis sechs Monate eine weitere Impfung benötigt, um weiterhin am sozialen Leben teilhaben zu dürfen.

Aber nicht nur die Pharmaindustrie war der große Corona-Gewinner, sondern alle, die es sich leisten konnten und rechtzeitig direkt oder indirekt in die globalen Veränderungen, die COVID-19 mit sich brachte, investiert haben. Das konnten allerdings nur wenige. Für die allermeisten Menschen dagegen war und ist die Corona-Krise eine große Belastung – nicht nur seelisch und sozial, sondern eben auch finanziell. Doch für diejenigen, die es sich leisten konnten, weil sie zuvor schon auf obszöne Weise reich waren, wurde die Pandemie schon in ihrem ersten Jahr zu einem extrem guten Geschäft. Entsprechende Untersuchungen belegen, dass Milliardäre und Milliardärinnen weltweit ihre Vermögen um fünf Billionen (das sind fünftausend Milliarden) Dollar steigern konnten – mehr als die jährliche Wirtschaftsleistung Deutschlands. „Die weltweit 2.700 Milliardäre und Milliardärinnen haben [...] im Corona-Jahr 2020 ihr Vermögen um sechs Prozent der weltweiten Wirtschaftsleistung steigern können," schreibt *Zeit online*, „während diese um 3,3 Prozent einbrach. Allein dieser Vergleich zeigt die Perversität dieser Entwicklung. Es ist also nicht so, als seien die Vermögen der Hochvermögenden durch einen Boom der Weltwirtschaft gewachsen – bei dem die Mehrheit der Menschen eine Teilhabe am steigenden Wohlstand hat –, sondern trotz und auch wegen des Einbruchs der Weltwirtschaft."[50] In den ersten 19 Monaten der Pandemie hat beispielsweise das kollektive Vermögen der US-amerikanischen Milliardäre laut einer Analyse von *Americans for Tax Fairness* und dem *Institute for Policy Studies Program on Inequality* um 70 Prozent zugelegt.[51] Dabei kamen allein in den USA 130 neue Milliardäre hinzu.

Zudem wurden auch sämtliche Regierungen zu Gewinnern, die den „Zehn Geboten" folgten bzw. den „Szenarien für die Zukunft von Technologie und internationaler Entwicklung“ *(Scenarios for the Future of Technology and International Development)*, die schon im Jahr 2010 von der *Rockefeller Foundation* und dem *Global Business Network* veröffentlicht wurden. In einem Szenario ging man unter anderem davon aus, dass es zu einer globalen Pandemie kommen würde: „Während der Pandemie haben die Staatsoberhäupter auf der ganzen Welt ihre Autorität unter Beweis gestellt und strenge Regeln und Beschränkungen erlassen – vom obligatorischen Tragen von Gesichtsmasken bis hin zur Kontrolle der Körpertemperatur am Eingang zu Gemeinschaftsräumen wie Bahnhöfen und Supermärkten. Auch nach dem Abklingen der Pandemie blieb diese autoritäre Kontrolle und Überwachung der Bürger und ihrer Aktivitäten bestehen und wurde sogar noch verstärkt. Um sich vor der Ausbreitung zunehmend globaler Probleme – von Pandemien und grenzüberschreitendem Terrorismus bis hin zu Umweltkrisen und wachsender Armut – zu schützen, griffen die Staats- und Regierungschefs in aller Welt fester nach der Macht.“[52] Diese Vision stammt, wie gesagt, zwar aus dem Jahr 2010, ist aber heute brandaktuell, denn schließlich gilt: Wissen ist Macht und beruht somit auf Information, Kontrolle und damit auf Überwachung. Der Impfpass ist ein probates Mittel zu diesem Zweck. Vorbei sind die Tage, als man ohne Grenzkontrollen durch die gesamte EU reisen konnte. Heute muss man schon zum Kaufen eines T-Shirts Impfpass und Personalausweis vorzeigen.

Totale Kontrolle

Nie zuvor in der Menschheitsgeschichte war Kontrolle des Individuums und somit ganzer Gesellschaften so lückenlos und allumfassend, und dennoch ist diese Art der Überwachung womöglich erst ein Anfang. In Zukunft werden sehr wahrscheinlich nicht Inhaber von Geschäften oder Gastronomen andere Menschen kontrollieren, denn das wäre viel zu unsicher und zeitaufwendig und vor allem nicht lückenlos. Stattdessen werden Regierungen auf allgegenwärtige Sensoren und leistungsstarke Algorithmen setzen: „In ihrem Kampf gegen die Coronavirus-Pandemie haben mehrere Regierungen die neuen Überwachungsinstrumente bereits eingesetzt," so der israelische Historiker Yuval Noah Harari schon am 20. März 2020 in der *Financial Times*: „Der bemerkenswerteste Fall ist China. Durch die genaue Überwachung der Smartphones der Menschen, den Einsatz von Hunderten Millionen gesichtserkennender Kameras und die Verpflichtung der Menschen, ihre Körpertemperatur und ihren Gesundheitszustand zu überprüfen und zu melden, können die chinesischen Behörden nicht nur mutmaßliche Träger des Coronavirus schnell identifizieren, sondern auch ihre Bewegungen verfolgen und jeden identifizieren, mit dem sie in Kontakt gekommen sind. Eine Reihe von mobilen Apps warnt die Bürger vor der Nähe zu infizierten Patienten."[53] Diese Art der Überwachung beschränkt sich jedoch längst nicht mehr auf Ostasien. Laut Harari hat der damalige israelische Premierminister Benjamin Netanjahu nahezu zeitgleich mit dem Ausruf der Corona-Pandemie durch die WHO „die israelische Sicherheitsbehörde ermächtigt, eine Überwachungstechnologie einzusetzen, die normalerweise für die Bekämpfung von Terroristen reserviert ist, um Coronavirus-Patienten aufzuspüren." Als der zuständige parlamentarische Unterausschuss sich weigerte, diese extreme Maßnahme zu genehmigen, setzte Netanjahu sie mit einem „Notdekret" durch. „Man könnte einwenden", so Harari, „dass dies alles nichts Neues ist. In den letzten Jahren haben sowohl Regierungen als auch Unternehmen immer ausgefeiltere Technologien eingesetzt, um Menschen zu verfolgen, zu überwachen und zu manipulieren. Doch wenn wir nicht aufpassen", warnt der

Historiker, „könnte die Epidemie dennoch einen wichtigen Wendepunkt in der Geschichte der Überwachung markieren. Nicht nur, weil sie den Einsatz von Massenüberwachungsinstrumenten auch in Ländern normalisieren könnte, die sie bisher abgelehnt haben, sondern vor allem, weil sie einen dramatischen Übergang von der Überwachung ‚über der Haut' zu einer Überwachung ‚unter der Haut' bedeutet." Denn längst vor der Corona-Pandemie hatten sich die industriellen Machthaber Gedanken darüber gemacht, wie totale Überwachung zu erreichen wäre. So wurde schon im Jahr 2014 das Programm *In Vivo Nanoplatforms* (IVN) vom *Biological Technologies Office* (BTO) der *Defense Advanced Research Projects Agency* (DARPA), der Forschungsabteilung des US-amerikanischen Verteidigungsministeriums, ins Leben gerufen.[54] Ziel des Projekts ist die Entwicklung implantierbarer Nanotechnologien zur Überwachung von Personendaten.

Der Biochip der Firma *Profusa* ist ein Resultat dieser Entwicklung. Auf ihrer Firmenwebseite ist zu lesen „Profusa leistet Pionierarbeit auf dem Gebiet der gewebeintegrierenden Biosensoren für die kontinuierliche Überwachung der chemischen Zusammensetzung des Körpers."[55] Diese Biosensoren senden, je nach Programmierung, ein fluoreszierendes Signal nach außen, wenn beispielsweise das Immunsystem beginnt, eine Infektion zu bekämpfen. Dieses Signal kann von einem auf der Haut angebrachten Sensor erfasst und dann an eine App oder sogar an die Webseite eines Arztes gesendet werden. Im März 2020 gab das Unternehmen bekannt, dass es eine Studie durchgeführt habe, um zu prüfen, ob die Technologie spezifisch zur Erkennung von Atemwegserkrankungen, einschließlich COVID-19, eingesetzt werden kann.[56] Manche Experten gehen davon aus, dass der Biochip von Profusa von der FDA im Schnellverfahren zugelassen werden könnte: zur Corona-Überwachung oder zur Verabreichung von Modernas mRNA-Impfstoff – oder beidem.[57]

Das in der Welt der Wissenschaft renommierte *Massachusetts Institute of Technology* (MIT) arbeitet ebenfalls seit Jahren mit Hochdruck an der „Speicherung von medizinischen Informationen unter der Hautoberfläche".[58] Offizielles Ziel ist die Überwachung des Impfstatus: „Ein spezieller unsichtbarer Farbstoff, der zusammen mit einem Impfstoff verabreicht wird, könnte die Speicherung der Impfdaten im Patienten ermöglichen und so Leben in Regionen retten, in denen weder Papier noch digitale Aufzeichnungen verfügbar sind." Finanziert wurde das Forschungsprojekt durch die *Bill and Melinda Gates Foundation* und das *Koch Institute Support Grant* des *National Cancer Institute.* Die Antwort auf die Frage, ob große Unternehmen oder der US-amerikanische Staat ihren Forschungsetat tatsächlich in die Entwicklung solcher Technologien stecken, nur um Menschen zu helfen, die sich weder Papier noch ein Handy leisten können, überlasse ich dem geneigten Leser. Vielleicht hat das alles ganz andere Gründe. Zumindest laut Harari werden sich die Menschen in 50 Jahren rückblickend gar nicht so sehr an die Pandemie selbst erinnern, sondern stattdessen sagen: „Dies war der Moment, an dem die digitale Revolution Wirklichkeit wurde."[59] Denn, wie er zurecht feststellte, ist COVID-19 bei Weitem nicht so gefährlich wie die Seuchen der Vergangenheit; dafür könnten jedoch die politischen, wirtschaftlichen und sozialen Auswirkungen enorm sein: „Im schlimmsten Fall," so Harari, „kollabiert unsere Weltordnung." Man benötigt in dieser nicht mehr, wie in früheren Diktaturen, einen Spion auf der Straße, der die Menschen überwacht: „Stattdessen gibt es Kameras, Mikrofone oder Sensoren. Die Auswertung der Datenmengen kann eine Künstliche Intelligenz übernehmen, die sogar berechnen kann, wie sich ein Überwachter in Zukunft wahrscheinlich verhalten wird." Vielleicht sind Dauerimpfung und Dauerkontrolle mittels eines implantierten Chips der nächste Schritt der globalen Impfkampagne, womit Harari dann mit Folgendem Recht haben könnte: „Zum ersten Mal in der Geschichte ist eine totale Überwachung möglich. Man kann mehr über die Menschen erfahren, als sie selbst über sich wissen. Das ist die eigentliche Gefahr, die die aktuelle Krise mit sich bringt: dass die digitale Überwachungstechnologie durch die Gesundheitskrise weltweit legitimiert wird – auch in demokratischen Gesellschaften, die sich zuvor der Überwachung widersetzt haben."

Wenige Tage vor Weihnachten 2021 berichtete *Die Tagespost*, die Katholische Wochenzeitung für Politik, Gesellschaft und Kultur, dass immer mehr Menschen in Schweden sich einen reiskorngroßen Mikrochip unter die Haut ihres Armes oder ihrer Hand implantieren lassen, auf dem ihr COVID19-Impfpass registriert ist.[60] Laut einem Artikel in *The Christian Post* habe dies zu Spekulationen unter Gläubigen geführt, dies könne „die Erfüllung einer biblischen Prophezeiung über das Malzeichen des Tieres" sein. Aber von der Glaubensanspielung, nach der eine endzeitliche Macht allen Bewohnern der Erde bestimmte Verhaltensregeln aufzuzwingen sucht[61] einmal abgesehen, erlaubt der Chip es natürlich auch, viele weitere Daten zu speichern, die dann alle über ein Gerät, wie etwa ein Smartphone, zugänglich gemacht werden können, das die kontaktlose *Near Field Communication* (NFC), zu Deutsch *Nahfeldkommunikation* benutzt. Spätestens wenn aus der Nahfeldkommunikation eine Fernfeldkommunikation wird, ist die totale Überwachung erreicht.

Eine neue Weltordnung

Teil der neuen Weltordnung wäre es dann die Pflicht für alle Menschen, sich regelmäßig impfen bzw. chippen zu lassen. Viele, so fürchte ich, werden sich dies aber auch wünschen, vielleicht nicht mehr aus Angst vor einer viralen Bedrohung, sondern aus Angst vor dem Verlust ihrer – total überwachten – Freiheit. Diese Überwachung mittels allgemeiner Impflicht könnte aber auch einem anderen Ziel dienen, und zwar dem fairen Lastenausgleich. Die Impf-Pandemie wird schließlich nicht nur steigende Zahlen an Impf-Invaliden und eventuell sogar ein Massensterben verursachen, sondern auch einen großen Umbruch in unserer Gesellschaft. Wie nach dem Zweiten Weltkrieg, als die gesamte Menschheit große Zahlen an Opfern zu beklagen hatte, müssten die Überlebenden der Impf-Pandemie sich gegenseitig helfen. Um diese Hilfe organisieren zu können, sollte man auf Regierungsseite dann auch wissen, wo sich jeder befindet. Interessanterweise wurde schon am 19. Dezember 2019, also 12 Tage vor der ersten Meldung über eine ungewöhnliche Lungenentzündung in Wuhan, vom Deutschen Bundestag dafür eine gesetzliche Prophylaxe betrieben. Man verspürte wohl eine Notwenigkeit und ein Bedürfnis, eventuelle zukünftige Impfopfer bzw. deren Hinterbliebene umfassend zu entschädigen. So kam es zu einer ebenso umfassenden Änderung von Artikel 21 des Gesetzes zur Regelung des Sozialen Entschädigungsrechts (Lastenausgleichsgesetz, LAG), das am 1. Januar 2024 in Kraft treten soll.[62]

Das ursprüngliche Gesetz über den Lastenausgleich (Lastenausgleichsgesetz, LAG) vom 14. August 1952 hatte „zum Ziel, Deutschen, die infolge des Zweiten Weltkrieges und seiner Nachwirkungen Vermögensschäden oder besondere andere Nachteile erlitten hatten, eine finanzielle Entschädigung zu gewähren".[63] Im Wesentlichen wurden in dem neuen Gesetzestext durch die „umfassende Änderung" Wörter wie „Kriegsopfer" durch „Impfgeschädigte" ersetzt. So liest sich unter §1 Aufgabe und Anwendungsbereich der Sozialen Entschädigung: „Die Soziale Entschädigung unterstützt Menschen, die durch ein schädigendes Ereignis, für das die staatliche Gemeinschaft eine besondere Verantwortung trägt, eine gesundheitliche Schädigung erlitten haben, bei der Bewältigung der dadurch entstandenen Folgen."

Schädigende Ereignisse sind unter anderem: „Schutzimpfungen oder andere Maßnahmen der spezifischen Prophylaxe nach Kapitel 2 Abschnitt 2 Unterabschnitt 4, die eine gesundheitliche Schädigung verursacht haben."

Unter §24 werden „Geschädigte durch Schutzimpfungen oder andere Maßnahmen der spezifischen Prophylaxe" genauer definiert. Dort ist zu lesen: „Wer durch eine Schutzimpfung nach §2 Nummer 9 des Infektionsschutzgesetzes oder durch eine andere Maßnahme der spezifischen Prophylaxe nach §2 Nummer 10 des Infektionsschutzgesetzes,

1. die von einer zuständigen Landesbehörde nach §20 Absatz 3 des Infektionsschutzgesetzes öffentlich empfohlen und in ihrem Bereich vorgenommen wurde,
2. die im Inland vorgenommen wurde und auf die Versicherte nach §20i des Fünften Buches einen gesetzlichen Anspruch haben, das gilt auch, wenn die betroffene Person nicht zum versicherten Personenkreis des Fünften Buches gehört,
3. die von Gesundheitsämtern nach §20 Absatz 5 des Infektionsschutzgesetzes unentgeltlich durchgeführt wurde oder
4. die auf Grund einer Rechtsverordnung nach §20 Absatz 6 oder 7 des Infektionsschutzgesetzes angeordnet wurde oder sonst auf Grund eines Gesetzes vorgeschrieben war, eine gesundheitliche Schädigung erlitten hat, die über das übliche Ausmaß einer Reaktion auf eine Schutzimpfung oder andere Maßnahme der spezifischen Prophylaxe hinausgeht, erhält bei Vorliegen der Voraussetzungen nach §4 Absatz 1 Leistungen der Sozialen Entschädigung."

In anderen Worten, sobald die Regierung die allgemeine Impfpflicht ausruft, was einer Anordnung zur Impfung gleichkommt, kann der Staat ab dem 1. Januar 2024 zur Finanzierung der Entschädigungsleistungen an Impfgeschädigte einen Lastenausgleich bzw. eine Enteignung der Vermögenswerte der gesamten Bevölkerung erzwingen. Da nur so der Staat die Impfstoffhersteller entschädigen kann, ohne sich noch weiter erheblich zu überschulden, ist die allgemeine Impfpflicht zwingend. Sie verfolgt also nicht unbedingt einen gesundheitlichen Zweck, sondern vor allem einen monetären. Die Welt im festen Griff von Pfizer und Co, sowie deren superreichen Aktionären.

Auf das Wehklagen der Impfopfer oder deren Hinterbliebenen bereitete sich aber auch die EU vor, als das Europäische Parlament am 23. September 2021 einen Entschließungsantrag zur Einrichtung eines europäischen Fonds zur Entschädigung der Opfer der „COVID-19-Impfstoffe formulierte. Darin heißt es: „Das Europäische Parlament, [...]

A. in der Erwägung, dass die Europäische Arzneimittel-Agentur bereits rund eine Million Fälle von Nebenwirkungen nach der Impfung mit COVID-19-Impfstoffen aufführt:

- 435.779 Fälle beim Impfstoff von Pfizer BioNTech,
- 373.285 Fälle beim Impfstoff von AstraZeneca,
- 117.243 Fälle beim Impfstoff von Moderna,
- und 27.694 Fälle beim Impfstoff von Janssen [Johnson&Johnson]

B. in der Erwägung, dass diese Nebenwirkungen mitunter schwerwiegend ausfallen; in der Erwägung, dass beispielsweise etwa 75.000 Personen nach der Verabreichung des Pfizer-Impfstoffs schwerwiegende neurologische Nebenwirkungen erlitten haben sollen;

C. in der Erwägung, dass nach Angaben der Europäischen Arzneimittel-Agentur die Verabreichung von COVID-19-Impfstoffen für rund 5.000 Personen in der Europäischen Union tödliche Folgen hatte:

- bei 4.198 Personen beim Impfstoff von Pfizer [...],
- bei 1.053 Personen beim Impfstoff von AstraZeneca,
- bei 392 Personen beim Impfstoff von Moderna,
- und bei 138 Personen beim Impfstoff von Janssen;

D. in der Erwägung, dass die Europäische Kommission die Kaufverträge ausgehandelt hat und dabei kein Interesse an der Haftung der Arzneimittelhersteller zeigte; in der Erwägung, dass die Mitglieder des Europäischen Parlaments bei den Verhandlungen keinen Zugang zu den Verträgen hatten;

1. fordert die Kommission auf, einen Fonds zur Entschädigung der Opfer von COVID-19-Impfstoffen einzurichten;
2. beauftragt seinen Präsidenten, diese Entschließung der Kommission und den Mitgliedstaaten zu übermitteln."

Was wie Verschwörung klingt, ist offensichtlich gesetzlich vorgesehen. Es wird in dieser neuen Weltordnung, wie nach einem Krieg mit vielen Todesopfern und Kriegsgeschädigten, zu einer massiven Vermögensumverteilung unter den Opfern aller Maßnahmen kommen, was im Extremfall einen kompletten Ausgleich erzeugen wird. Davon werden dann sowohl Geimpfte als auch noch verbliebene Ungeimpfte betroffen sein.

Aus heutiger Sicht (Stand Januar 2022) kann man eigentlich nur noch zwei Dinge hoffen: Erstens – und das ist ein Szenario, das man sich nicht wirklich wünscht – dass es, falls wir weitermachen wie bisher und falls eine allgemeine Impflicht wirklich gesetzlich angeordnet wird, noch genügend Menschen geben wird, die sich gegenseitig ihr eventuell vorhandenes Vermögen zuschieben können. Zweitens, und das wäre das glücklichere Szenario, dass sich sobald wie möglich eine genügend große Zahl von Menschen, am besten die Mehrheit, gegen weitere Impfungen entscheiden wird. Wir haben schließlich alle die Wahl, hier und jetzt, diesen Krieg gegen uns selbst zu beenden. George Orwell (1903–1950) sagte einmal, mit Blick auf die vielen Kriegsopfer des Zweiten Weltkriegs: „Am schnellsten beendet man einen Krieg, indem man ihn verliert.“ Doch in der Situation, in der wir uns heute befinden, ist Aufgeben keine Option, weil damit keine Opfer vermieden werden, im Gegenteil. Ich bin zuversichtlich, dass immer mehr Ärzte, Therapeuten und deren Patienten von der Sinnhaftigkeit einer ausreichenden Versorgung mit Mikronährstoffen überzeugt werden können und sich letztendlich eine gesündere, das Immunsystem stärkende Lebensweise durchsetzen wird. Und ich gebe die Hoffnung nicht auf, dass der Wunsch nach Selbstbestimmung unser Denken dominieren und unsere Regierung im Interesse ihrer Bürger und nicht mehr im Interesse der Konzerne handeln wird. Wir leben schließlich noch in einer Demokratie, und die Summe unserer Entscheidungen bestimmt über unsere Zukunft. Wenn wir wollen, dass unsere Kinder und Enkel in Freiheit aufwachsen dürfen, ist jedoch ein sofortiges Umdenken in der breiten Gesellschaft unerlässlich.

Schlusswort

Das Geheimnis des Glücks ist die Freiheit, das Geheimnis der Freiheit aber ist der Mut.
Perikles (490–429 v. Chr.)

Angst macht unfrei und unterdrückt jegliches Gefühl von Glück. Auch die Unfreiheit, die uns die Corona-Pandemie bescherte, hatte ihren Ursprung in der von Anfang an geschürten Angst. Mittlerweile weicht bei immer mehr Menschen die ursprüngliche Angst vor dem vermeintlichen Killer-Virus der Angst vor den bekannter werdenden, gravierenden Nebenwirkungen der Impfung. Doch noch größer als diese Angst scheint bei manchen die Angst davor zu sein, sich selbst eingestehen zu müssen, dass sie sich von falschen Versprechungen täuschen ließen. Vielleicht möchte gerade deshalb so mancher nicht erfahren, wie er manipuliert wurde, sich impfen zu lassen mit etwas, das so gut wie nichts nützt, aber möglicherweise gesundheitliche Schäden und eine soziale Impf-Abhängigkeit verursacht. Sich all diesen Ängsten zu stellen und sie zu überwinden erfordert großen Mut, ist aber der einzige Weg zurück in die Freiheit, in der man sich auch gegen das Impfen und für die körperliche Unversehrtheit entscheiden darf.

Angstmache und Aberglaube, Dogmen und Zensur haben die gesamte Menschheit zurück in mittelalterliche Verhältnisse katapultiert. Im Mittelalter war es der Glaube an Gott, der den Menschen die damals berechtigte Angst vor der Pest nehmen sollte, heute ist es der Glaube an einen heilbringenden Impfstoff, zur Befreiung aus einer „epidemischen Lage von nationaler Tragweite“, die allerdings nie wirklich bestand. Doch Angst und Glaube sind keine guten Ratgeber. Beides trieb Menschen im Mittelalter in Scharen in die Kirchen, was die Ausbreitung des Schwarzen Todes noch beschleunigte. Der durch Angst beflügelte Glaube an den Impfstoff bewirkt heute Ähnliches: Die Geimpften werden zum großen Reservoir und zur Brutstätte immer schneller mutierender Varianten.

Der Sieg des Menschen über die mittelalterliche Pest war nicht dem Glauben zu verdanken, sondern dem Mut vieler Menschen, religiöse Dogmen in Frage zu stellen, auch wenn ihnen dafür die ewige Verdammnis drohte. Sie hatten den Mut, wie es der Aufklärer Immanuel Kant (1724–1804) formulierte, sich ihres Verstandes zu bedienen. Was einen aufgeklärten Menschen ausmacht, wird schon in der Schule gelehrt: „Nicht mehr alles zu glauben, was man hört, sieht, liest, sondern zu prüfen, ob Informationen wirklich stimmen können, sich selbstständig mit Themen auseinanderzusetzen und zu eigenen Meinungen zu gelangen."[1] Aufklärung ist gefordert. So sieht dies auch ein mutiger Hausarzt, der uns hier als Beispiel dienen soll. Auf seiner Webseite ist zu lesen: „In letzter Zeit kamen vorwiegend Patienten zu mir, die als Grund für die Impfung den Druck der Gesellschaft, Druck durch Arbeitgeber und allgemeine Einschränkungen im öffentlichen Leben angaben. Für eine medizinische Maßnahme, wie eine Impfung, sind eine medizinische Notwendigkeit und das Einverständnis des Patienten Grundvoraussetzungen. [...] Um ein Einverständnis zu geben, muss aber der Patient umfassend aufgeklärt sein, und die Entscheidung darf nicht unter Druck oder unter Androhung von Sanktionen erfolgen (Unwirksamkeit einer „freien" Entscheidung). Da die freie Entscheidung aktuell nicht mehr gegeben ist, kann die Aufklärung nicht mehr nach medizinisch-ethischen Aspekten erfolgen, und die Impfung würde ohne Aufklärung und Einverständnis erfolgen. Dies entspricht aber einer Körperverletzung, zu der ich nicht berechtigt und willens bin."[2] Aufgrund seiner freien Meinung zu diesem brisanten Thema wurde dem Arzt die Lehrbefugnis entzogen, wie in einem Schreiben auf dessen Praxis-Webseite ebenfalls zu lesen ist. So schreibt die Rektorin der Universität Leipzig: „Ihre geäußerten Positionen zur Corona-Impfung stehen in eklatantem Widerspruch zur Lehrmeinung der medizinischen Fakultät, deren Zielen und dem Bildungsauftrag der Universität."

Es ist jedoch gerade der Kern jeglichen wissenschaftlichen Fortschritts, anderer Meinung sein zu dürfen und immer wieder aufs Neue die Gültigkeit von Lehrmeinungen zu hinterfragen und sie, wenn nötig, mithilfe von Logik und neuen wissenschaftlichen Fakten zu widerlegen. Schließlich weiß jeder Forscher, dass Wissen nicht absolut sein kann und eventuell erneuert werden muss. Ich betrachte eine Lehrmeinung deshalb nur als ein Steigeisen in einer unendlich hohen Felswand, an der die Wissenschaft immer weiter zu neuen Erkenntnissen und Einsichten emporklimmt. Lehrmeinungen dienen dazu, uns Stück für Stück der Wahrheit näherzubringen. Auf diesem Weg müssen wir überholte Lehrmeinungen hinter uns lassen und weiter nach oben streben. Doch wenn eine Lehrmeinung von ihren „Vertretern" zum unüberwindbaren Felsvorsprung deklariert wird und wenn jedem, der sie durch kritisches Denken in Frage stellt und zu widerlegen versucht, Gefahr und Repressalien drohen, dann wird sie möglicherweise zu einem lebensgefährlichen Dogma. Die Corona-Pandemie ist ein Labyrinth aus Dogmen, die ständig propagiert werden, bis auch der letzte Mensch an seinem Verstand zweifeln muss: So viele Menschen können sich doch nicht irren? Doch gab es je eine durch das Corona-Virus verursachte epidemische Lage von nationaler Tragweite? Ist durch Fakten belegt, ob unsere Kinder wirklich jemals eine Gefahr für unsere Gesundheit darstellten? Leben 80-Jährige tatsächlich länger, wenn Säuglinge und Kleinkinder geimpft werden? Ist die Impfung in Wahrheit alternativlos und so völlig gefahrlos, wie man uns erzählt? Und nicht zuletzt, sind Ungeimpfte wirklich die Treiber der Pandemie? Diese und viele weitere Fragen gelten als ketzerisch, und doch ist es von enormer Relevanz für die Weiterentwicklung der menschlichen Kultur und die Zukunft unserer Kinder und weiterer Generationen, sie unerschrocken zu stellen und stellen zu dürfen.

Wie lebensgefährlich Lehrmeinungen sein können, zeigt das im Umgang mit der Corona-Pandemie vielleicht eklatanteste Beispiel. So verhindert die derzeitige Lehrmeinung bezüglich Vitamin D, dass Menschen ausreichend mit diesem essentiellen Mikronährstoff versorgt werden. Dies fordert nicht nur im Zusammenhang mit COVID-19 tagtäglich Menschenleben, sondern ebenso unnötigerweise unzählige durch viele andere daraus resultierende Krankheiten. Gäbe es diese wissenschaftlich schon längst überholte Lehrmeinung nicht mehr und hätten sich die neuen Erkenntnisse schon durchgesetzt, hätte es die Corona-Pandemie vermutlich nie gegeben. COVID-19 ist letztendlich nichts anderes als eine Vitamin-D-Mangelkrankheit, der deshalb nicht durch einen Impfstoff, sondern nur durch Beheben des Mangels vorgebeugt und deren Heilungschance verbessert werden kann. Deshalb kann der dogmatische Glaube an den Impfstoff das Problem nicht lösen, er verschlimmert es sogar, indem er unsere Gesundheit und unsere Freiheit bedroht. Demzufolge sollte allen „Opfern" der gerade entstehenden neuen Weltordnung klar werden, dass nicht ein Virus dafür verantwortlich war, sondern geschürte Angst und die weitläufig akzeptierten Maßnahmen. Unwahrheiten und eine Reihe von Dogmen waren in der bisherigen Corona-Krise wesentliche Mittel zum Zweck des Impfstoffverkaufs, der Freiheitsberaubung und der totalen Überwachung. Sie sind die Steine, mit denen unser Gefängnis erbaut wurde, in dem die vermeintlich unveräußerlichen Rechte des Menschen sukzessive abgebaut werden. Freie Meinungsäußerung könnte wieder gefährlich werden. Deshalb macht uns nicht die Impfung frei, sondern nur der Mut jedes Einzelnen von uns, für seine eigene und damit auch unser aller Freiheit zu kämpfen. So haben beispielsweise 380 deutsche Ärzte einen offenen Brief geschrieben an den Bundeskanzler, die Gesundheitsminister von Bund und Ländern, den Deutschen Ethikrat, die im Deutschen Bundestag vertretenen Parteien, die Bundesärztekammer, die Kassenärztliche Bundesvereinigung und an verschiedene Medien.[3] Sie argumentieren wissenschaftlich plausibel gegen den drohenden Impfzwang. Es gibt sie also noch: Ärzte, die nicht mitmachen. Das macht Mut, der in der Gemeinschaft weiter wachsen kann. Deshalb müssen sich Mehrheiten bilden, die ebenso nicht mehr weiter mitmachen und stattdessen „ketzerische" Fragen stellen und ihre Meinung äußern.

Impfstoffhersteller, ihre superreichen Aktionäre und Lenker der globalen Geldströme haben jeden Einzelnen von uns in Corona-Haft genommen, und damit die gesamte Welt. Doch was würde passieren, wenn sich alle Menschen ausreichend mit Vitamin D versorgen und mit Vertrauen in ihre eigene Natur einfach nein sagen würden zu weiteren Impfungen? Frei nach der freiheitsstrebenden Parole aus einem Gedicht von Carl Sandburg (1878–1967) „*Sometime they'll give a war and nobody will come*", zu Deutsch: „Stell dir vor, es ist Krieg und keiner geht hin."

Danksagung

Der Inhalt dieses Buches basiert auf unzähligen wissenschaftlichen Studien. Dazu gehören nicht nur diejenigen, die in den Anmerkungen gelistet sind, sondern auch viele weitere Vorstudien, die den genannten als Grundlage dienten. Den vielen Forschern, die über Generationen unser heutiges Wissen über die Funktionsweise unseres Immunsystems zusammentrugen, gebührt größter Dank. Ohne dieses Wissen hätte dieses Buch nicht entstehen können. Mein besonderer Dank gilt denjenigen Wissenschaftlern, die ihre Forschungsergebnisse veröffentlichten, auch wenn sie dem derzeit dominierenden Zeitgeist und der Meinung der von der Situation Profitierenden widersprechen. Zu diesen mutigen Frauen und Männern zähle ich auch die letzten verbliebenen investigativen Journalisten, die sich die Attribute Courage, Entschlossenheit und Tatkraft tagtäglich verdienen. Sie sind ein Hoffnungsschimmer im dunklen Tal, in das die Menschheit geraten ist.

Deshalb möchte ich an dieser Stelle einige Informationsquellen (in alphabetischer Reihenfolge) nennen, ohne die dieses Buch nicht möglich gewesen wäre:

https://www.aerztefueraufklaerung.de; https://allesaufdentisch.tv; https://www.berliner-zeitung.de/; https://www.bmj.com/; https://www.cdc.gov; https://corona-ausschuss.de; https://corona-blog.net; https://www.corodok.de; https://corona-transition.org; https://www.youtube.com/c/DersubjektiveStudent; www.extremnews.com; https://www.google.com; https://www.individuelle-impfentscheidung.de; https://kaisertv.de; https://www.mdpi.com/journal/nutrients; https://multipolar-magazin.de; https://www.nachdenkseiten.de ; https://reitschuster.de;

https://report24.news; https://www.rki.de; https://www.rubikon.news; https://www.youtube.com/c/SEResearchStatistik (Samuel Eckert); https://swprs.org; https://tagesereignis.de; https://tkp.at; https://www.transparenztest.de/; https://www.gov.uk/government/organisations/uk-health-security-agency; https://uncut-news.ch; https://www.unicef.de

Sicherlich habe ich einige vergessen; die Betreiber jener Webseiten mögen es mir verzeihen. Viele hilfreiche Hinweise, Kommentare und Anregungen durch kritisches Hinterfragen erhielt ich von Diplom-Biologin Bettina Simonis, Dr. med. Volker Schmiedel und meinen drei Kindern Sebastian, Sarah und Nadja. Auch möchte ich meiner Frau Sabine für das hervorragende Lektorat danken. Nicht zuletzt danke ich auch Prof. Karl Lauterbach für seinen Tweet vom 16. Mai 2020: „Eine Impfpflicht macht bei SarsCoV2 so wenig Sinn wie bei Grippe. Wenn die Impfung gut wirkt wird sie auch freiwillig gemacht. Dann ist keine Impfpflicht nötig. Wenn sie viele Nebenwirkungen hat oder nicht so gut wirkt verbietet sich Impfpflicht. Daher nie sinnvoll." Herzlichen Dank an alle, die mir die ganze Zeit über Mut machend zur Seite standen.

Anmerkungen

Vorwort

1 www.forschung-und-lehre.de/politik/merkel-staerkt-wissenschaft-den-ruecken-2746 (1.05.2020, zuletzt abgerufen am 17.01.2022)
2 ww.news.de/panorama/855998303/fuenfte-corona-welle-droht-laut-rki-chef-lothar-wieler-impfungen-und-2g-reichen-nicht-um-pandemie-zu-brechen/1/ (20.11.2021, zuletzt abgerufen am 17.01.2022)
3 www.deutschlandfunk.de/mehr-covid-19-faelle-in-deutschland-rki-praesident-die-100.html (28.07.2020, zuletzt abgerufen am 17.01.2022)
4 https://vdmeta.com/ (14.01.2022, zuletzt abgerufen am 17.01.2022)

Einleitung

1 https://freidok.uni-freiburg.de/data/2091
2 www.youtube.com/watch?v=AmUQ594CwsM (19.08.2021)
3 www1.wdr.de/daserste/hartaberfair/videos/video-coronapolitik-im-buergercheck-was-muss-jetzt-passieren-104.html (30.08.2021, zuletzt abgerufen am 18.11.2021); etwa Minute 24
4 www.npr.org/sections/coronavirus-live-up dates/2021/07/30/1022867219/cdc-study-provincetown-delta-vaccinated-breakthrough-mask-guidance (30.07.2021, zuletzt abgerufen am 10.10.2021)
5 https://www.google.com/search?client=firefox-b-d&q=massachusetts+vaccination+rate (abgerufen am 10.09.2021)
6 https://assets.publishing.service.gov.uk/government/uploads/system/uploads/attachment_data/file/1027511/Vaccine-surveillance-report-week-42.pdf (Tabelle 2)
7 www.youtube.com/watch?v=AmUQ594CwsM (19.08.2021)
8 www.focus.de/gesundheit/news/immunisierung-entscheidend-merkel-marke-eingeordnet-wann-es-realistisch-ist-dass-die-corona-massnahmen-fallen_id_12639504.html (10.11.2020, zuletzt abgerufen am 18.12.2021)
9 www.rki.de/DE/Content/InfAZ/N/Neuartiges_Coronavirus/Situationsberichte/Wochenbericht/Wochenberichte_Tab.html
10 www.vienna.at/corona-impfstoff-fuer-saeuglinge-ab-2022-erwartet/7111358 (2.09.2021, zuletzt abgerufen am 29.12.2021)

[11] Thacker P D. Covid-19: Researcher blows the whistle on data integrity issues in Pfizer's vaccine trial. BMJ 2021, www.bmj.com/content/375/bmj.n2635

[12] Ioannidis JPA: Reconciling estimates of global spread and infection fatality rates of COVID-19: An overview of systematic evaluations. Eur J Clin Invest 2021, www.ncbi.nlm.nih.gov/pmc/articles/PMC8250317

[13] www.reuters.com/world/africa/safrican-doctor-says-patients-with-omicron-variant-have-very-mild-symptoms-2021-11-28/ (zuletzt abgerufen am 13.12.2021); www.dailymail.co.uk/news/article-10306211/DR-ANGELIQUE-COETZEE-alerted-wider-world-Omicron-believe-Britain-overreacting.html (13.12.2021, zuletzt abgerufen am 13.12.2021)

[14] www.destatis.de/DE/Presse/Pressemitteilungen/2021/12/PD21_574_126.html (14.12.2021, zuletzt abgerufen am 17.12.2021)

[15] https://newspress.com/indiana-life-insurance-ceo-says-deaths-are-up-40-among-people-ages-18-64 (2.01.2022, zuletzt abgerufen am 3.01.2022)

[16] Nehls M: Das Corona-Syndrom: Wie das Virus unsere Schwächen offenlegt – und wie wir uns nachhaltig schützen können. Heyne: München 2021

Kapitel 1

[1] www.dzif.de/de/glossar/virulenz

[2] http://web.archive.org/web/20030427193056/http://www.who.int/csr disease/influenza/pandemic/en/print.html (abgerufen am 21.9.2021)

[3] Doshi P: The elusive definition of pandemic influenza. Bull World Health Organ 2011, 89:532-538

[4] http://edition.cnn.com/2009/HEALTH/05/04/swine.flu.pandemic/index.html (abgerufen am 21.9.2021)

[5] Fouchier, RA et al: „Aetiology: Koch‘s postulates fulfilled for SARS virus“, Nature 2003, www.ncbi.nlm.nih.gov/pmc/articles/PMC7095368

[6] https://apps.who.int/iris/bitstream/handle/10665/333912/WHO-2019-nCoV-Surveillance_Case_Definition-2020.1-eng.pdf (abgerufen am 22.09.2021)

[7] www.bundesgesundheitsministerium.de/fileadmin/Dateien/3_Downloads/C/Coronavirus/Analyse_Leistungen_Ausgleichszahlungen_2020_Corona-Krise.pdf (30.04.2021, abgerufen am 21.09.2021), Seite 12

[8] Nikolai LA et al: Asymptomatic SARS Coronavirus 2 infection: Invisible yet invincible. Int J Infect Dis 2020, 100:112-116

[9] https://multipolar-magazin.de/media/pdf/abrechnungsdaten-kranken-

kassen.pdf (30.10.2021, zuletzt abgerufen am 4.11.2021)

[10] www.bundesgesundheitsministerium.de/fileadmin/Dateien/3_Downloads/C/Coronavirus/Analyse_Leistungen_Ausgleichszahlungen_2020_Corona-Krise.pdf (30.04.2021, abgerufen am 21.09.2021), Seite 20, Tabelle 5

[11] www.bundesregierung.de/breg-de/aktuelles/regierungspressekonferenz-vom-22-september-2021-1962504

[12] www.bundesgesundheitsministerium.de/fileadmin/Dateien/3_Downloads/C/Coronavirus/Analyse_Leistungen_Ausgleichszahlungen_2020_Corona-Krise.pdf (30.04.2021, abgerufen am 21.09.2021), Seite 8, Tabelle 1

[13] https://influenza.rki.de/Wochenberichte/2021_2022/2021-50.pdf, Seite 2

[14] Wu JT et al: Estimating clinical severity of COVID-19 from the transmission dynamics in Wuhan, China. Nat Med 2020, 26:506-510

[15] Streeck H et al: Infection fatality rate of SARS-CoV2 in a super-spreading event in Germany. Nat Commun 2020, www.ncbi.nlm.nih.gov/pmc/articles/PMC7672059

[16] Ioannidis JPA: Infection fatality rate of COVID-19 inferred from seroprevalence data. Bull World Health Organ 2021, 99:19-33

[17] Ioannidis JPA: Reconciling estimates of global spread and infection fatality rates of COVID-19: An overview of systematic evaluations. Eur J Clin Invest 2021, www.ncbi.nlm.nih.gov/pmc/articles/PMC8250317

[18] www.welt.de/politik/deutschland/plus233426581/Seit-Juli-2021-Corona-bei-80-Prozent-der-offiziellen-Covid-Toten-wohl-nicht-Todesursache.html (30.08.2021, zuletzt abgerufen am 24.09.2021); https://www.24vita.de/verbraucher/corona-covid-tote-todesursache-sterbefaelle-rki-iges-hauessler-mediziner-berlin-90952534.html (2.09.2021, zuletzt abgerufen am 24.09.2021)

[19] www.stuff.co.nz/national/health/coronavirus/120443722/coronavirus-is-covid19-really-the-cause-of-all-the-fatalities-in-italy (20.3.2020, zuletzt abgerufen am 11.05.2021)

[20] https://assets.publishing.service.gov.uk/government/uploads/system/uploads/attachment_data/file/1001359/Variants_of_Concern_VOC_Technical_Briefing_16.pdf (18.06.2021, zuletzt abgerufen am 6.10.2021)

[21] www.cdc.gov/flu/about/burden/2018-2019.html#anchor_1632939726568 (zuletzt abgerufen am 15.10.2021)

[22] www.nau.ch/news/europa/coronavirus-wird-in-danemark-neu-wie-die-grippe-behandelt-65993461 (1.09.2021, zuletzt abgerufen am 15.10.2021)

[23] www.youtube.com/watch?v=bIK0VDzYXlg (7.10.2021, zuletzt abgerufen am 15.10.2021)

[24] http://web.archive.org/web/20210826113846/https:/www.cdc.gov/vaccines/vac-gen/imz-basics.htm (16.05.2018, zuletzt abgerufen am 5.11.2021)

[25] www.cdc.gov/vaccines/vac-gen/imz-basics.htm (1.09.2021, zuletzt abgerufen am 5.11.2021)

[26] https://www.ft.com/content/23cdbf8c-b5ef-4596-bb46-f510606ab556 (23.08.2021, zuletzt abgerufen am 5.11.2021)

[27] https://technofog.substack.com/p/cdc-emails-our-definition-of-vaccine?justPublished=true (2.09.2021, zuletzt abgerufen am 5.11.2021)

[28] www.rki.de/DE/Content/InfAZ/N/Neuartiges_Coronavirus/Situationsberichte/Wochenbericht/Wochenbericht_2021-09-02.pdf (S. 18)

[29] https://tkp.at/2021/09/15/neuer-ages-bericht-impfdurchbrueche-bei-ueber-60-jaehrigen-fuer-wochen-33-36-erreichen-5345-prozent

[30] www1.wdr.de/daserste/hartaberfair/videos/video-coronapolitik-im-buergercheck-was-muss-jetzt-passieren-104.html (30.08.2021, zuletzt abgerufen am 14.11.2021)

[31] www.rki.de/DE/Content/InfAZ/N/Neuartiges_Coronavirus/Situationsberichte/Wochenbericht/Wochenbericht_2021-09-02.pdf (S. 19)

[32] www.bundesgesundheitsministerium.de/presse/interviews/interviews/haz-04092021.html (abgerufen am 23.09.2021)

[33] www.rki.de/DE/Content/InfAZ/N/Neuartiges_Coronavirus/Situationsberichte/Wochenbericht/Wochenbericht_2021-09-30.pdf (S.19)

[34] www.rki.de/DE/Content/InfAZ/N/Neuartiges_Coronavirus/Situationsberichte/Wochenbericht/Wochenbericht_2021-09-23.pdf (S. 19)

[35] www.youtube.com/watch?v=QIXizTow7ao (4.10.2021, zuletzt abgerufen am 7.10.2021), etwa Minute 17

[36] Grafik erstellt aus Daten der Wochenberichte des RKI, Datenpunkte bei Impfdurchbrüchen sind kumulative Werte vier davorliegender Kalenderwochen. www.rki.de/DE/Content/InfAZ/N/Neuartiges_Coronavirus/Situationsberichte/Wochenbericht/Wochenberichte_Tab.html

[37] https://assets.publishing.service.gov.uk/government/uploads/system/uploads/attachment_data/file/1027511/Vaccine-surveillance-report-week-42.pdf (Tabelle 2)

[38] Liu DX et al: Human Coronavirus-229E, -OC43, -NL63, and -HKU1 (Coronaviridae). Encyclopedia of Virology 2021, 428-440

[39] www.tagesschau.de/inland/schwache-grippewelle-101.html (22.04.2021, zuletzt abgerufen am 8.01.2022)

[40] www.cdc.gov/csels/dls/locs/2021/07-21-2021-lab-alert-Changes_CDC_RT-PCR_SARS-CoV-2_Testing_1.html (zuletzt abgerufen am 8.01.2022)

[41] https://altona-diagnostics.com/files/public/Content%20Home-

page/-%2002%20RealStar/INS%20-%20RUO%20-%20EN/RealStar%20 SARS-CoV-2%20RT-PCR%20Kit%201.0_WEB_RUO_EN-S02.pdf; www.creative-diagnostics.com/pdf/CD019RT.pdf

[42] Braunstein GD et al: False Positive Results With SARS-CoV-2 RT-PCR Tests and How to Evaluate a RT-PCR-Positive Test for the Possibility of a False Positive Result. J Occup Environ Med 2021, 63:159-162

[43] Jefferson T et al: Viral cultures for COVID-19 infectious potential assessment - a systematic review. Clin Infect Dis 2020, www.ncbi.nlm.nih.gov/pmc/articles/PMC7799320

[44] Bullard J et al: Predicting Infectious Severe Acute Respiratory Syndrome Coronavirus 2 From Diagnostic Samples. Clin Infect Dis 2020, 71:2663-2666

[45] www.wiwo.de/technologie/forschung/virologe-drosten-im-gespraech-2014-der-koerper-wirdstaendig-von-viren-angegriffen/9903228.html (16.05.2014, zuletzt abgerufen am 8.10.2021)

[46] www.fda.gov/media/134922/download (s. 26-27, zuletzt abgerufen am 10.10.2021)

[47] www.reuters.com/article/uk-factcheck-who-instructions-pcr-guidan-idUSKBN2A429W (4.2.2021, zuletzt abgerufen am 10.10.2021)

[48] www.bioscientia.de/home/aktuelles/2020/08/wie-zuverlaessig-ist-der-pcr-nachweis (21.8.2020, zuletzt abgerufen am 8.10.2021)

[49] www.presse.online/2020/06/20/spahn-durch-zu-viele-tests-mehr-falsch-positive-faelle-als-echte (zuletzt abgerufen am 10.10.2021)

[50] https://www.youtube.com/watch?v=00OVVn8XZew (2.09.2021, zuletzt abgerufen am 10.10.2021)

[51] Musser JM et al: Delta variants of SARS-CoV-2 cause significantly increased vaccine breakthrough COVID-19 cases in Houston, Texas. medRxiv 2021, https://doi.org/10.1101/2021.07.19.21260808

[52] Brown CM et al: Outbreak of SARS-CoV-2 Infections, Including COVID-19 Vaccine Breakthrough Infections, Associated with Large Public Gatherings — Barnstable County, Massachusetts, July 2021. MMWR Morb Mortal Wkly Rep 2021, 70:1059-1062

[53] www.cnbc.com/2021/07/30/cdc-study-shows-74percent-of-people-infected-in-massachusetts-covid-outbreak-were-fully-vaccinated.html

[54] https://stacks.cdc.gov/view/cdc/105217(17.04.2021, zuletzt abgerufen am 11.10.2021)

[55] www.infektionsschutz.de/coronavirus/tests-auf-sars-cov-2/pcr-test.html#c14911 (zuletzt abgerufen am 8.10.2021)

[56] Kohmer N et al: The Comparative Clinical Performance of Four SARS-CoV-2 Rapid Antigen Tests and Their Correlation to Infectivity In Vitro. J Clin Med 2021, www.ncbi.nlm.nih.gov/pmc/articles/PMC7830733

Kapitel 2

[1] www.augsburger-allgemeine.de/politik/Interview-Jens-Spahn-Im-Fruehjahr-haben-wir-die-Pandemie-ueberwunden-id60613046.html (22.09.2021, zuletzt abgerufen am 13.10.2021)

[2] www.theatlantic.com/science/archive/2021/09/sterilizing-immunity-myth-covid-19-vaccines/620023 (10.09.2021, zuletzt abgerufen am 2.11.2021)

[3] www.dw.com/de/vor-40-jahren-wurden-die-tödlichen-pockenviren-ausgerottet/a-53352066 (7.05.2020, zuletzt abgerufen am 2.11.2021)

[4] Boni MF: Vaccination and antigenic drift in influenza. Vaccine 2008, www.ncbi.nlm.nih.gov/pmc/articles/PMC2603026

[5] van Dorp, L. et al: „Emergence of genomic diversity and recurrent mutations in SARS-CoV-2“, Infect Genet Evol 2020, www.ncbi.nlm.nih.gov/pmc/articles/PMC7199730

[6] Pachetti M et al: Emerging SARS-CoV-2 mutation hot spots include a novel RNA-dependent-RNA polymerase variant. J Transl Med 2020, www.ncbi.nlm.nih.gov/labs/pmc/articles/PMC7174922

[7] Chen, J. et al: „Mutations Strengthened SARS-CoV-2 Infectivity“, J Mol Biol 2020, 432:5212–5226

[8] https://deutsch.medscape.com/artikelansicht/4910247 (16.08.2021)

[9] Aschwanden C: Five reasons why COVID herd immunity is probably impossible. Nature 2021, 591:520-522

[10] Gattinger P et al: Neutralization of SARS-CoV-2 requires antibodies against conformational receptor-binding domain epitopes. Allergy 2021, https://pubmed.ncbi.nlm.nih.gov/34453317

[11] Gorji A & Ghadiri MK: Potential roles of micronutrient deficiency and immune system dysfunction in the coronavirus disease 2019 (COVID-19) pandemic. Nutrition 2021, www.sciencedirect.com/science/article/pii/S0899900720303300

[12] Cavanaugh AM et al: Suspected Recurrent SARS-CoV-2 Infections Among Residents of a Skilled Nursing Facility During a Second COVID-19 Outbreak — Kentucky, July–November 2020, www.cdc.gov/mmwr/volumes/70/wr/mm7008a3.htm

[13] Buss, LF et al: „Three-quarters attack rate of SARS-CoV-2 in the Brazilian Amazon during a largely unmitigated epidemic“, Science 2021, 371:288–292

[14] Toovey OTR et al: Introduction of Brazilian SARS-CoV-2 484K.V2 related variants into the UK. J Infect 2021, www.ncbi.nlm.nih.gov/pmc/articles/PMC7857057

[15] www.rki.de/DE/Content/InfAZ/N/Neuartiges_Coronavirus/Virusvariante.html (21.07.2021)

[16] www.fr.de/panorama/corona-news-coronavirus-variante-delta-cdc-warnung-mutation-mutante-escape-90887953.html (30.07.2021)

[17] https://deutsch.medscape.com/artikelansicht/4910247 (16.8.2021)

[18] www.rki.de/DE/Content/InfAZ/N/Neuartiges_Coronavirus/Virusvariante.html (21.7.2021)

[19] www.merkur.de/welt/corona-impfung-wirkung-umsonst-inzidenz-infektionszahlen-gibraltar-entwicklung-zr-90887550.html (29.07.2021)

[20] www.faz.net/aktuell/gesellschaft/gesundheit/coronavirus/israel-corona-impfung-bei-delta-variante-weniger-effektiv-17423801.html

[21] www.fr.de/panorama/corona-news-coronavirus-variante-delta-cdc-warnung-mutation-mutante-escape-90887953.html (30.07.2021)

[22] www.nature.com/articles/d41586-021-02187-1 (12.8.2021)

[23] https://fortune.com/education/business/articles/2021/09/27/harvard-business-school-moves-online-after-surge-in-breakthrough-covid-19-cases (27.09.2021)

[24] www.nature.com/articles/d41586-021-01762-w

[25] www.welt.de/politik/deutschland/article207394539/RKI-zu-Corona-Ohne-Impfstoff-keine-Rueckkehr-zur-Normalitaet.html (21.04.2020, zuletzt abgerufen am 16.10.2021)

[26] Yaglom HD et al: Genomic investigation of a household SARS-CoV-2 disease cluster in Arizona involving a cat, dog, and pet owner. One Health 2021,

[27] Kiros M et al: COVID-19 pandemic: current knowledge about the role of pets and other animals in disease transmission. Virol J 2020, www.ncbi.nlm.nih.gov/pmc/articles/PMC7530550; www.nature.com/articles/d41586-021-00531-z (2.03.2021)

[28] Neidich SD et al. Increased risk of influenza among vaccinated adults who are obese. Int J Obes (Lond). 2017, 41:1324-1330

[29] Popkin BM et al: Individuals with obesity and COVID-19: A global perspective on the epidemiology and biological relationships. Obes Rev 2020, www.ncbi.nlm.nih.gov/pmc/articles/PMC7461480

[30] Müller L et al: Age-dependent immune response to the Biontech/Pfizer BNT162b2 COVID-19 vaccination. medRxiv 2021, https://doi.org/10.1101/2021.03.03.21251066

[31] Kennedy DA & Read AF: Why the evolution of vaccine resistance is less of a concern than the evolution of drug resistance. Proc Natl Acad Sci USA 2018, 115:12878-12886

[32] Servellita V et al: Predominance of antibody-resistant SARS-CoV-2 variants in vaccine breakthrough cases from the San Francisco Bay Area, California. medRxiv 2021, https://doi.org/10.1101/2021.08.19.21262139

[33] Wang R et al: Mechanisms of SARS-CoV-2 Evolution Revealing Vacci-

ne-Resistant Mutations in Europe and America. The Journal of Physical Chemistry Letters 2021, 12:11850-11857

[34] https://deutsch.medscape.com/artikelansicht/4910583

[35] www.tagesspiegel.de/wissen/omikron-durchbruch-bei-geboosterten-entdeckt-sieben-junge-deutsche-in-suedafrika-infiziert/27879838.html (11.12.2021, zuletzt abgerufen am 13.12.2021)

[36] Kuhlmann et al: Breakthrough Infections with SARS-CoV-2 Omicron Variant Despite Booster Dose of mRNA Vaccine. SSRN 2021, http://dx.doi.org/10.2139/ssrn.3981711

[37] www.reuters.com/world/africa/safrican-doctor-says-patients-with-omicron-variant-have-very-mild-symptoms-2021-11-28/ (zuletzt abgerufen am 13.12.2021); www.dailymail.co.uk/news/article-10306211/DR-ANGELIQUE-COETZEE-alerted-wider-world-Omicron-believe-Britain-overreacting.html (13.12.2021, zuletzt abgerufen am 13.12.2021)

[38] www.merkur.de/politik/coronavirus-karl-lauterbach-omikron-variante-kinder-gefahr-impfpflicht-bussgelder-91171266.html (10.12.2021, zuletzt abgerufen am 13.12.2021)

[39] www.rnd.de/gesundheit/omikron-kinder-in-suedafrika-besonders-betroffen-warnung-vor-panikmache-von-divi-chef-RJSBMT2FJIG-3XJM3WOPL4T7KVQ.html (12.12.2021, zuletzt abgerufen am 13.12.2021)

[40] www.rki.de/DE/Content/InfAZ/N/Neuartiges_Coronavirus/Situationsberichte/Wochenbericht/Wochenbericht_2021-12-30.pdf?__blob=publicationFile (3.01.2022, zuletzt abgerufen am 6.01.2022), Seite 14

[41] https://ourworldindata.org/explorers/coronavirus-data-explorer?zoomToSelection=true&time=2021-12-18&uniformYAxis=0&pickerSort=asc&pickerMetric=location&Metric=Vaccine+doses%2C+people+vaccinated%2C+and+booster+doses&Interval=7-day+rolling+average&Relative+to+Population=true&Align+outbreaks=false&country=~DEU (zuletzt abgerufen am 31.12.2021)

[42] www.newscientist.com/article/2237475-covid-19-news-booster-omicron-protection-wanes-within-10-weeks/ (24.12.2021, zuletzt abgerufen am 1.01.2022)

[43] www.rki.de/DE/Content/Kommissionen/STIKO/Empfehlungen/PM_2021-12-21.html (zuletzt abgerufen am 5.01.2022)

[44] https://www.spektrum.de/news/mildere-verlaeufe-omikron-greift-die-lunge-weniger-an/1969000 (10.01.2022, zuletzt abgerufen am 11.01.2022)

[45] Barak Mizrahi B et al: Correlation of SARS-CoV-2 Breakthrough

Infections to Time-from-vaccine; Preliminary Study. medRxiv 2021, https://doi.org/10.1101/2021.07.29.21261317

[46] www.science.org/content/article/grim-warning-israel-vaccination-blunts-does-not-defeat-delta (16.08.2021)

[47] www.nature.com/articles/d41586-021-02261-8 (19.08.2021)

[48] www.reuters.com/business/healthcare-pharmaceuticals/pfizerbiontech-covid-19-vaccine-effectiveness-drops-after-6-months-study-2021-10-04; www.reuters.com/business/healthcare-pharmaceuticals/covid-jab-protection-wanes-within-six-months-uk-researchers-2021-08-25

[49] Thacker P D. Covid-19: Researcher blows the whistle on data integrity issues in Pfizer's vaccine trial. BMJ 2021, www.bmj.com/content/375/bmj.n2635

[50] https://phmpt.org/; https://phmpt.org/wp-content/uploads/2021/10/IR0546-FDA-Pfizer-Approval-FINAL.pdf (27.08.2021); www.scienceopen.com/document?vid=2e541e0b-64fd-4a3f-bf5b-735425cfd39d

[51] https://tagesereignis.de/2022/01/politik/sensationeller-beschluss-fda-muss-dokumente-zur-pfizer-zulassung-im-rahmen-von-foia-zuegig-herausgeben/29196/pdf (07.01.2022, zuletzt abgerufen am 09.01.2022)

[52] Thomas SJ et al: Safety and Efficacy of the BNT162b2 mRNA Covid-19 Vaccine through 6 Months. N Engl J Med 2021, 385:1761-1773

[53] www.gov.il/BlobFolder/reports/vaccine-efficacy-safety-follow-up-committee/he/files_publications_corona_two-dose-vaccination-data.pdf (18.07.2021, zuletzt abgerufen am 15.11.2021), siehe Grafik Seite 8

[54] Subramanian SV & Kumar A: Increases in COVID-19 are unrelated to levels of vaccination across 68 countries and 2947 counties in the United States. Eur J Epidemiol 2021, 1-4

[55] www.merkur.de/welt/corona-impfung-wirkung-umsonst-inzidenz-infektionszahlen-gibraltar-entwicklung-zr-90887550.html (29.07.2021)

[56] https://probabilityandlaw.blogspot.com/2021/11/is-vaccine-efficacy-statistical-illusion.html (14.11.2021, zuletzt abgerufen am 17.11.2021); die beiden gezeigtenTabellen entstammen dieser Arbeit

[57] www.rki.de/DE/Content/InfAZ/N/Neuartiges_Coronavirus/Projekte_RKI/COVID-19_Todesfaelle.html (9.12.2021, zuletzt abgerufen am 14.12.2021)

[58] https://probabilityandlaw.blogspot.com/2021/11/is-vaccine-efficacy-statistical-illusion.html (14.11.2021, zuletzt abgerufen am 17.11.2021); die beiden gezeigtenTabellen entstammen dieser Arbeit

[59] www.gov.il/BlobFolder/reports/vaccine-efficacy-safety-follow-up-committee/he/files_publications_corona_two-dose-vaccination-data.pdf (18.07.2021, zuletzt abgerufen am 15.11.2021), siehe Grafik Seite 8

[60] www.mdr.de/brisant/corona-impfstoff-wirksamkeit-100.html (15.11.2021, zuletzt abgerufen am 12.12.2021); Nordström P et al: Effec-tiveness of Covid-19 Vaccination Against Risk of Symptomatic Infection, Hospitalization, and Death Up to 9 Months: A Swedish Total-Population Cohort Study. 2021The Lancet 2021, http://dx.doi.org/10.2139/ssrn.3949410

[61] www.nature.com/articles/d41586-021-02187-1 (12.8.2021)

[62] www.nordbayern.de/politik/virologe-drosten-will-sich-freiwillig-mit-corona-infizieren-lauterbach-widerspricht-idee-1.11336710 (8.09.2021, zuletzt abgerufen am 30.12.2021)

[63] www.youtube.com/watch?v=ujyUzonCaz8&t=0s (etwa Stunde 1:49), (1.11.2021, zuletzt abgerufen am 3.11.2021)

[64] www.rki.de/DE/Content/InfAZ/N/Neuartiges_Coronavirus/Situationsberichte/Wochenbericht/Wochenbericht_2021-11-11.pdf?__blob=publicationFile (zuletzt abgerufen am 13.11.2021), Tabelle auf Seite 22

[65] Rastogi A et al: Short term, high-dose vitamin D supplementation for COVID-19 disease: a randomised, placebo-controlled, study (SHADE study). Postgrad Med J 2020, https://pubmed.ncbi.nlm.nih.gov/33184146

[66] Aschwanden C: Five reasons why COVID herd immunity is probably impossible. Nature 2021, 591:520-522

Kapitel 3

[1] https://raymond-walden.blogspot.com

[2] Jens Spahn in Herrenberg am 19.8.2021, www.youtube.com/watch?v=AmUQ594CwsM (zuletzt abgerufen am 19.10.2021)

[3] https://byc-news.de/pflegekraefte-aus-mainz-sagt-den-leuten-endlich-die-wahrheit-und-steht-zu-euren-fehlern (16.11.2021, zuletzt abgerufen am 23.12.2021); www.berliner-zeitung.de/news/vierte-welle-6300-intensivbetten-weniger-als-vor-einem-jahr-li.195297 (18.11.2021, zuletzt abgerufen am 23.12.2021)

[4] https://2020news.de/wp-content/uploads/2021/02/2_5251422028526783027_online.pdf

[5] www.bmi.bund.de/SharedDocs/downloads/DE/veroeffentlichungen/2020/corona/szenarienpapier-covid19.html (28.04.2020, zuletzt abgerufen am 19.10.2021)

[6] www.spiegel.de/politik/deutschland/corona-in-deutschland-vertrauliche-regierungsstudie-beschreibt-verschiedene-szenarien-a-1cafaac1-3932-434d-b4de-2f63bce0315d (27.3.2020, zuletzt abgerufen am 19.10.2021)

[7] https://hallo-meinung.de/Innenministerium_Bericht2_geschwaerzt.pdf (zuletzt abgerufen am 19.10.2021)

[8] www.zeit.de/politik/deutschland/2020-05/corona-pandemie-bekaempfung-massnahmen-innenministerium-verschwoerungstheorien-regierungsrat (zuletzt abgerufen am 19.10.2021)

[9] Bendavid E et al: Assessing mandatory stay-at-home and business closure effects on the spread of COVID-19. Eur J Clin Invest 2021, www.ncbi.nlm.nih.gov/pmc/articles/PMC7883103

[10] Akbaraly TN et al: Leisure activities and the risk of dementia in the elderly. Neurology 2009, 73: 854-861; Takeda T et al: Psychosocial risk factors involved in progressive dementia-associated senility among the elderly residing at home. AGES project-three year cohort longitudinal study. Nihon Koshu Eisei Zasshi 2010, 57:1054-1065; Saczynski JS et al: The effect of social engagement on incident de-mentia: the Honolulu-Asia Aging Study. Am J Epidemiol 2006, 163:433-440; Fratiglioni L et al: Influence of social network on occur-rence of dementia: a community-based longitudinal study. Lancet 2000, 355:1315-1319; Zunzunegui M et al: Social networks, social integration, and social engagement determine cognitive decline in community-dwelling Spanish older adults. J Gerontol 2003, 58:93-100

[11] Ertel KA et al: Effects of social integration on preserving memory function in a nationally representative US elderly population. Am J Public Health 2006, 98:1215-1220

[12] Scaccianoce S et al. Social isolation selectively reduces hippocampal brain-derived neurotrophic factor without altering plasma corti-costerone. Behav Brain Res 2006, 168:323-325

[13] Alberti, FB: „This ‚Modern Epidemic': Loneliness as an Emotion Cluster and a Neglected Subject in the History of Emotions“, Emotion Review, https://doi.org/10.1177/1754073918768876

[14] Ettman CK et al: Prevalence of Depression Symptoms in US Adults Before and During the COVID-19 Pandemic. JAMA Netw Open 2020, www.ncbi.nlm.nih.gov/pmc/articles/PMC7489837

[15] www.bmj.com/company/newsroom/surge-in-domestic-child-abuse-during-pandemic-reports-specialist-uk-childrens-hospital (2.07.2020, zuletzt abgerufen am 6.11.2021)

[16] www.usnews.com/news/health-news/articles/2021-10-08/study-confirms-rise-in-child-abuse-during-covid-pandemic (8.10.2021, zuletzt abgerufen am 6.11.2021)

[17] www.aerztezeitung.de/Politik/Praeventionsausgaben-der-Kassen-brechen-in-Corona-Pandemie-ein-424810.html (25.11.2021, zuletzt abgerufen am 30.12.2021)

[18] www.kindergesundheit-info.de/infomaterial-service/nachrichten/artikel/artikel/wegen-corona-u6-bis-u9-koennen-verschoben-werden (27.03.2020, zuletzt abgerufen am 22.10.2021)

[19] www.aerzteblatt.de/nachrichten/117715/Schlaganfall-Angst-vor-Ansteckung-verhinderte-fruehzeitige-Behandlung (26.10.2021, zuletzt abgerufen am 19.10.2021)

[20] Aubert O et al: COVID-19 pandemic and worldwide organ transplantation: a population-based study. Lancet Public Health 2021, 6:709-719

[21] https://tkp.at/2021/03/20/rueckblick-auf-ein-jahr-who-pandemie-fazit-von-claus-koehnlein (20.03.2021, zuletzt abgerufen am 29.10.2021)

[22] UNICEF, WHO & World Bank Group: „Joint malnutrition estimates", 2020 edition, www.who.int/publications/i/item/jme-2020-edition (31.3.2020, zuletzt abgerufen am 22.10.2021)

[23] https://data.unicef.org/resources/rapid-situation-tracking-covid-19-socioeconomic-impacts-data-viz (zuletzt abgerufen am 22.10.2021)

[24] Roberton T et al: Early estimates of the indirect effects of the COVID-19 pandemic on maternal and child mortality in low-income and middle-income countries: a modelling study. Lancet Glob Health 2020, 8:901–908

[25] www.unicef.org/media/108161/file/SOWC-2021-full-report-English.pdf (Oktober 2021, zuletzt abgerufen am 4.11.2021), Seite 100 ff

[26] Briguglio M et al: The Malnutritional Status of the Host as a Virulence Factor for New Coronavirus SARS-CoV-2", Front Med (Lau-sanne) 2020, www.ncbi.nlm.nih.gov/pmc/articles/PMC7191079

[27] https://deutsch.medscape.com/artikelansicht/4910494 (3.11.2021, zuletzt abgerufen am 4.11.2021)

[28] www.unicef.org/media/108161/file/SOWC-2021-full-report-English.pdf (Oktober 2021, zuletzt abgerufen am 4.11.2021), Seite 100 ff

[29] www.amnesty.de/allgemein/pressemitteilung/amnesty-report-2020-menschenrechtslage-weltweit (15.04.2021, zuletzt abgerufen am 22.10.2021)

[30] www.bmi.bund.de/SharedDocs/downloads/DE/veroeffentlichungen/2020/corona/szenarienpapier-covid19.html (28.04.2020, zuletzt abgerufen am 19.10.2021)

[31] Forbes H et al: Association between living with children and outcomes from covid-19: OpenSAFELY cohort study of 12 million adults in England. BMJ 2021, www.ncbi.nlm.nih.gov/pmc/articles/PMC7970340

[32] www.merkur.de/leben/gesundheit/coronavirus-kinder-ansteckung-studie-risiko-zusammenleben-kleinkinder-teenager-corona-zr-90133660.html (2.03.2021, zuletzt abgerufen am 19.10.2021)

[33] www.rnd.de/politik/kinderarzte-trotz-mutationen-schulen-und-ki-

tas-umgehend-offnen-F6BYUXIH2BCDPERHJVJMZH4C44.html (28.02.2021, zuletzt abgerufen am 19.10.2021)

[34] www.uke.de/allgemein/presse/pressemitteilungen/detailseite_104081.html (10.02.2021, zuletzt abgerufen am 19.10.2021)

[35] www.aerztezeitung.de/Medizin/BVKJ-Psychosoziale-Aspekte-bei-Corona-Impfempfehlung-fuer-Kinder-beachten-421990.html (15.08.2021, zuletzt abgerufen am 19.10.2021)

[36] www.aerzteblatt.de/nachrichten/123616/Coronaimpfstrategie-fuer-Kinder-und-Jugendliche-entwickeln (5.05.2021, zuletzt abgerufen am 21.10.2021)

[37] www.aerztezeitung.de/Politik/Fischbach-Corona-Impfung-fuer-juengere-Kinder-wird-kompliziertere-Angelegenheit--423074.html (24.09.2021, zuletzt abgerufen am 19.10.2021)

[38] www.aerztezeitung.de/Politik/Gruenes-Licht-fuer-mehr-Corona-Impfungen-von-Teenagern-421770.html (2.08.2021, zuletzt abgerufen am 21.10.2021)

[39] www.aerztezeitung.de/Medizin/Die-STIKO-Mitglieder-sollten-zuruecktreten-422036.html (17.08.2021, zuletzt abgerufen am 21.10.2021)

[40] www.aerztezeitung.de/Politik/Fischbach-Corona-Impfung-fuer-juengere-Kinder-wird-kompliziertere-Angelegenheit--423074.html (24.09.2021, zuletzt abgerufen am 19.10.2021)

[41] https://deutsch.medscape.com/artikelansicht/4910442 (14.10.2021, zuletzt abgerufen am 21.10.2021)

[42] www.spiegel.de/wissenschaft/medizin/coronavirus-kuba-beginnt-mit-covid-19-impfungen-fuer-kleinkinder-a-d26c4cd8-1da1-4649-92c2-168c53bb73d7 (7.09.2021, zuletzt abgerufen am 21.10.2021)

[43] www.faz.net/aktuell/gesellschaft/gesundheit/coronavirus/corona-ende-der-pandemie-und-impfungen-fuer-babys-in-sicht-17512899.html (2.09.2021, zuletzt abgerufen am 21.10.2021)

[44] www.rki.de/DE/Content/Kommissionen/STIKO/Empfehlungen/PM_2021-09-10.html (zuletzt abgerufen am 21.10.2021)

[45] www.scientificamerican.com/article/why-covid-vaccines-are-likely-safe-for-pregnant-people1 (2.02.2020, zuletzt abgerufen am 22.10.2021)

[46] www.br.de/radio/bayern1/corona-genesen-100.html (24.09.2020, zuletzt abgerufen am 29.10.2021)

[47] Le Bert N et al: Highly functional virus-specific cellular immune response in asymptomatic SARS-CoV-2 infection. J Exp Med 2021, www.ncbi.nlm.nih.gov/pmc/articles/PMC7927662

[48] Wang Z et al: Exposure to SARS-CoV-2 generates T-cell memory in the absence of a detectable viral infection. Nat Commun. 2021, www.ncbi.nlm.nih.gov/pmc/articles/PMC7979809

[49] Redd AD et al: CD8+ T-Cell Responses in COVID-19 Convalescent Individuals Target Conserved Epitopes From Multiple Prominent SARS-CoV-2 Circulating Variants. Open Forum Infect Dis 2021, www.ncbi.nlm.nih.gov/pmc/articles/PMC8083629

[50] Shrestha NK et al: Necessity of COVID-19 vaccination in previously infected individuals. medRxiv 2021, https://doi.org/10.1101/2021.06.01.21258176

[51] Borena W et al. Persistence of immunity to SARS-CoV-2 over time in the ski resort Ischgl. EBioMedicine. 2021, www.ncbi.nlm.nih.gov/pmc/articles/PMC8358264

[52] Redd AD et al: CD8+ T-Cell Responses in COVID-19 Convalescent Individuals Target Conserved Epitopes From Multiple Prominent SARS-CoV-2 Circulating Variants. Open Forum Infect Dis 2021, www.ncbi.nlm.nih.gov/pmc/articles/PMC8083629

[53] Cohen KW et al: Longitudinal analysis shows durable and broad immune memory after SARS-CoV-2 infection with persisting antibody responses and memory B and T cells. Cell Reports Medicine 2021, www.cell.com/cell-reports-medicine/fulltext/S2666-3791(21)00203-2

[54] assets.publishing.service.gov.uk/government/uploads/system/uploads/attachment_data/file/1027511/Vaccine-surveillance-report-week-42.pdf (Seite 23)

[55] www.tagesschau.de/inland/corona-rki-impfquote-101.html (7.10.2021, zuletzt abgerufen am 27.10.2021)

[56] www.zdf.de/nachrichten/politik/corona-spahn-epidemische-lage-100.html (18.10.2021, zuletzt abgerufen am 27.10.2021)

[57] https://web.archive.org/web/20211022143445/https://www.rki.de/SharedDocs/FAQ/COVID-Impfen/FAQ_Transmission.html (18.10.2021, zuletzt abgerufen am 7.11.2021)

[58] www.npr.org/sections/coronavirus-live-updates/2021/07/30/1022867219/cdc-study-provincetown-delta-vaccinated-breakthrough-mask-guidance?t=1627987108305 (30.7.2021)

[59] https://web.archive.org/web/20211022143445/https://www.rki.de/SharedDocs/FAQ/COVID-Impfen/FAQ_Transmission.html (18.10.2021, zuletzt abgerufen am 7.11.2021)

[60] https://www.rki.de/SharedDocs/FAQ/COVID-Impfen/FAQ_Transmission.html (2.11.2021, zuletzt abgerufen am 7.11.2021)

[61] www.baden-wuerttemberg.de/de/service/presse/pressemitteilung/pid/landesgesundheitsamt-ruft-warnstufe-au (2.11.2021, zuletzt abge-rufen am 2.11.2021)

[62] www.medinside.ch/de/post/ex-chefvirologe-der-charite-aeussert-sich-kritisch-zu-2g (10.11.2021, zuletzt abgerufen am 13.11.2021)

[63] www.zdf.de/nachrichten/politik/corona-1g-2g-kostenlose-tests-100.html (6.11.2021, zuletzt abgerufen am 11.11.2021)

[64] assets.publishing.service.gov.uk/government/uploads/system/uploads/attachment_data/file/1027511/Vaccine-surveillance-report-week-42.pdf (42. Woche 2021, zuletzt abgerufen am 13.11.2021), siehe Tabelle 2, Seite 13

[65] www.tagesschau.de/inland/g2-berlin-niedersachsen-101.html (14.09.2021, zuletzt abgerufen am 14.11.2021)

[66] www.zdf.de/nachrichten/politik/corona-1g-2g-kostenlose-tests-100.html (6.11.2021, zuletzt abgerufen am 11.11.2021)

[67] www.faz.net/aktuell/politik/inland/corona-spahn-fuer-2-g-plus-und-testpflicht-bei-veranstaltungen-17630840.html (12.11.2021, zuletzt abgerufen am 13.11.2021)

[68] www.npr.org/sections/coronavirus-live-updates/2021/07/30/1022867219/cdc-study-provincetown-delta-vaccinated-breakthrough-mask-guidance (30.07.2021, zuletzt abgerufen am 10.10.2021)

[69] www.faz.net/aktuell/politik/inland/corona-spahn-fuer-2-g-plus-und-testpflicht-bei-veranstaltungen-17630840.html (12.11.2021, zuletzt abgerufen am 13.11.2021)

[70] www.welt.de/politik/deutschland/article233444978/Jens-Spahn-Dann-messen-wir-Inzidenzen-die-keinen-Aussagewert-haben.html (30.08.2021, zuletzt abgerufen am 14.11.2021)

[71] www.aerztezeitung.de/Nachrichten/Ab-Mittwoch-Taeglicher-Corona-Test-ist-Pflicht-fuer-Aerzte-und-MFA-424730.html (23.11.2021, zuletzt abgerufen am 25.11.2021)

[72] www.zeit.de/news/2021-07/10/kassenarztchef-fordert-urlaub-nur-noch-fuer-geimpfte (10.07.2021, zuletzt abgerufen am 21.11.2021)

[73] www.bild.de/bild-plus/politik/inland/politik-inland/ethik-rats-mitglied-lasst-euch-impfen-oder-verzichtet-auf-beatmung-74529170 (19.12.2020, zuletzt abgerufen am 18.11.2021)

[74] https://multipolar-magazin.de/artikel/der-ethikrat-hat-versagt (16.11.2021, zuletzt abgerufen am 18.11.2021)

[75] www.tagesschau.de/inland/g2-berlin-niedersachsen-101.html (14.09.2021, zuletzt abgerufen am 15.11.2021)

[76] www.zeit.de/news/2021-11/09/soeder-geimpften-status-koennte-nach-neun-monaten-verfallen (zuletzt abgerufen am 15.11.2021)

[77] www.welt.de/politik/deutschland/article234990576/Corona-Pandemie-Markus-Soeder-will-die-Booster-Impfung-schon-nach-5-Monaten.html (11.11.2021, zuletzt abgerufen am 16.11.2021)

[78] www.rki.de/DE/Content/Infekt/Impfen/Stichwortliste/A/Aspiration.html (9.02.2017, zuletzt abgerufen am 16.11.2021)

[79] www.rnd.de/politik/staatsrechtler-zu-impfpflicht-freiheitsstrafen-und-zwangsimpfung-fuer-impfunwillige-moeglich-VLTTNMEY73V-XYBBKNWGVDZQUQU.html (23.11.2021, zuletzt abgerufen am 24.11.2021)

[80] https://dpa-factchecking.com/germany/211101-99-821759 (14.07.2021, zuletzt abgerufen am 18.11.2021)

Kapitel 4

[1] Kowall B et al: Excess mortality due to Covid-19? A comparison of total mortality in 2020 with total mortality in 2016 to 2019 in Germa-ny, Sweden and Spain. PLoS One 2021, www.ncbi.nlm.nih.gov/pmc/articles/PMC8330914

[2] https://idw-online.de/de/news777907 (21.10.2021, zuletzt abgerufen am 12.11.2021)

[3] Zur Erklärung: Der Median ist der Wert, der in der Mitte einer Datenverteilung liegt, er wird auch Zentralwert genannt. Man nutzt den Median in der Statistik, wenn ein paar wenige Ausreiser den Mittelwert zu sehr beeinflussen würden.

[4] Axfors C & Ioannidis JPA: Infection fatality rate of COVID-19 in community-dwelling populations with emphasis on the elderly: An overview. medRxiv 2021, https://doi.org/10.1101/2021.07.08.21260210

[5] www.nature.com/articles/d41586-021-01897-w (15.07.2021, zuletzt abgerufen am 9.11.2021)

[6] www.ndr.de/nachrichten/niedersachsen/oldenburg_ostfriesland/Obduktion-Zwoelfjaehriger-starb-nicht-allein-durch-Impfung,impfung878.html (15.11.2021, zuletzt abgerufen am 5.12.2021)

[7] www.rki.de/DE/Content/Kommissionen/STIKO/Empfehlungen/PM_2021-12-09.html (9.12.2021, zuletzt abgerufen am 12.12.2021)

[8] https://deutsch.medscape.com/artikelansicht/4910613?uac=245827CJ&faf=1&sso=true&impID=3852627&src=WNL_mdplsfeat_211206_mscpedit_de#vp_2 (6.12.2021, zuletzt abgerufen am 12.12.2021)

[9] Knabl L et al: High SARS-CoV-2 seroprevalence in children and adults in the Austrian ski resort of Ischgl. Commun Med 2021, https://doi.org/10.1038/s43856-021-00007-1; Streeck H et al: Infection fatality rate of SARS-CoV2 in a super-spreading event in Germany. Nat Commun 2020, www.ncbi.nlm.nih.gov/pmc/articles/PMC7672059

[10] www.zeit.de/wissen/2021-12/booster-impfung-auffrischungsimpfung-ema-coronavirus (9.12.2021, zuletzt abgerufen am 11.12.2021)

[11] www.youtube.com/watch?v=_CXkZQu1xt0 (3.11.2021, zuletzt abgerufen am 5.11.2021)

[12] www.mdr.de/nachrichten/deutschland/panorama/corona-virologe-kekule-kinder-impfung-nicht-zwingend-notwendig-100.html (25.05.2021, zuletzt abgerufen am 23.10.2021); Übersetzung durch den Autor

[13] Polack FP et al: Safety and efficacy of the BNT162b2 mRNA Covid-19 vaccine. N Engl J Med 2020, 383: 2603-2615; Baden LR et al: Efficacy and safety of the mRNA-1273 SARS-CoV-2 vaccine. N Engl J Med 2021, 384: 403-416; Sadoff J et al: Safety and efficacy of single-dose Ad26.COV2.S vaccine against Covid-19. N Engl J Med 2021, 384: 2187-2201

[14] Classen B: US COVID-19 Vaccines Proven to Cause More Harm than Good Based on Pivotal Clinical Trial Data Analyzed Using the Proper Scientific Endpoint, "All Cause Severe Morbidity". Trends Int Med 2021, 1:1-6

[15] Bruno R et al: SARS-CoV-2 mass vaccination: Urgent questions on vaccine safety that demand answers from international health agen-cies, regulatory authorities, governments and vaccine developers. Authorea 2021, www.authorea.com/users/414448/articles/522499

[16] www.bundesregierung.de/breg-de/aktuelles/mythen-impfstoff-183189 (1.12. 2021, zuletzt abgerufen am 14.12.2021)

[17] www.transparenztest.de/post/verdachtsfaelle-covid-impf-nebenwirkungen-vielfach-hoeher-als-bei-polio-und-tbc-impfung (Juli 2021, zuletzt abgerufen am 23.10.2021)

[18] www.transparenztest.de/post/ema-datenbank-166-790-der-665-525-verdachtsfaelle-von-covid-impf-nebenwirkungen-sind-schwer; www.transparenztest.de/post/ema-datenbank-rekordverdaechtige-verdachtsfaelle-von-covid-impf-nebenwirkungen

[19] www.adrreports.eu/docs/Guide_Interpretation of spontaneous ICSRs_DE.pdf (30.01.2021, zuletzt abgerufen am 20.11.2021)

[20] Grafik adaptiert nach: www.impfnebenwirkungen.net/report.pdf (31.12.2021, zuletzt abgerufen am 11.01.2022), Seite 13

[21] www.rki.de/DE/Content/Infekt/IfSG/Meldeboegen/Impfreaktion/impfreaktion_node.html (7.06.2021, zuletzt abgerufen am 15.11.2021)

[22] Gahr M et al: Underreporting of adverse drug reactions: Results from a survey among physicians. European Psychiatry 2017, www.researchgate.net/publication/318063966

[23] https://digital.ahrq.gov/sites/default/files/docs/publication/r18hs017045-lazarus-final-report-2011.pdf

[24] Grafik adaptiert nach: https://edoc.rki.de/bitstream/handle/176904/9017/SitRep_de_2021-11-24.pdf?sequence=1&isAllowed=y (zuletzt abgerufen am 25.11.2021), Grafiken auf Seite 5

[25] https://drive.google.com/file/d/1QT2uUC4j9I2cVpsD1prkScBg0gUqI52x/view

[26] www.reuters.com/business/healthcare-pharmaceuticals/sweden-pauses-use-moderna-covid-vaccine-cites-rare-side-effects-2021-10-06 (zuletzt abgerufen am 19.10.2021)

[27] www.gov.il/en/departments/news/01062021-03 (zuletzt abgerufen am 19.10.2021)

[28] Mevorach D et al: Myocarditis after BNT162b2 mRNA Vaccine against Covid-19 in Israel. N Engl J Med 2021, www.nejm.org/doi/full/10.1056/NEJMoa2109730

[29] www.cdc.gov/vaccines/acip/meetings/downloads/slides-2021-06/03-COVID-Shimabukuro-508.pdf (23.06.2021, zuletzt abgerufen am 3.11.2021), Tabelle auf Seite 28

[30] www.youtube.com/watch?v=70Xhn3K9SlQ&t=14938s (23.06.2021, zuletzt abgerufen am 3.11.2021), ab etwa 4 Stunden, 48 Minuten

[31] https://openvaers.com/covid-data/myo-pericarditis (31.12.2021, zuletzt abgerufen am 11.01.2022)

[32] Grafik adaptiert nach: https://digital.ahrq.gov/sites/default/files/docs/publication/r18hs017045-lazarus-final-report-2011.pdf

[33] Blauwet LA & Cooper LT: Myocarditis. Prog Cardiovasc Dis. 2010, 52:274-288

[34] Reis BY et al: Effectiveness of BNT162b2 Vaccine against Delta Variant in Adolescents. N Engl J Med 2021, www.nejm.org/doi/full/10.1056/NEJMc2114290

[35] www.spektrum.de/news/covid-19-coronaimpfung-von-jugendlichen-zu-90-prozent-effektiv/1939591 (21.10.2021, zuletzt abgerufen am 23.10.2021)

[36] Aillon KL et al: Effects of nanomaterial physicochemical properties on in vivo toxicity. Adv Drug Deliv Rev 2009, 61:457-466

[37] Teleanu DM et al: Impact of Nanoparticles on Brain Health: An Up to Date Overview. J Clin Med 2018, www.ncbi.nlm.nih.gov/pmc/articles/PMC6306759

[38] Ndeupen S et al: The mRNA-LNP platform's lipid nanoparticle component used in preclinical vaccine studies is highly inflammatory. bioRxiv 2021, https://doi.org/10.1101/2021.03.04.430128

[39] www.statnews.com/2016/09/13/moderna-therapeutics-biotech-mrna (13.09.2016, zuletzt abgerufen am 28.12.2021)

[40] www.ema.europa.eu/en/documents/assessment-report/spikevax-previously-covid-19-vaccine-moderna-epar-public-assessment-report_en.pdf (11.3.2021) S. 47

[41] https://blogs.sciencemag.org/pipeline/archives/2021/01/11/rna-vaccines-and-their-lipids (11.1.2021)

[42] Föhse K et al: The BNT162b2 mRNA vaccine against SARS-CoV-2 reprograms both adaptive and innate immune responses. medRxiv 2021, www.medrxiv.org/content/10.1101/2021.05.03.21256520v1; Seneff S &Nigh G:Worse Than the Disease? Reviewing Some Possi-ble Unintended Consequences of the mRNA Vaccines Against COVID-19. International Journal of Vaccine Theory, Practice, and Re-search2021, 2:38-79

[43] Zhu C et al: Molecular biology of the SARs-CoV-2 spike protein: A review of current knowledge. J Med Virol 2021, 93:5729-5741

[44] Angeli F et al: SARS-CoV-2 vaccines: Lights and shadows. Eur J Intern Med 2021, 88:1-8

[45] Lei Y et al: SARS-CoV-2 Spike Protein Impairs Endothelial Function via Downregulation of ACE2. bioRxiv 2020, www.ncbi.nlm.nih.gov/pmc/articles/PMC7724674

[46] Gundry SR: Abstract 10712: Mrna COVID Vaccines Dramatically Increase Endothelial Inflammatory Markers and ACS Risk as Meas-ured by the PULS Cardiac Test: a Warning. Circulation 2021, www.ahajournals.org/doi/10.1161/circ.144.suppl_1.10712

[47] Jiang H & Mei YF: SARS-CoV-2 Spike Impairs DNA Damage Repair and Inhibits V(D)J Recombination In Vitro. Viruses 2021, www.ncbi.nlm.nih.gov/pmc/articles/PMC8538446

[48] Föhse FK et al: The BNT162b2 mRNA vaccine against SARS-CoV-2 reprograms both adaptive and innate immune responses. medRxiv 2021, https://doi.org/10.1101/2021.05.03.21256520

[49] https://reitschuster.de/post/sind-folgeschaeden-durch-mrna-impfungen-erwartbar (21.10.2021, zuletzt abgerufen am 21.10.2021)

[50] Tejada-Simon MV et al: Cross-reactivity with myelin basic protein and human herpesvirus-6 in multiple sclerosis. Ann Neurol 2003, 53:189-197

[51] Vojdani A & Kharrazian D: Potential antigenic cross-reactivity between SARS-CoV-2 and human tissue with a possible link to an in-crease in autoimmune diseases. Clin Immunol 2020, www.ncbi.nlm.nih.gov/pmc/articles/PMC7246018

[52] Segal Y & Shoenfeld Y: Vaccine-induced autoimmunity: the role of molecular mimicry and immune crossreaction. Cell Mol Immunol 2018, 15:586-594

[53] Salemi S & D'Amelio R. Could autoimmunity be induced by vaccination? Int Rev Immunol 2010, 29:247-269

[54] Talotta R: Do COVID-19 RNA-based vaccines put at risk of immune-mediated diseases? In reply to „potential antigenic cross-reactivity between SARS-CoV-2 and human tissue with a possible link to an increase in autoimmune diseases“. Clin Immunol 2021, www.ncbi.nlm.nih.gov/pmc/articles/PMC7833091

[55] Furer V et al: Immunogenicity and safety of the BNT162b2 mRNA COVID-19 vaccine in adult patients with autoimmune inflammatory rheumatic diseases and in the general population: a multicentre study. Ann Rheum Dis 2021, 80:1330-1338

[56] www.aerztezeitung.de/Wirtschaft/BioNTech-und-Pfizer-entwickeln-Impfstoff-gegen-Herpes-zoster-425841.html (7.01.2022, zuletzt abgerufen am 10.01.2022)

[57] https://dgrh.de/Start/DGRh/Presse/Daten-und-Fakten/Rheuma-in-Zahlen.html

[58] www.pharmazeutische-zeitung.de/rote-hand-brief-zu-astra-zeneca-impfstoff-124941 (14.3.2021)

[59] www.israelnationalnews.com/News/News.aspx/308664 (24.06.2021, zuletzt abgerufen am 21.10.2021)

[60] Maayan H et al: Acquired thrombotic thrombocytopenic purpura: A rare disease associated with BNT162b2 vaccine. J Thromb Hae-most 2021, 19:2314-2317

[61] Talotta R & Robertson ES: Antiphospholipid antibodies and risk of post-COVID-19 vaccination thrombophilia: The straw that breaks the camel‘s back? Cytokine Growth Factor Rev 2021, 60:52-60

[62] Sriphrapradang C. Aggravation of hyperthyroidism after heterologous prime-boost immunization with inactivated and adenovirus-vectored SARS-CoV-2 vaccine in a patient with Graves‘ disease. Endocrine 2021, 74:226-227

[63] Zettinig G et al: Two further cases of Graves‘ disease following SARS-Cov-2 vaccination. J Endocrinol Invest 2021, 3:1-2

[64] Vera-Lastra O et al: Two Cases of Graves‘ Disease Following SARS-CoV-2 Vaccination: An Autoimmune/Inflammatory Syndrome Induced by Adjuvants. Thyroid 2021, 31:1436-1439

[65] www.pharmazeutische-zeitung.de/ema-beobachtet-neue-nebenwirkungen-127407 (12.08.2021, zuletzt abgerufen am 23.11.2021)

[66] https://amp.zdf.de/nachrichten/panorama/corona-impfstoff-langzeit-schaeden-100.html (20.10.2021, zuletzt abgerufen am 25.10.2021)

[67] Ibid.

[68] Seneff1S & Nigh G: Worse Than the Disease? Reviewing Some Possible Unintended Consequences of the mRNA Vaccines Against COVID-19. International Journal of Vaccine Theory, Practice, and Research 2021, 2:38-79

[69] Lee WS et al: Antibody-dependent enhancement and SARS-CoV-2 vaccines and therapies. Nat Microbiol 2020, 5:1185-1191

[70] Ricke DO: Two Different Antibody-Dependent Enhancement (ADE) Risks for SARS-CoV-2 Antibodies. Front Immunol 2021, www.ncbi.

nlm.nih.gov/pmc/articles/PMC7943455

71 Lambert PH et al: Consensus summary report for CEPI/BC March 12-13, 2020 meeting: Assessment of risk of disease enhancement with COVID-19 vaccines. Vaccine 2020, 38:4783-4791

72 Li D et al: In vitro and in vivo functions of SARS-CoV-2 infection-enhancing and neutralizing antibodies. Cell 2021, 184:4203-4219

73 Yahi N et al: Infection-enhancing anti-SARS-CoV-2 antibodies recognize both the original Wuhan/D614G strain and Delta variants. A potential risk for mass vaccination? J Infect 2021, www.ncbi.nlm.nih.gov/pmc/articles/PMC8351274

74 Chau NVV et al: Transmission of SARS-CoV-2 Delta Variant Among Vaccinated Healthcare Workers, Vietnam. EClinicalMedicine 2021, https://papers.ssrn.com/sol3/papers.cfm?abstract_id=3897733

75 www.ndr.de/fernsehen/sendungen/nordmagazin/Wie-ist-die-Corona-Lage-auf-den-Intensivstationen-in-MV,nordmagazin90806.html (23.11.2021, verfügbar bis 23.02.2022) etwa Minute 2:50

76 www.reuters.com/world/middle-east/israeli-leaders-hole-up-bunker-during-covid-19-drill-2021-11-11 (zuletzt abgerufen am 25.10.2021)

77 www.derstandard.de/story/2000131198644/israel-uebt-fuer-omega-ernstfall (16.11.2021, zuletzt abgerufen am 14.12.2021)

78 Torjesen I: Covid-19: Norway investigates 23 deaths in frail elderly patients after vaccination. BMJ 2021, https://pubmed.ncbi.nlm.nih.gov/33451975; www.fr.de/panorama/corona-impfung-todesfaelle-norwegen-richtlinien-nebenwirkungen-warnung-patienten-biontech-impfstoff-zr-90174341.html (3.02.2021, zuletzt abgerufen am 26.10.2021)

79 Deaths in frail patients after Pfizer/BioNTech COVID-19 vaccination. Reactions Weekly 2021, www.ncbi.nlm.nih.gov/pmc/articles/PMC7820097/pdf/40278_2021_Article_89841.pdf

80 Ibid.

81 www.transparenztest.de/post/verdachtsfaelle-covid-impf-nebenwirkungen-vielfach-hoeher-als-bei-polio-und-tbc-impfung (Juli 2021, zuletzt abgerufen am 23.10.2021)

82 www.swr.de/swraktuell/baden-wuerttemberg/mannheim/schirmacher-100.html (5.08.2021, zuletzt abgerufen am 23.10.2021)

83 www.transparenztest.de/post/chefpathologe-uni-heidelberg-30-40-prozent-ursaechlich-an-covid-impfung-verstorben (zuletzt abgeru-fen am 23.10.2021)

84 Schneider J et al: Postmortem investigation of fatalities following vaccination with COVID-19 vaccines. Int J Legal Med 2021, 135:2335-2345

85 Axfors C & Ioannidis JPA: Infection fatality rate of COVID-19 in com-

munity-dwelling populations with emphasis on the elderly: An overview. medRxiv 2021, https://doi.org/10.1101/2021.07.08.21260210

[86] Sharifian-Dorche M et al: Vaccine-induced immune thrombotic thrombocytopenia and cerebral venous sinus thrombosis post COVID-19 vaccination; a systematic review. J Neurol Sci 2021, www.ncbi.nlm.nih.gov/pmc/articles/PMC8330139

[87] Grafik adaptiert aus: www.destatis.de/DE/Themen/Gesellschaft-Umwelt/Bevoelkerung/Sterbefaelle-Lebenserwartung/sterbefallzahlen.html (30.11.2021, zuletzt abgerufen am 7.12.2021)

[88] www.destatis.de/DE/Presse/Pressemitteilungen/2021/11/PD21_512_126.html (9.11.2021, zuletzt abgerufen am 7.12.2021)

[89] www.rki.de/DE/Content/InfAZ/N/Neuartiges_Coronavirus/Projekte_RKI/COVID-19_Todesfaelle.html (30.12.2021, zuletzt abgerufen am 1.01.2022)

[90] Grafik adaptiert nach: https://de.statista.com/statistik/daten/studie/1100739/umfrage/entwicklung-der-taeglichen-fallzahl-des-coronavirus-in-deutschland (7.12.2021, zuletzt abgerufen am 8.12.2021)

[91] www.utebergner.de/cms/wp-content/uploads/2021/11/%C3%9Cbersterblichkeit-KW-36-bis-40-in-2021-003.docx

[92] https://corona-transition.org/die-ubersterblichkeit-wachst-mit-steigender-impfquote (24.11.2021, zuletzt abgerufen am 25.11.2021)

[93] Grafik adaptiert nach: www.impfnebenwirkungen.net/report.pdf (31.12.2021, zuletzt abgerufen am 11.01.2022), Seite 13

[94] www.gelbe-liste.de/nachrichten/zulassung-comirnaty-ab-5-jahre (25.11.2021, zuletzt abgerufen am 26.11.2021)

[95] Grafik adaptiert nach: https://openvaers.com/covid-data (31.12.2021, zuletzt abgerufen am 11.01.2022)

[96] Mclachlan S et al: Analysis of COVID-19 vaccine death reports from the Vaccine Adverse Events Reporting System (VAERS) Data-base Interim: Results and Analysis. Researchgate 2021, www.researchgate.net/publication/352837543

[97] https://newspress.com/indiana-life-insurance-ceo-says-deaths-are-up-40-among-people-ages-18-64 (2.01.2022, zuletzt abgerufen am 3.01.2022); www.youtube.com/watch?v=Op6kKQzAoxc (3.01.2022, zuletzt abgerufen am 4.01.2022

Kapitel 5

[1] Schmiedel V: Die Mikrobe ist nichts, das Milieu ist alles! Erfahrungsheilkunde 2020, www.thieme-connect.com/products/ejournals/abstract/10.1055/a-1158-4256

[2] Guo W et al: Depletion of Gut Microbiota Impairs Gut Barrier Function and Antiviral Immune Defense in the Liver. Front Immunol 2021, www.ncbi.nlm.nih.gov/pmc/articles/PMC8027085

[3] Sonnenburg ED & Sonnenburg JL: Starving our microbial self: the deleterious consequences of a diet deficient in microbiota-accessible carbohydrates. Cell Metab 2014, 20:779-786

[4] Weiser JN et al: Streptococcus pneumoniae: transmission, colonization and invasion. Nat Rev Microbiol 2018, 16:355-367; Shak JR et al: Influence of bacterial interactions on pneumococcal colonization of the nasopharynx. Trends Microbiol. 2013, 21:129-135

[5] Soriani M: Unraveling Neisseria meningitidis pathogenesis: from functional genomics to experimental models. F1000Res. 2017, www.ncbi.nlm.nih.gov/pmc/articles/PMC5531161

[6] Khan R et al: Commensal Bacteria: An Emerging Player in Defense Against Respiratory Pathogens. Front Immunol 2019, www.ncbi.nlm.nih.gov/pmc/articles/PMC6554327

[7] Hope-Simpson RE. The role of season in the epidemiology of influenza. J Hyg (Lond) 1981, 86:35-47

[8] Cannell JJ et al: Epidemic influenza and vitamin D. Epidemiol Infect 2006, 134:1129-1140

[9] Meehan M & Penckofer S: The Role of Vitamin D in the Aging Adult. J Aging Gerontol 2014, 2:60-71

[10] Mulugeta A et al: Relationship between Serum 25(OH)D and Depression: Causal Evidence from a Bi-Directional Mendelian Randomi-zation Study. Nutrients 2020, www.ncbi.nlm.nih.gov/labs/pmc/articles/PMC7823924; Littlejohns TJ et al: Vitamin D and the risk of de-mentia and Alzheimer disease. Neurology 2014, 83:920-928

[11] Durup D et al: A Reverse J-Shaped Association Between Serum 25-Hydroxyvitamin D and Cardiovascular Disease Mortality: The CopD Study. J Clin Endocrinol Metab 2015, 100:2339-2346

[12] Gröber U et al: Live longer with vitamin D?. Nutrients 2015, 7:1871-1880

[13] Ross AC et al: The 2011 report on dietary reference intakes for calcium and vitamin D from the Institute of Medicine: what clinicians need to know. J Clin Endocrinol Metab 2011, 96:53-58

[14] Veugelers PJ & Ekwaru JP: A statistical error in the estimation of the recommended dietary allowance for vitamin D. Nutrients 2014, 6:4472-4475; Heaney R et al: Letter to Veugelers, P.J. and Ekwaru, J.P., A statistical error in the estimation of the recommended dietary allowance for vitamin D. Nutrients 2014, 6, 4472-4475. Nutrients 2015, 7:1688-1690

[15] Giovannucci E et al: Prospective study of predictors of vitamin D status and cancer incidence and mortality in men", J Natl Cancer Inst V. 98, 2006, S. 451–459; siehe auch: Schmiedel V: Einfluss einer Vitamin D-Substitution auf den Vitamin D-Spiegel von Patienten einer naturheilkundlichen Ambulanz. Masterarbeit an der Europa-Universität Viadrina, Frankfurt/Oder, Institut für Transkulturelle Gesund-heitswissenschaften, Matrikel-Nr. 36143, 2012

[16] Garland CF et al: Vitamin D for cancer prevention: global perspective. Ann Epidemiol 2009, 19:468-483

[17] Mons U & Brenner H: Vitamin D supplementation to the older adult population in Germany has the cost-saving potential of preventing almost 30 000 cancer deaths per year. Mol Oncol 2021, https://pubmed.ncbi.nlm.nih.gov/33540476

[18] Amrein K et al: Vitamin D deficiency 2.0: an update on the current status worldwide. Eur J Clin Nutr 2020, 74:1498-1513

[19] Liu Q et al: The cytokine storm of severe influenza and development of immunomodulatory therapy. Cell Mol Immunol 2016, 13:3-10

[20] Kissler SM et al: Projecting the transmission dynamics of SARS-CoV-2 through the postpandemic period. Science 2020, 368:860-868; Li Y et al: Global Seasonality of Human Seasonal Coronaviruses: A Clue for Postpandemic Circulating Season of Severe Acute Respiratory Syndrome Coronavirus 2? J Infect Dis 2020, 222:1090-1097

[21] Cheung CY et al: Induction of proinflammatory cytokines in human macrophages by influenza A (H5N1) viruses: a mechanism for the unusual severity of human disease? Lancet 2002, 360:1831-1837

[22] Huang C, Wang Y, Li X, et al. Clinical features of patients infected with 2019 novel coronavirus in Wuhan, China. Lancet 2020, 395:497-506

[23] Hojyo S et al: How COVID-19 induces cytokine storm with high mortality. Inflamm Regen 2020, www.ncbi.nlm.nih.gov/pmc/articles/PMC7527296; Coperchini F et al: The cytokine storm in COVID-19: An overview of the involve-ment of the chemokine/chemokine-receptor system. Cytokine Growth Factor Rev 2020, 53:25-32

[24] Schett G et al: COVID-19: risk for cytokine targeting in chronic inflammatory diseases? Nat Rev Immunol 2020, 20:271-272

[25] Miossec P: Understanding the cytokine storm during COVID-19: Contribution of preexisting chronic inflammation. Eur J Rheumatol 2020, 7:97-98

[26] Mangalmurti N & Hunter CA: Cytokine Storms: Understanding COVID-19. Immunity 2020, 53:19-25

[27] www.eurekalert.org/pub_releases/2021-03/cuim-isc031521.php (15.03.2021, zuletzt abgerufen am 30.11.2021)

[28] Szabo PA et al: Longitudinal profiling of respiratory and systemic immune responses reveals myeloid cell-driven lung inflam-mation in severe COVID-19. Immunity 2021, https://pubmed.ncbi.nlm.nih.gov/33765436

[29] Giustina A & Formenti AM: Rapid Response: Re: Preventing a covid-19 pandemic Can high prevalence of severe hypovitaminosis D play a role in the high impact of Covid infection in Italy? https://www.bmj.com/content/368/bmj.m810/rr-36

[30] De Smet D et al: Serum 25(OH)D Level on Hospital Admission Associated With COVID-19 Stage and Mortality. Am J Clin Pathol 2020, www.ncbi.nlm.nih.gov/pmc/articles/PMC7717135

[31] Grant WB et al: Evidence that Vitamin D Supplementation Could Reduce Risk of Influenza and COVID-19 Infections and Deaths. Nutrients 2020, www.ncbi.nlm.nih.gov/pmc/articles/PMC7231123

[32] www.gov.uk/government/publications/vitamin-d-for-vulnerable-groups/vitamin-d-and-clinically-extremely-vulnerable-cev-guidance (24.02.2021, zuletzt abgerufen am 4.12.2021)

[33] Vieth R et al: Wintertime vitamin D insufficiency is common in young Canadian women, and their vitamin D intake does not prevent it. Eur J Clin Nutr 2001, 55:1091-1097

[34] Radujkovic A et al: Vitamin D Deficiency and Outcome of COVID-19 Patients. Nutrients 2020, www.ncbi.nlm.nih.gov/pmc/articles/PMC7551780

[35] Brenner H & Schöttker B: Vitamin D Insufficiency May Account for Almost Nine of Ten COVID-19 Deaths: Time to Act. Nutrients 2020, www.ncbi.nlm.nih.gov/pmc/articles/PMC7761047

[36] Helming L et al: 1alpha,25-Dihydroxyvitamin D3 is a potent suppressor of interferon gamma-mediated macrophage activation. Blood 2005, 106:4351-4358

[37] Verdecchia P et al: The pivotal link between ACE2 deficiency and SARS-CoV-2 infection. Eur J Intern Med 2020, 76:14-20

[38] Li YC et al: Vitamin D: a negative endocrine regulator of the renin-angiotensin system and blood pressure. J Steroid Biochem Mol Biol 2004, 89-90:387-392

[39] Malek Mahdavi A: A brief review of interplay between vitamin D and angiotensin-converting enzyme 2: Implications for a potential treatment for COVID-19. Rev Med Virol 2020, www.ncbi.nlm.nih.gov/pmc/articles/PMC7362103

[40] von Essen MR et al: Vitamin D controls T cell antigen receptor signaling and activation of human T cells. Nat Immunol 2010, 11:344-349

[41] Palmer MT et al: Lineage-specific effects of 1,25-dihydroxyvitamin

D(3) on the development of effector CD4 T cells. J Biol Chem 2011, 286:997-1004; Jeffery LE et al: 1,25-Dihydroxyvitamin D3 and IL-2 combine to inhibit T cell production of inflammatory cyto-kines and promote development of regulatory T cells expressing CTLA-4 and FoxP3. J Immunol 2009, 183:5458-5467

[42] Hansdottir S et al: Respiratory epithelial cells convert inactive vitamin D to its active form: potential effects on host defense. J Immunol 2008, 181:7090-7099

[43] Martineau AR et al: Vitamin D supplementation to prevent acute respiratory infections: individual participant data meta-analysis. Health Technol Assess 2019, 23:1-44; Jolliffe DA et al: Vitamin D supplementation to prevent acute respiratory infections: a systematic review and meta-analysis of aggregate data from randomised controlled trials. Lancet Diabetes Endocrinol 2021, 9:276-292

[44] Berry DJ et al: Vitamin D status has a linear association with seasonal infections and lung function in British adults. Br J Nutr 2011, 106:1433-1440

[45] Entrenas Castillo M et al. „Effect of calcifediol treatment and best available therapy versus best available therapy on intensive care unit admission and mortality among patients hospitalized for COVID-19: A pilot randomized clinical study". J Steroid Biochem Mol Biol 2020, www.ncbi.nlm.nih.gov/pmc/articles/PMC7456194

[46] Dagan N et al: BNT162b2 mRNA Covid-19 Vaccine in a Nationwide Mass Vaccination Setting. N Engl J Med 2021, 384:1412-1423

[47] Borsche L et al: COVID-19 Mortality Risk Correlates Inversely with Vitamin D3 Status, and a Mortality Rate Close to Zero Could Theoretically Be Achieved at 50 ng/mL 25(OH)D3: Results of a Systematic Review and Meta-Analysis. Nutrients 2021, www.ncbi.nlm.nih.gov/pmc/articles/PMC8541492

[48] Holick MF: Vitamin D: extraskeletal health. Rheum Dis Clin North Am 2012, 38:141-160

[49] Luxwolda MF et al: Traditionally living populations in East Africa have a mean serum 25-hydroxyvitamin D concentration of 115 nmol/l. Br J Nutr 2012, 108:1557-1561

[50] Luxwolda MF et al: Vitamin D status indicators in indigenous populations in East Africa. Eur J Nutr 2013, 52:1115-1125

[51] Kaufman HW et al: SARS-CoV-2 positivity rates associated with circulating 25-hydroxyvitamin D levels. PLoS One 2020, www.ncbi.nlm.nih.gov/pmc/articles/PMC7498100

[52] Rastogi A et al: Short term, high-dose vitamin D supplementation for COVID-19 disease: a randomised, placebo-controlled, study

(SHADE study). Postgrad Med J 2020, https://pubmed.ncbi.nlm.nih.gov/33184146

[53] www.spiegel.de/gesundheit/corona-intensivstation-der-charite-oberarzt-daniel-zickler-kaempft-gegen-die-vierte-welle-podcast-a-2fd7362e-f63f-4500-ae6e-9b5cd44151fc (1.12.2021, zuletzt abgerufen am 5.12.2021)

[54] Doshi P: Will covid-19 vaccines save lives? Current trials aren't designed to tell us. BMJ 2020, https://doi.org/10.1136/bmj.m4037

[55] Murai IH et al: Effect of a Single High Dose of Vitamin D3 on Hospital Length of Stay in Patients With Moderate to Severe COVID-19: A Randomized Clinical Trial. JAMA 2021, 325:1053-1060

[56] Amrein K et al: Short-term effects of high-dose oral vitamin D3 in critically ill vitamin D deficient patients: a randomized, double-blind, placebo-controlled pilot study. Crit Care 2011, www.ncbi.nlm.nih.gov/labs/pmc/articles/PMC3219377

[57] Annweiler G et al: Vitamin D Supplementation Associated to Better Survival in Hospitalized Frail Elderly COVID-19 Patients: The GERIA-COVID Quasi-Experimental Study. Nutrients 2020, www.ncbi.nlm.nih.gov/labs/pmc/articles/PMC7693938

[58] www.aerztezeitung.de/Politik/Bundesinstitut-warnt-vor-eigenmaechtiger-Vitamin-D-Einnahme-419658.html (16.05.2021, zuletzt abge-rufen am 3.12.2021)

[59] van Ballegooijen AJ et al: The Synergistic Interplay between Vitamins D and K for Bone and Cardiovascular Health: A Narrative Review. Int J Endocrinol 2017, www.ncbi.nlm.nih.gov/labs/pmc/articles/PMC5613455; Mandatori D et al: The Dual Role of Vitamin K2 in „Bone-Vascular Crosstalk“: Opposite Effects on Bone Loss and Vascular Calcification. Nutrients 2021, www.ncbi.nlm.nih.gov/labs/pmc/articles/PMC8067793

[60] www.vienna.at/gutes-immunsystem-offenbar-schlecht-fuer-corona-verlauf/7128693 (18.09.2021, zuletzt abgerufen am 20.12.2021)

[61] Balla M et al: Back to basics: review on vitamin D and respiratory viral infections including COVID-19. J Community Hosp Intern Med Perspect 2020, 10:529-536

[62] www.accademiadimedicina.unito.it/images/img/pdf/156_documento_covid_vitamina_D.pdf

[63] https://www.dr-schmiedel.de/wp-content/uploads/2021/02/Vitamin-D.Aufruf_Volker-Schmiedel_Blog.pdf

[64] https://flboardofmedicine.gov/latest-news/healthier-you (8.12.2021, zuletzt abgerufen am 29.12.2021); https://healthieryoufl.com

[65] https://deutsch.medscape.com/artikelansicht/4909566 (16.12.2020, zuletzt abgerufen am 20.12.2021)

[66] Nehls M: Das Corona-Syndrom: Wie das Virus unsere Schwächen offenlegt – und wie wir uns nachhaltig schützen können. Heyne: München 2021; siehe auch: https://youtu.be/-crAhdK1Vto (19.11.2021, zuletzt abgerufen am 8.01.2021)

[67] www.spektrum.de/news/long-covid-schuetzen-die-impfungen-vor-long-covid/1953937 (30.11.2021, zuletzt abgerufen am 28.12.2021)

Kapitel 6

[1] www.youtube.com/watch?v=v3AoIhzmOCM (8.09.2021, zuletzt abgerufen am 23.12.2021), etwa Minute 10:25

[2] Health Effects Institute, State of Global Air 2019, www.stateofglobalair.org/report

[3] www.who.int/news/item/29-10-2018-more-than-90-of-the-world's-children-breathe-toxic-air-every-day

[4] www.who.int/ceh/publications/air-pollution-child-health/en (29.10.2018, zuletzt abgerufen am 31.8.2021)

[5] https://deutsch.medscape.com/artikelansicht/4907410 (5.11.2018, zuletzt abgerufen am 31.8.2021)

[6] https://plus.tagesspiegel.de/wissen/schwierige-entscheidung-fuer-eltern-impfen-unter-der-altersgrenze-216629.html (13.8.2021, zuletzt abgerufen am 31.8.2021)

[7] GBD 2019 Diseases and Injuries Collaborators: Global burden of 369 diseases and injuries in 204 countries and territories, 1990–2019: a systematic analysis for the Global Burden of Disease Study 2019. Lancet 2020, 396:1204-1222

[8] www.aerztezeitung.de/Nachrichten/Was-COVID-19-weltweit-so-gefaehrlich-macht-413783.html (16.10.2020, zuletzt abgerufen am 27.12.2021)

[9] www.who.int/news/item/29-04-2019-new-report-calls-for-urgent-action-to-avert-antimicrobial-resistance-crisis (29.04.2019, zuletzt abgerufen am 27.12.2021)

[10] Martin MJ et al.: Antibiotics Overuse in Animal Agriculture: A Call to Action for Health Care Providers. Am J Public Health 2015, 105:2409-2410

[11] Burkart KG et al: Estimating the cause-specific relative risks of non-optimal temperature on daily mortality: a two-part modelling approach applied to the Global Burden of Disease Study. Lancet 2021, 398:685-697

[12] www.zdf.de/nachrichten/politik/corona-spahn-inzidenz-100.html (23.08.2021, zuletzt abgerufen am 21.12.2021)

[13] https://ec.europa.eu/health/eunewsletter/240/newsletter_en (zuletzt abgerufen am 21.12.2021)
[14] www.businesswire.com/news/home/20191016005962/de/ (16.10.2019, zuletzt abgerufen am 21.12.2021)
[15] www.youtube.com/watch?v=0-_FAjNSd58 (04.09.2019, zuletzt abgerufen am 28.12.2021)
[16] www.centerforhealthsecurity.org/news/center-news/2020/2020-01-24-Statement-of-Clarification-Event201.html (zuletzt abgerufen am 21.12.2021)
[17] www.aerzteblatt.de/nachrichten/109704/Robert-Koch-Institut-Sars-CoV-2-toedlicher-als-Influenzavirus (27.02.2021, zuletzt abgerufen am 21.12.2021)
[18] Ioannidis JPA: Reconciling estimates of global spread and infection fatality rates of COVID-19: An overview of systematic evaluations. Eur J Clin Invest 2021, www.ncbi.nlm.nih.gov/pmc/articles/PMC8250317
[19] https://byc-news.de/pflegekraefte-aus-mainz-sagt-den-leuten-endlich-die-wahrheit-und-steht-zu-euren-fehlern (16.11.2021, zuletzt abgerufen am 23.12.2021); www.berliner-zeitung.de/news/vierte-welle-6300-intensivbetten-weniger-als-vor-einem-jahr-li.195297 (18.11.2021, zuletzt abgerufen am 23.12.2021)
[20] www.faz.net/aktuell/politik/inland/corona-scholz-setzt-bei-impfpflicht-auf-einsicht-der-buerger-17680223.html (12.12.2021, zuletzt abgerufen am 23.12.2021)
[21] www.welt.de/politik/deutschland/article235810706/Boris-Palmer-will-Beugehaft-fuer-Impfverweigerer.html (22.12.2021, zuletzt abge-rufen am 23.12.2021)
[22] Cohen E: When a pandemic isn't a pandemic. Atlanta: CNN.com, http://edition.cnn.com/2009/HEALTH/05/04/swine.flu.pandemic/index.html (zuletzt aufgerufen am 5.09.2021)
[23] Doshi P: The elusive definition of pandemic influenza. Bull World Health Organ 2011, 89:532-538
[24] Cohen E: When a pandemic isn't a pandemic. Atlanta: CNN.com, http://edition.cnn.com/2009/HEALTH/05/04/swine.flu.pandemic/index.html (aufgerufen 5.9.2021)
[25] https://www.globalresearch.ca/brief-history-2000s-pandemics/5723487 (7.10.2020)
[26] https://assembly.coe.int/CommitteeDocs/2010/20100329_MemorandumPandemie_E.pdf (abgerufen am 21.09.2021)
[27] https://olaf.bbm.de/wp-content/uploads/2020/04/22.03.Anlage.pdf (7.06.2010)
[28] www.gatesfoundation.org/ideas/media-center/press-releases/2010/12/

global-health-leaders-launch-decade-of-vaccines-collaboration (zuletzt abgerufen am 27.12.2021)

[29] www.who.int/iris/bitstream/10665/78141/1/9789241504980_eng.pdf (zuletzt abgerufen am 27.12.2021)

[30] www.youtube.com/watch?v=6Af6b_wyiwI (3.04.2015, zuletzt abgerufen am 27.12.2021); https://economictimes.indiatimes.com/magazines/panache/not-missiles-microbes-bill-gates-had-warned-the-world-of-an-epidemic-5-yrs-ago/articleshow/74690072.cms?from=mdr (18.3.2020, zuletzt abgerufen am 27.12.2021)

[31] www.politico.eu/article/emmanuel-macron-on-coronavirus-were-at-war/ (16.03.2020, zuletzt abgerufen am 22.12.2021)

[32] www.theguardian.com/world/2020/mar/17/enemy-deadly-boris-johnson-invokes-wartime-language-coronavirus (zuletzt aufgerufen am 22.12.2021)

[33] www.businessinsider.com/coronavirus-trump-declares-himself-a-wartime-president-2020-3 (zuletzt aufgerufen am 22.12.2021)

[34] www.arkansasonline.com/news/2020/mar/16/fauci-says-it-s-time-to-hunker-down-202/ (zuletzt aufgerufen am 5.09.2021)

[35] https://about.fb.com/news/2020/12/coronavirus/#joint-statement (16.03.2020, zuletzt aufgerufen am 22.12.2021)

[36] www.who.int/director-general/speeches/detail/who-director-general-s-opening-remarks-at-the-media-briefing-on-covid-19---16-march-2020 (aufgerufen am 22.12.2021)

[37] www.tagesschau.de/inland/coronavirus-deutschland-rki-101.html (17.03.2021, aufgerufen am 22.12.2021)

[38] www.merkur.de/welt/corona-deutschland-rki-zahlen-aktuell-inzidenz-infektion-impfung-news-berlin-sbahn-zr-90949285.html (30.08.2021, zuletzt aufgerufen am 22.12.2021)

[39] Kampf G: COVID-19: stigmatising the unvaccinated is not justified. Lancet 2021, www.ncbi.nlm.nih.gov/labs/pmc/articles/PMC8601682

[40] Kampf G: The epidemiological relevance of the COVID-19-vaccinated population is increasing. Lancet Reg Health Eur 2021, www.ncbi.nlm.nih.gov/labs/pmc/articles/PMC8604656

[41] http://web.archive.org/web/20030427193056/http://www.who.int/csr/disease/influenza/pandemic/en/print.html (abgerufen am 21.9.2021)

[42] www.achgut.com/artikel/die_spritze_als_kommunion (13.07.2021, zuletzt abgerufen am 23.12.2021)

[43] www.zeit.de/gesellschaft/2021-07/corona-impfung-pflicht-ethik-massnahmen-grundrechte/komplettansicht (23.07.2021, zuletzt abgeru-fen am 23.12.2021)

[44] Asch SE: Effects of group pressure upon the modification and distorti-

on of judgment. In: Guetzkow, HS: Groups, Leadership and Men: Research in Human Relations, Carnegie Press: Pittsburgh 1951; Asch SE: Studies of independence and conformity: I. A minority of one against a unanimous majority. Psychological Monographs 1956, 70:1-70

45 https://assets.publishing.service.gov.uk/government/uploads/system/uploads/attachment_data/file/1041593/Vaccine-surveillance-report-week-50.pdf (23.12.2021, zuletzt abgerufen am 23.12.2021), Seite 3

46 www.informationliberation.com/?id=62732 (9.12.2021, zuletzt abgerufen am 23.12.2021)

47 http://ti-health.org/wp-content/uploads/2021/05/Albania-Pfizer.pdf (1.06.2021, zuletzt abgerufen am 23.12.2021); www.infosperber.ch/wirtschaft/konzerne/impfstoffe-knebelvertraege-sollten-10-jahre-geheim-bleiben (8.08.2021, zuletzt abgerufen am 23.12.2021)

48 www.tagesschau.de/ausland/europa/eu-impfstoff-corona-101.html (8.5.2021)

49 https://childrenshealthdefense.org/defender/leaked-document-terms-pfizers-international-vaccine-agreements (8.06.2021, zuletzt abgerufen am 23.12.2021)

50 www.zeit.de/wirtschaft/2021-05/vermoegenskonzentration-corona-pandemie-ungleichheit-milliardaere-zunahme-reichtum-aktienmarkt (20.05.2021, zuletzt abgerufen am 23.12.2021)

51 https://americansfortaxfairness.org/issue/u-s-billionaires-wealth-surged-70-2-1-trillion-pandemic-now-worth-combined-5-trillion/ (18.10.2021, zuletzt abgerufen am 23.12.2021)

52 www.nommeraadio.ee/meedia/pdf/RRS/Rockefeller Foundation.pdf (Mai 2010, zuletzt abgerufen am 23.12.2021), Seite 19

53 www.ft.com/content/19d90308-6858-11ea-a3c9-1fe6fedcca75pdf (20.03.2020, zuletzt abgerufen am 23.12.2021)

54 https://nanotechnology.news/2020-10-12-darpa-funded-implantable-biochip-deploy-moderna-vaccine.html (zuletzt abgerufen am 24.12.2021)

55 https://profusa.com (zuletzt abgerufen am 24.12.2021)

56 www.defenseone.com/technology/2020/03/military-funded-biosensor-could-be-future-pandemic-detection/163497/ (3.03.2020, zuletzt abgerufen am 24.12.2021)

57 www.mintpressnews.com/darpa-covid-19-vaccine-implant-mrna/271287/ (17.09.2020, zuletzt abgerufen am 24.12.2021)

58 https://news.mit.edu/2019/storing-vaccine-history-skin-1218 (18.12.2019, zuletzt abgerufen am 24.12.2021)

59 www.t-online.de/nachrichten/wissen/geschichte/id_88582030/harari-zur-pandemie-corona-hat-das-potential-die-welt-besser-zu-machen-.

html (23.10.2020, zuletzt abgerufen am 24.12.2021)

[60] www.die-tagespost.de/politik/schweden-impfpass-als-mikrochip-art-224038 (22.12.0221, zuletzt abgerufen am 4.01.2022)

[61] Bibel, Offenbarung des Johannes 13, 17, www.bibleserver.com/EU/Offenbarung13

[62] www.bgbl.de/xaver/bgbl/start.xav#__bgbl__%2F%2F*[%40attr_id%3D'bgbl119s2652.pdf']__1641283293927 (19.12.2019, zuletzt abgerufen am 31.12.2021)

[63] www.enzyklo.de/Begriff/Lastenausgleichsgesetz

Schlusswort

[1] https://raabeschule.de/news/raabeblog-leben-wir-in-einer-aufgeklaerten-gesellschaft/ (25.09.2017, zuletzt abgerufen am 7.01.2022)

[2] https://hausarztpraxis-mahn.de/corona-impfung/#content-content-inner (zuletzt abgerufen am 7.01.2022)

[3] reitschuster.de/post/aerzte-gegen-impfdruck-offener-brief-von-380-medizinern/ (16.12.2021, zuletzt abgerufen am 8.01.2021); hier mit Quellenangaben: https://diebasis-bayern.de/2021/12/20/geringer-nutzen-und-noch-unklare-risiken-durch-die-covid-impfungen/ (zuletzt abgerufen am 7.01.2022)

Glossar

ACE2	*Angiotensin-converting enzyme 2*, Angiotensin-konvertieren den Enzym 2, Rezeptor für Corona-Viren
ARDS	*Acute Respiratory Distress Syndrome*, akutes Atemnotsyndrom
ARE	akute respiratorische Erkrankungen
BMI	Bundesinnenministeriums
BMJ	*The British Medical Journal*, Wissenschaftjournal
CDC	Center of Disease Control, US-amerikanische Seuchenbehörde
CFR	*Case Fatality Rate*, fallbezogene Sterblichkeitsrate
COVID-19	Corona Virus Disease, die erstmals 2019 auftrat
DIVI	Deutsche Interdisziplinäre Vereinigung für Intensiv- und Notfallmedizin e.V., führt u.a. das Verzeichnis über Intensivbetten in Deutschland
DKFZ	Deutsches Krebsforschungszentrum
DNA	*Deoxyribonucleic Acid*, aus Desoxyribonukleinsäure besteht das Erbgut des Menschen, aber auch das von DNA-Viren wie dem Windpocken-Virus
EMA	Europäische Arzneimittel-Agentur
FDA	*Food and Drug Administration*, US-amerikanische Arzneimittelbehörde
GVAP	*Global Vaccine Action Plan*, globaler Aktionsplan für Impfstoffe
IFR	*Infection Fatality Rate*, infektionsbezogene Sterblichkeitsrate
IGES	Instituts für Gesundheits- und Sozialforschung in Berlin
LNP	Lipid-Nanopartikel, wesentlicher Teil der Verpackung der mRNA-Impfstoffe
NIAID	*National Institute of Allergy and Infectious Diseases*, US-amerikanisches Institut für Allergien und Infektionskrankheiten
NOMA	*Norwegian Medicines Agency*, norwegische Arzneimittelbehörde
PCR	*Polymerase Chain Reaction*, molekularbiologisches Verfahren, mit dem man Erbgutmaterial in Form von DNA in zyklischen Reaktionsschritten exponentiell vervielfältigt
PEI	Paul-Ehrlich-Institut, deutsches Bundesinstitut für Impfstoffe und biomedizinische Arzneimittel

RNA	*Ribonucleic Acid*, aus Ribonukleinsäure besteht das Erbgut von RNA-Viren wie das Grippe- oder das Corona-Virus
RKI	Robert Koch-Institut, deutsche Seuchenbehörde
RT-PCR	PCR nach vorheriger Herstellung von DNA aus RNA mittels reverser Transkription (RT), der RT-Schritt ist nötig bei sogenannten RNA-Viren wie Corona (COVID-19) oder Influenza (Grippe)
RWI	Rheinisch-Westfälisches Institut für Wirtschaftsforschung, heute Leibniz-Institut für Wirtschaftsforschung
SARS	Schweres Akutes Respiratorisches Syndrom
SARS-CoV-2	SARS bzw. COVID-19 verursachendes Corona-Virus 2
STIKO	Ständige Impfkommission
UKHSA	*UK Health Security Agency*, britische Seuchenbehörde
UNICEF	United Nations International Children's Emergency Fund, Kinderhilfswerk der Vereinten Nationen
VAERS	*Vaccine Adverse Event Reporting System*, das US-amerikanischen Meldesystem für unerwünschte Ereignisse bei Impfstoffen
WHO	*World Health Organization*, Weltgesundheitsorganisation